全民健身视域下瑜伽的中国化发展

刘兰娟　刘　成　著

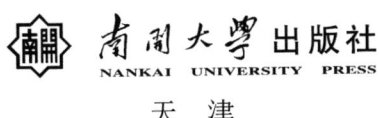

天　津

图书在版编目(CIP)数据

全民健身视域下瑜伽的中国化发展 / 刘兰娟, 刘成著. —天津: 南开大学出版社, 2024.8. —ISBN 978-7-310-06632-2

Ⅰ. R161.1

中国国家版本馆 CIP 数据核字第 20243W6X88 号

版权所有　侵权必究

全民健身视域下瑜伽的中国化发展
QUANMIN JIANSHEN SHIYU XIA YUJIA DE ZHONGGUOHUA FAZHAN

南开大学出版社出版发行
出版人: 刘文华
地址: 天津市南开区卫津路 94 号　邮政编码: 300071
营销部电话: (022)23508339　营销部传真: (022)23508542
https://nkup.nankai.edu.cn

天津泰宇印务有限公司印刷　全国各地新华书店经销
2024 年 8 月第 1 版　2024 年 8 月第 1 次印刷
240×170 毫米　16 开本　17 印张　2 插页　232 千字
定价: 88.00 元

如遇图书印装质量问题, 请与本社营销部联系调换, 电话: (022)23508339

前　言

本人关注瑜伽始于 2006 年，当时我面临本科毕业，对瑜伽的认知还仅仅局限于可以改善体形、提升气质。2007 年我就读华南师范大学体育学院硕士研究生，参加了亚洲瑜伽协会举办的教练员培训。经过数年的专业瑜伽习练和教学实践，我进一步了解到现代瑜伽不仅仅是一种外在的体育锻炼形式，同时也是一种内在的身心习练方式。现代瑜伽运动尽管始于身体练习，但它能够引导习练者在练习时超越身体各种动作而进入更深的精神层面。这不但有助于习练者减缓因受外界刺激导致内心产生躁动不安的感受，也有利于在面对生活的各种挑战和不断变化的外界环境时，学会及时调整心态，逐渐平静身心去积极应对。

2013 年 9 月，我有幸考入上海体育学院（现上海体育大学），投师于国内知名体育学者司虎克教授门下，攻读体育教育训练学专业博士研究生，从而开启了新的求学生涯。就读博士研究生期间，在司教授悉心的答疑解惑和精准指导下，我将瑜伽与健康促进作为自己今后科学研究的一个主要方向，以第一作者先后在《中国体育科技》《上海体育学院学报》《体育文化导刊》《南京体育学院学报（社会科学版）》（现《体育学研究》）等 CSSCI 来源期刊和中文类核心期刊发表以瑜伽和全民健身为主题的系列论文多篇，科研视野得以进一步拓展。2016年 12 月，本人顺利完成博士学业，就职于上海师范大学体育学院，继续自己的科研探索之路。2020 年国内新冠疫情暴发时期，瑜伽成为我帮助本人家庭以及通过网络教学指导大学生保持身心健康，缓解由于居家（校）隔离而产生压力和不确定感的一个有效手段，这让我更深刻地体会到现代瑜伽对于促进整个社会的健康福祉，进而实现全民健康长远目标的积极作用。由此，也促使我和我的科研团队萌发了将我们近年来对瑜伽和全民健身的一些研究心得撰写成书的想法，以便更系统、全面地与各位同仁和广大读者相互交流，引发国内体育学界更多研究者持续关注瑜伽这个研究主题，积极推动瑜伽的中国化发展。

瑜伽起源于古代印度。20 世纪 60 年代现代瑜伽诞生，并逐渐演化为备受人们推崇的一种大众健身方式，被视为时尚的代名词而风靡西方国家。20 世纪 80 年代，现代瑜伽以气功的形式在中国传播，习练瑜伽的热潮悄然兴起。进入 21 世纪，伴随全民健身运动的广泛普及，现代瑜伽进一步以健身的形式流行于我国，世界上大多数瑜伽流派相继在国内出现，瑜伽健身场所遍布于各大、中、小城市，许多高校在体育教学中增设瑜伽课程，一些体育院校开始培养专业瑜伽教师，瑜伽练习者遍布全国各地，瑜伽热持续升温。

本书基于全民健身视域，以校园瑜伽和瑜伽健身市场为主要研究对象，以跨文化传播理论、社会性别理论和社会发展理论为指导，运用知识图谱的文献计量可视化分析、问卷调查、实地调研、专利地图分析、数理统计等实证研究方法，并结合文献资料法、质性研究与逻辑推理法，严格遵循"描述现象—发现问题—阐明机理—理论与实证分析—形成结论与建议"的科学研究范式，将瑜伽服务于我国全民健身的契合性、国内瑜伽传播的文化特征、校园瑜伽的组织管理与开发应用、瑜伽健身市场的供需特征与技术创新能力、瑜伽中国化发展的动力与阻力因素、科学化发展实施策略等关键要素凝集为一个整体，在中国特有的社会背景与文化语境下，从历史与现实的角度探寻瑜伽在中国发展的支持要素，论证瑜伽与我国全民健身上升为国家战略现实动因的契合度，深度分析瑜伽在我国校园传播及市场化发展的现实状况，剖析国内瑜伽行业技术创新能力，构建瑜伽中国化发展的动力机制结构，试图为瑜伽在我国全民健身领域发挥更大作用提供有益的参考与借鉴。

在撰写成书过程中，我们查阅和参考了国内外许多学者的研究成果、文献资料和真知灼见，对这些专家学者的学术成果和形成的学术共识，表示由衷的钦佩和感谢。瑜伽的中国化发展是一个内容丰富、结构繁杂的研究主题，我国当前对该领域的相关科学研究还处于发展探索阶段，由于作者水平有限，书中难免存在一些不妥之处，敬请各位专家、读者批评指正和谅解。

  愿每个遇见瑜伽的你,都能获得瑜伽的温暖与力量,让你不困、不惑、不忧、不惧地坚定前行。

刘兰娟

2024 年 3 月 28 日于美国佐治亚大学

目 录

第一章 导 论 1
第一节 问题的提出 1
第二节 选题依据 4
第三节 研究目的 8
第四节 研究意义 8

第二章 国内外瑜伽研究演进脉络与前沿动态的体育竞争情报分析 10
第一节 国外瑜伽研究演进脉络与前沿动态的体育竞争情报分析 11
第二节 我国瑜伽研究演进脉络与前沿动态的体育竞争情报分析 30
第三节 国内外瑜伽研究的基本特征及主要学术观点比较 40
第四节 目前我国瑜伽科学研究存在的不足与局限性 43

第三章 研究框架和研究方法 47
第一节 主要研究内容 47
第二节 研究思路设计 48
第三节 研究对象与研究方法 49
第四节 可能的创新点 56
第五节 拟突破的难点 57
第六节 行文框架结构说明 57

第四章 瑜伽中国化发展的学术渊源与理论基础诠释 60
第一节 跨文化传播理论 61
第二节 社会性别理论 84

第三节　社会发展理论……………………………………89

第五章　瑜伽服务于我国全民健身的契合性分析……………98
　　第一节　全民健身上升为国家战略的历史演进与现实动因……99
　　第二节　瑜伽与全民健身上升为国家战略现实动因的契合度
　　　　　　分析………………………………………………116

第六章　瑜伽在当代中国的传播特征解析……………………126
　　第一节　拉斯韦尔"5W"传播模式的基本构成要素…………126
　　第二节　"5W"模式下瑜伽在当代中国传播的基本要素内涵…128

第七章　国内校园瑜伽组织管理与课程体系建设的实态调查…140
　　第一节　国内高校瑜伽的组织管理……………………………141
　　第二节　国内高校瑜伽的课程体系建设………………………144

第八章　我国瑜伽健身市场的供需特征与技术创新能力分析…160
　　第一节　我国健身瑜伽的市场化发展历史变迁………………160
　　第二节　我国健身瑜伽的市场化供需特征……………………168
　　第三节　我国瑜伽行业技术创新能力的实证分析……………176

第九章　全民健身视域下瑜伽中国化发展的动力机制及实施策略…201
　　第一节　全民健身视域下瑜伽中国化发展的动力因素………201
　　第二节　全民健身视域下瑜伽中国化发展的阻力因素………208
　　第三节　全民健身视域下瑜伽中国化发展的动力机制结构…223
　　第四节　全民健身视域下瑜伽中国化发展的实施策略………224

第十章　研究结论与未来展望…………………………………233
　　第一节　研究结论………………………………………………233
　　第二节　未来展望………………………………………………235

主要参考文献……………………………………………………237

第一章　导　论

第一节　问题的提出

瑜伽起源于古代印度。最早的"瑜伽"（yoga）一词出自原始瑜伽时期（公元前3000年—公元前1800年）的印度古代典籍《梨俱吠陀》，是印度古典梵文yoga的音译，词根为yuj，最初之意是"给牛马上轭、套轭，相连、相应"，中文旧译为"相应、道、禅"等。后来转义为"控制感官"[1]，此时的瑜伽跟远古神话和原始巫术紧密相连。前古典瑜伽和古典瑜伽时期（公元前1800年—公元200年），印度古籍《奥义书》和《摩诃婆罗多》将瑜伽从神话和巫术中剥离出来，提出了著名的"梵我一如"思想；而其中《薄伽梵歌》阐述的瑜伽思想和行法，使瑜伽由民间信仰中的灵修实践逐渐与佛教、印度教和耆那教等印度三大教相融合。后古典瑜伽时期（公元200年—公元1900年），瑜伽在精神文化层面信奉不同的哲学观和宗教信仰，并逐渐向异域传播[2]。被英国史学家誉为"现代世界的主要奠基者之一"的辨喜（印度），于1893年在美国举办的第一届"世界宗教议会"上讲习了冥想和瑜伽，他可能是首位在西方传授冥想和瑜伽的人。近现代瑜伽时期（公元1900年至今），瑜伽完全从神话和巫术中脱离出来，由古代一种秘而不宣的修行方式逐渐演变成备受人们推崇的大众健身方式[3]，真正在东西方国

---

[1] S. N. Dasgupta. Yoga Philosophy in Relation to Other Systems of India Thought [M]. Motilal Banarsidass, Delhhi, First Edition: Calcutta, 1930. Reprint: Delhi, 2005: 23-24.

[2] 李建欣. 论印度古典瑜伽哲学中"神"的概念——兼论瑜伽与数论的关系[J]. 世界宗教研究，1999，（1）：29-40+161.

[3] 道立. 印度的瑜伽[J]. 佛教文化，2005，（4）：74-76.

家广为流传。20世纪50—60年代，由于美国著名小提琴演奏家耶胡迪·梅纽因（Yehudi Menuhin）及西方流行音乐偶像——英国摇滚乐队披头士（The Beatles）等的推崇和宣扬，现代欧美国家普通大众群体对瑜伽的认知程度进一步提高。1966年，印度瑜伽大师艾扬格（B.K.S.Iyengar）出版《瑜伽之光》一书，这是瑜伽史上第一本向世界人民系统介绍瑜伽练习方法的经典名著，该书被翻译成19种语言在全球范围内传播，人们评价其为"西方人通向东方古老健康之路的途径"。《瑜伽之光》的公开出版发行，标志着现代瑜伽的诞生。到现在，瑜伽已成为风靡全球的"世界运动"，被世界各国人民视为时尚与健身的代名词[①]。

瑜伽于西汉时期首先以佛教的形式在我国流传，当时有关瑜伽的论述散见于佛教的一些典籍中，例如唐朝玄奘翻译的《瑜伽师地论》等。20世纪80年代，瑜伽以气功的形式在我国传播，当时有人把瑜伽称为印度气功[②]。1985年，中央电视台每天早晚黄金档播出系列节目《跟蕙兰练瑜伽》，习练瑜伽的热潮在中国悄然兴起。进入21世纪，由于全民健身活动的普及，瑜伽进一步以健身的形式流行于我国，世界上大多数瑜伽流派相继在国内出现，瑜伽健身场所遍布各大、中、小城市，许多高校在体育教学中增设瑜伽课程，一些体育院校开始培养专业瑜伽教师，瑜伽练习者遍及全国各地，瑜伽热持续升温。伴随全球经济快速发展，21世纪世界各国在政治、经济贸易、金融投资、文化交流、生态环境、人口资源、网络信息等诸多领域相互依存，彼此之间的联系进一步增强。2013年8月19日，习近平总书记在全国宣传思想工作会议上提出："引导人们更加全面客观地认识当代中国、看待外部世界。对我国传统文化，对国外的东西，要坚持古为今用、洋为中用、去粗取精、去伪存真，经过科学的扬弃后使之为我所用。"[③] 2014年9月，习近平主席在印度世界事务委员会发表的重要演讲中论

---

① 韩德. 瑜伽之路[M]. 王志成，杨柳，段力萍，译. 杭州：浙江大学出版社，2006.
② 贾秉恒. 瑜伽·气功和人体特异功能[J]. 当代体育，1987，(12)：44-45.
③ 中国广播网. 习近平出席全国宣传思想工作会议并发表重要讲话[EB/OL]. http://china.cnr.cn/news/2013.8.21.

说："中国太极和印度瑜伽、中国中医和印度阿育吠陀有惊人的相似之处,两国人民数千年来奉行的生活哲学深度相似。"① 习主席高瞻远瞩的讲话不但深刻揭示了瑜伽与中国传统体育文化具有某种同质性特征,也开宗明义地指出在全球化态势下,瑜伽既不是一种封闭的思想学说或健身形式,也不是印度一个国家或民族独有的锻炼方式,而是世界各个国家与民族可以具体化、本土化的一种开放体系和文化产物。历史经验证明,任何一种外来文化现象或运动形式必须融入到中国的文化语境中,才能在我国获得持续的发展生命力。例如,中国佛教就是最伟大最成功的转化范例之一,此后才有了精妙的禅宗②。2020 年 9 月,习近平总书记在全国教育文化卫生体育领域专家代表座谈会上再次强调:"要加快推进体育改革创新步伐,为我国体育事业发展注入新的活力和动力。"③ 因此,作为一种体育健身形式,瑜伽在中国的发展必须经过一定的理论融合及价值确证,使其扎根于中国优秀传统体育文化的土壤之中,以适应我国特有的文化背景和社会制度,并符合我国人民的健身理念、运动参与习惯和审美情趣,这实质上就是瑜伽在中国如何具体发展的问题。

当前,随着国内大众体育和体育产业的蓬勃发展,全民健身公共服务水平不断提高,面对瑜伽在我国的学校、体育社团、居民社区、健身俱乐部等广受关注,健身人群日益增多的现状④-⑤,如何全面加强对瑜伽与中国传统体育文化之间内在关系、瑜伽在国内广为传播的本质与根源、瑜伽与我国校园体育有机融合、瑜伽对人们身心健康的影响、瑜伽市场化供需特征及技术创新能力等方面的综合研究,以促进其演化为我国全民健身的新形式、新方法,推动瑜伽在国内的发展实

---

① 习近平. 携手追寻民族复兴之梦——在印度世界事务委员会的演讲[EB/OL]. http://news.xinhuanet.com. 2014.9.19.
② 黄心川. 印度瑜伽与少林武术[J]. 中国佛教, 1995: 136-141.
③ 习近平. 在全国教育文化卫生体育领域专家代表座谈会上的讲话[EB/OL]. 新华网, 2020-09-23. http://www.xinhuanet.com/politics/leaders/2020-09/23/c_1126534890.htm.
④ 董敏辉, 刘洪春, 乔明. 瑜伽与健身[J]. 沈阳体育学院学报, 2006, (5): 64-66.
⑧ 单清华, 刘莹, 王振涛, 鲍勇. 瑜伽文化足迹及现代健身价值研究[J]. 体育与科学, 2009, (05): 46-48.
⑤ 王志成. 瑜伽的力量[M]. 成都: 四川人民出版社, 2013: 20-41.

践，需要学界的体育专家学者们及时给予破解和回答。但遗憾的是，目前国内体育界一些研究者大多是从瑜伽的健身功效、瑜伽身体教育的意义、中印传统体育和文化比较、瑜伽宗教哲学等一个维度、概念或单个要素对比角度来研究瑜伽的国内发展问题[①-②]，基本上没有看到在综合考察国内"瑜伽热"兴起的社会文化背景和实际传播发展进程的基础上，深入探讨全民健身视域下瑜伽在中国普及推广的相关综合研究，缺乏向更深层次研究演进的力度。因此，本研究具有较大的拓展空间和研究价值。

第二节 选题依据

一、全民健身视域下瑜伽中国化发展理论支持的现实需要

中共中央、国务院在 2014 年 10 月颁发《关于加快发展体育产业，促进体育消费的若干意见》[③]（国发[2014]46 号，以下简称《意见》），这一纲领性文件首次将全民健身上升为国家战略，把增强人民体质、提高健康水平作为根本目标，积极部署加快体育强国建设，不断满足人民群众日益增长的体育需求，大力营造重视体育、支持体育、参与体育的社会氛围，推动群众体育和竞技体育协调发展。尽管《意见》是以体育产业的名义下发，实际上是把体育产业与全民健身更加紧密地联系起来，既突显出全民健身的重要性，又充分体现国家体育发展战略布局和体育发展方式的新调整、新转变。

在全球化、国际化高度发展的当今时代，中华优秀传统体育文化的繁荣发展离不开同世界各国文明的对话。作为一种外来文化，瑜伽

---

① 邱服冰. 论瑜伽及其心理生理功能[J]. 山东体育学院学报，2004，20（5）：60-62.
⑧ 白微、纪英雷、李岩. 论瑜伽的健身作用[J]. 沈阳体育学院学报，2007，（4）：72-74
② 郁晶晶. 高校瑜伽教学若干问题探析[J]. 上海体育学院学报，2011，（3）：85-87.
③ 中华人民共和国国务院. 国务院关于加快发展体育产业，促进体育消费的若干意见[EB/OL]. www.gov.cn. 2014.10.20.

虽源自印度，是印度人民 5000 多年来从实践中总结出来的一种人体修炼方法，属于东方最古老的强身术之一，但它强调的"梵我一如"核心要义不仅与我国传统的道家、儒家等倡导的"天人合一"思想有着惊人的相似之处，而且其练意、修身和调息的哲理及健身的目的、功效，与我国的中医、太极拳、武术、气功、导引养生等传统健身术也保持着高度的一致性①。随着瑜伽文化与表达方式在中国普通民众阶层呈现出一种文化交织、认同与融合的发展态势，其本质与内涵也相应发生了改良与精简趋势②。鉴于此，通过对异域文化的了解和学习，在摒弃印度瑜伽中的神秘宗教元素、玄学色彩和唯心主义思想等基础上，坚守我国本土体育文化价值观，取印度瑜伽之精华，融中国文化之要义，深刻挖掘与厘清瑜伽在中国发展的学术渊源、理论支持和实践动力，从中国体育发展方式转变过程中寻找出瑜伽服务于全民健身的契合点，充分发挥瑜伽练习在疾病防治以及健康促进等方面的特色作用，引领民众和青少年学生进一步深入认识全民健身的科学价值和广泛现实基础，拓宽我国全民健身理论与实践的深度与广度，使瑜伽能够根植于中国体育文化沃土，促进康体结合，大力提升我国体育文化软实力和竞争力，正是本书研究的理论意义所在。

二、丰富中国式现代化进程中体育事业运动项目结构体系的必然选择

在我国，目前被国家体育总局正式立项的体育运动已多达 78 项③。然而，尽管瑜伽在国内历经 1985 年至今 30 多年宣传、推广和市场化运作，健身效果也得到了大家的普遍认同，但它依然还只是一种人们喜闻乐见、老幼皆宜、极具发展空间的健身方式，尚未被列入国家正式的体育项目。2011 年 2 月，中共中央国务院下发《全民健身计划

---

① 李旺华，高河永. 太极拳与瑜伽的比较——兼论太极拳的国际化发展战略[J]. 广州体育学院学报，2007，27（5）：43-46.
② 张兴泉，张宏家，赵厚华. 瑜伽的文化足迹[J]. 沈阳体育学院学报，2007，（5）：126-128.
③ 国家体育总局. 我国正式开展的体育运动项目[EB/OL]. http://www.sport.gov.cn/2007.11.14.

（2011—2015年）》，北京、上海、广东、黑龙江等多个省市体育局相继开展了对瑜伽职业指导人员的考核认证工作，瑜伽在普通校园占有了一席之地，成为我国学校体育的常设课程①。瑜伽在国内迎来新的发展契机，正逐步融入中国的现代体育文化语境中②，并有进一步演化为一个备受大家推崇的运动项目的趋势。

2022年10月，习近平总书记在党的二十大报告中明确提出"中国式现代化是物质文明和精神文明相协调的现代化"，这让我们更全面深入地理解了中国式现代化的中国特色和本质要求。实现体育现代化成为我国体育事业发展的根本方向，加快建设体育强国是中国式体育现代化的话语目标。中国式体育现代化既要遵循国外现代化体育强国体现出的体育现代化发展的一般规律，更需要具有基于自身体育发展实际的中国特色。因此，根据党的二十大报告提出的"广泛开展全民健身活动，加强青少年体育工作，促进群众体育和竞技体育全面发展，加快建设体育强国"战略任务，并结合《意见》总体要求，我们力求通过本书，将瑜伽在中国的发展问题置于我国全民健身体系构建的现代化进程中加以系统考察，更加充分发挥瑜伽的公共服务和体育教育功能，推动瑜伽在学校体育的普及与推广，补充和完善全民健身活动内容形式，使瑜伽洋为中用，成为全民健身的重要组成部分，更好地服务于我国体育事业，以满足群众多元化健身需求，这对丰富中国式现代化进程中体育事业运动项目结构体系，开拓政府购买体育公共服务视野，应该具有重大的实践应用价值。

三、创新有中国体育特色瑜伽教育及健身方式的客观要求

2013年11月召开的中国共产党第十八届三中全会提出："坚持中国特色社会主义文化发展道路，……完善文化管理体制，建立健全现

---

① 刘莹，李军，张传新. 高校开设瑜伽课的实践性研究[J]. 首都体育学院学报，2008，(3)：82-85.

② 张艳芳. 从瑜伽的流行看一种新兴运动式样的形成条件[J]. 体育与科学，2009，(3)：57-58+41.

代文化市场体系，……提高文化开放水平。"① 2021年1月，习近平总书记在北京、河北考察并主持召开北京2022年冬奥会和冬残奥会筹办工作汇报会指出："建设体育强国，是全面建设社会主义现代化国家的一个重要目标；体育强国的基础在于群众体育。"② 2023年9月，他在杭州第19届亚洲运动会开幕式欢迎宴会上强调："我们要以体育促包容，增强文明自信，坚持交流互鉴，续写亚洲文明新辉煌。"③ 作为一种异域文化，瑜伽在中国的发展是一个动态演进过程，在这个过程中不断产生出一些瑜伽本土化的实践成果，这些具有中国本土特色的瑜伽健身形式包括太极瑜伽、道瑜伽、中医养生瑜伽、中国禅瑜伽、校园瑜伽等，体现出瑜伽在中国的发展问题既是一个价值判断，也是一个事实判断。

瑜伽先后以佛教修炼、气功和健身方式在我国传播④，男女老幼皆可习练，入门门槛极其容易和简单，但由于印度瑜伽受历史性和现实复杂性影响，涉及面非常广泛，文化内涵博大玄奥，不仅包含体育层面，也包含健康养生层面，还涉及精神心理，甚至人性终极关怀的灵性层面，这无疑对瑜伽的有序管理提出了挑战。从20世纪80年代发展至今，我国的瑜伽体育教育和健身市场化需求日益广泛，虽然习练瑜伽的人群数量持续增加，在近年来却也出现了诸如练习方式急功近利、管理混乱、市场无序等不良现象，主要表现在瑜伽从业者的培训、资质认证和课程内容设置，对瑜伽的盲目崇拜等方面⑤，缺乏政府相关行政管理职能部门的统一规范和指导。瑜伽市场管理的无序状态，在一定程度上势必影响今后瑜伽在我国的健康发展和顺利推广。基于此，本书另一个实践应用价值在于：通过积极探索我国瑜伽发展的有

---

① 中国共产党第十八届中央委员会. 中共中央关于全面深化改革若干重大问题的决定[Z]. 北京：人民出版社, 2013.
② 习近平. 在北京2022年冬奥会和冬残奥会筹办工作汇报会上的讲话[EB/OL]. 新华网, 2021-01-20. http://www.xinhuanet.com/politics/leaders/2021/01/20/c_1127014950.htm.
③ 习近平. 在杭州第19届亚洲运动会开幕式欢迎宴会上的讲话[EB/OL]. 新华网, 2023-09-23. http://www.xinhuanet.com/politics/leaders/2023-09/23/c_1129876543.htm.
④ 黄心川. 印度瑜伽与少林武术[J]. 中国佛教, 1995：136-141.
⑤ 谭琳，田雨普. 对瑜伽热的冷思考[J]. 体育文化导刊, 2008, (2)：46-47+50.

效路径，创新有中国体育特色的瑜伽教育及健身方式，为寻求适合我国国情的瑜伽健身发展体系，加强和规范瑜伽健身市场，提高大众对瑜伽的科学认知，推动瑜伽在我国健康、有序的发展提供参考借鉴。

第三节　研究目的

第一，在中国特有的社会背景与文化语境下，从历史与现实的角度探寻瑜伽在中国发展的支持要素，论证瑜伽服务于我国全民健身战略的契合性。

第二，把握瑜伽在中国流行的传播学特征，深度分析瑜伽在我国校园与市场的发展现状，解析国内瑜伽行业的技术创新能力。

第三，构建瑜伽中国化发展的动力机制模型，完善其组织管理体系，加强校园体育文化与大众体育文化建设，促进我国学校体育教育和全民健身的科学化发展。

第四节　研究意义

第一，通过积极探索全民健身视域下瑜伽在中国的发展特征，揭示有中国特色的瑜伽健身形式现状，促进其与我国现代社会和时代精神相协调，助力瑜伽在全民健身和学校体育教育领域发挥更大作用。

第二，为寻求适合我国国情的瑜伽健身发展体系，加强和规范我国瑜伽健身市场，推动校园瑜伽蓬勃开展，提高锻炼人群对瑜伽的科学认知，激发瑜伽行业的技术创新能力，更好构建社会主义和谐社会提供参考依据。

第三，深刻把握瑜伽与我国传统文化的融合点，从校园瑜伽和瑜伽健身市场两个维度，对瑜伽在学校体育和市场发展进程中的组织构架、开发应用、供需特征、技术创新能力、动力机制和实施策略等进行研究，为促进瑜伽在学校教育及健身市场的规范化管理、构建科学化瑜伽发展体系，提供参考借鉴。

本章小结

在本章中，笔者本着强烈的问题意识，在复杂的表象中发现和提出问题，从而找到本书的切入点，在此基础上，通过对本书选题依据、研究目的和研究意义的阐述，进一步系统呈现本书的研究背景，为后续章节的相关分析与探索奠定基础。

第二章 国内外瑜伽研究演进脉络与前沿动态的体育竞争情报分析

体育竞争情报是指在运动训练、竞赛、教学、科研和组织管理等体育运动实践过程中，竞争主体为取得和保持自身竞争优势所进行的一切有关竞争对手、竞争环境、竞争策略和态势的体育信息研究[①]。当前，我国的体育竞争情报研究大多数应用于竞技体育领域。虽然相比于竞技体育的显性竞争，体育科研中的竞争属于一种隐性竞争，但体育科学研究内、外部环境中蕴含的一些竞争关系，揭示出体育竞争情报在体育科技等领域也具备自身存在的现实价值。因为，在体育竞争情报价值链流程中，人们搜集的是信息，产出的是情报。因此，既然动态竞争关系现实存在，与竞技体育领域需要时刻开展各种体育竞争情报活动相类似，在体育科技、体育产业、体育教育等领域同样也需要培育体育竞争情报意识，从而全面审视竞争环境，精准识别行业竞争态势，努力构建自身的竞争优势[②]。据此，本书依靠知识图谱可视化分析工具，基于体育竞争情报分析的基本要求，通过内容分析和数据挖掘，提炼国内外瑜伽科研文献中蕴含的相关数据及隐性信息，试图深入考察国内外瑜伽研究演进脉络与前沿动态的立体图像，为人们从浩瀚的数据和信息中梳理出有利于今后开展瑜伽科研国际竞争的体育情报提供参考借鉴。

本书分别以美国科学信息研究所（Thamson-ISI）的 Web of science（WOS 科学网）™核心合集数据库（包括 SCI-E、SSCI 和 A&HCI 世界三大科学引文数据库）、CNKI（中国学术期刊网络出版总库）为数据源，采用关键词检索，合计检索国外原版英文文献 2545 篇、国内中

[①] 刘成. 体育竞争情报[M]. 上海：上海人民出版社，2015：69-70.
[②] 刘成，刘兰娟，郑春清，徐思敏，邓小飞. 我国运动休闲特色小镇新业态发展的体育竞争情报研究[J]. 河南师范大学学报（自然科学版），2023，51（1）：149-156.

文文献3631篇。检索日期为2016年4月26日，检索文献时间跨度为1985年1月至2015年12月。剔除杂志、报纸对瑜伽的推介和报道以及有关瑜伽古代典籍的简介等不相关文献，精炼检索结果，最终提炼2292条国外文献数据、1004条国内文献数据，来源文献包括：作者、作者单位、关键词、摘要、刊名、发表年份、引用参考文献等字段。依据Cite Space（引文空间，一种科学计量工具）分析软件，绘制直观的知识图谱，采取作者合作分析、引文分析、词频分析、共被引分析等分析方法，结合关联分析和内容比较，深刻掌握国内外瑜伽研究的前沿动态。

第一节　国外瑜伽研究演进脉络与前沿动态的体育竞争情报分析

一、国外瑜伽研究的演进脉络与作者特征

（一）时间分布

1893年，辨喜在第一届世界宗教议会会议上把瑜伽推介给西方国家，让西方人第一次初步认识了瑜伽。威廉·沃克·阿特金森（1903）先后出版《瑜伽哲学》[①]和《呼吸的科学》[②]两书，从普及瑜伽视角，将瑜伽的哲学理论和科学呼吸的基础知识介绍给西方读者，这应该是有据可查的现代西方学者最早系统研究瑜伽的科学著作，从而拉开了国外瑜伽科学研究的序幕。斯瓦米·库瓦雷阳南达（1920）对瑜伽练习带给人们身体上的影响进行探讨，使瑜伽逐步应用于促进人体健康的实践。1954年，艾扬格先后到英国几所著名大学演讲，并指导科学家、医生、理疗师及学者练习瑜伽，使他们萌发了研究瑜伽的浓厚兴趣。

WOS™核心合集数据库始建于1985年，其收录的瑜伽文献也始

[①] William Walker Atkinson. Yogi Philosophy [M]. Copyright, 1903, By the Yogi Publication Society William.

[②] Walker Atkinson. The Science of Breath [M]. Copyright, 1903, By the Yogi Publication Society.

于 1985 年。我们按 3 年段将 1985—2014 年的 1692 篇瑜伽文献划分为 10 个区间，从图 2-1 可知，在时间分布特征上大致可分为：1903—1984 年的萌芽阶段、1985—1996 年的探索起步阶段、1997—2005 年的初级发展阶段、2006—2015 年的快速发展阶段。自 1985 年 ISI 收录第 1 篇瑜伽论文开始，国外科研文献逐年递增。特别是从 2006 年以来，国外相关研究更加活跃，体现出近年来国外瑜伽科研的演进脉络呈整体快速增长趋势。

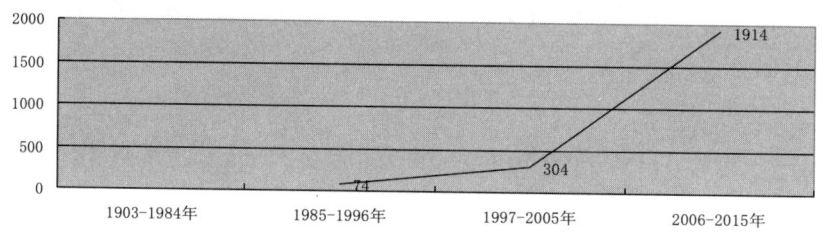

图 2-1 国际瑜伽研究年度发文时间分布特征

（二）空间分布

1. 学科领域分布呈多学科相互交叉、渗透与融合态势

本书提炼的 2292 篇文献中的 2287 篇注明了所属学科类别，占总数的 99.8%，仅 5 篇文献所属学科类别不详，占总数的 0.2%。故此在分析学科领域分布时，剔除这 5 篇论文。2287 篇论文分属 13 个学科门类，涉及 32 个一级学科，115 个研究方向。其中，1073 篇论文标明涉及 2 个以上研究方向，占总数的 46.8%，涉及最多的有 6 个研究方向，展现出瑜伽研究多学科相互交叉、渗透、融合的特点。将 115 个研究方向按学科门类和一级学科归纳整理，表 2-1 发现：在涉及的学科门类中，医学、教育学名列前 2 位，分别占总数的 66.65%、11.71%；其次为工学、体育学和理学，分列第 3 至 5 位，各自占总数的 6.45%、4.72% 和 4.03%。具体到一级学科，临床医学、基础医学排名前 2 位，各自占总数的 42.25%、11.96%，心理学、特种医学和体育学排名第 3 至 5 位，分别占总数的 11.08%、6.87% 和 4.72%。体育学领域涉及的主要研究方向，涵括了体育教育训练学、运动人体科学、民族传统体育学及体育人文社会学等四个二级学科，说明瑜伽已较全面进入国外

体育学者研究视域。

根据意大利经济学家维利弗雷多·帕累托首创的巴雷托截取法（也称 ABC 分类法），本书把学科领域分布的累计百分率按 0－70%、70%－90% 及 90%－100% 三个区间标准进行 ABC 优势分类。表 2-1 发现：医学、教育学属于涉及学科门类的 A 类集群，工学、体育学和理学属于 B 类集群，法学、管理学、哲学和艺术学等属于 C 类集群。反映出医学（特别是临床医学和基础医学）和教育学（心理学）是当前国外瑜伽科研的主导学科，这两大学科合计占国外文献发文总量的 78.36%。尽管在国外，与这两大学科在瑜伽科学研究中的核心地位相比，体育学还属于 B 类集群，但在我国，体育学却属 A 类集群。并且，与管理学、社会学和哲学等其他大多数 C 类集群比较，随着近年来瑜伽练习不断深入社区健身、体育保健、学校体育、运动后恢复训练、赛前心理调节等方面，成为人们喜闻乐见的健身方式，国际体育界的专家学者正逐步成为瑜伽研究领域中一支重要力量，有上升为 A 类集群的潜力。

值得一提的是，瑜伽派在印度属于六大正统哲学派别之一，宗教中也有一派称为瑜伽乘。但表 2-1 中，有关瑜伽哲学（包括宗教学在内）研究的发文量只有 24 篇，仅占总数的 0.73%。可见在现代社会中，作为母体学科的哲学和宗教对瑜伽的影响已大大弱化。全球化视域下大众对瑜伽的认知，更多的是把它作为一种普适性的健身、休闲与生活方式传承和普及。而在艺术学、农学、经济学、历史学、文学等领域也有少部分对瑜伽的研究，这与瑜伽概念和内涵本身的宽广性特质以及瑜伽体系流派的庞大繁杂有关。

表 2-1　国外瑜伽研究涉及学科门类和主要研究方向

排序	涉及学科门类	涉及一级学科	涉及主要研究方向	篇数	合计	百分比	合计	累积百分率
1	医学	临床医学	内科学、儿科学、老年医学、护理学、妇产科学、肿瘤学、耳鼻喉学、康复医学与理疗学	1396	2202	42.25%	66.65%	66.65%

续表

排序	涉及学科门类	涉及一级学科	涉及主要研究方向	篇数	合计	百分比	合计	累积百分率
		基础医学	病理学与病理生理学、免疫学、人体解剖与组织胚胎学	395		11.96%		
		特种医学	运动医学、职业病学、法医学	227		6.87%		
		公共卫生与预防	流行病与卫生统计学、营养与食品卫生学、妇幼保健学等	130		3.93%		
		药学	药物分析学、药物化学、药理学	39		1.18%		
		医学技术	医用仪器、医疗器械	12		0.36%		
		口腔医学	口腔基础医学、口腔临床医学	3		0.09%		
2	教育学	心理学	基础心理学、应用心理学	366	387	11.08%	11.71%	78.36%
		教育学	教育学原理、比较教育学	21		0.64%		
3	工学	生物医学工程	医疗器械、生物信息学	90	213	2.72%	6.45%	84.81%
		计算机科学与技术	计算机应用技术、计算机软件与理论	89		2.69%		
		环境科学与工程	环境工程、环境科学	14		0.42%		
		纺织科学工程	纺织材料与纺织品设计、服装	20		0.61%		
4	体育学	体育学	体育教育、运动训练、体育文化、运动医学、大众体育等	156	156	4.72%	4.72%	89.53%

续表

排序	涉及学科门类	涉及一级学科	涉及主要研究方向	篇数	合计	百分比	合计	累积百分率
5	理学	生物学	生理学、生物化学与分子生物学	102	133	3.09%	4.03%	93.56%
		物理学	应用物理学	17		0.51%		
		化学	物理化学	6		0.18%		
		地理学	人文地理学	7		0.21%		
		数学	应用数学	1		0.03%		
6	法学	社会学	社会学、人类学、民俗学	113	123	3.42%	3.72%	97.28%
		法学	法学理论	5		0.15%		
		公安学	禁毒学	4		0.12%		
		政治学	政治学理论	1		0.03%		
7	管理学	公共管理	公共经济管理、社会医学与卫生事业管理	21	56	0.64%	1.69%	98.97%
		工商管理	企业管理	26		0.79%		
		图书情报与档案管理	情报学理论	9		0.27%		
8	哲学	哲学	哲学、美学、宗教学	24	24	0.73%	0.73%	99.70%
9	艺术学	艺术学理论	设计艺术学	4	4	0.12%	0.12%	99.82%
10	农学	园艺学	园林植物与园艺观赏	2	2	0.06%	0.06%	99.88%
11	经济学	理论经济学	西方经济学	2	2	0.06%	0.06%	99.94%
12	历史学	世界史	世界近现代史	1	1	0.03%	0.03%	99.97%
13	文学	新闻传播学	传播学	1	1	0.03%	0.03%	100%
	合计			3304	3304	100%	100%	—

注：①学科门类和一级学科参照教育部颁布的"学位授予和人才培养学科目录"（2011年）整理得出，体育学单列。②很多论文标注涉及2个以上研究方向，故表2-1中的论文合计总数为**3304**篇。

2. 美欧等西方国家稳居国外瑜伽研究的核心圈

从图 2-2 可知：国际上瑜伽研究的作者遍布美洲、欧洲、亚洲、大洋洲和非洲的 81 个国家和地区。其中，美洲发文量最多，占总数的 45.7%，其次是欧洲，占总数的 28.2%，欧美国家合计占总数的 73.9%。排在第 3 至 5 位的分别是亚洲、大洋洲和非洲，各自占总数的 21.5%、4.3% 和 0.3%。瑜伽研究的全球化特征明显。

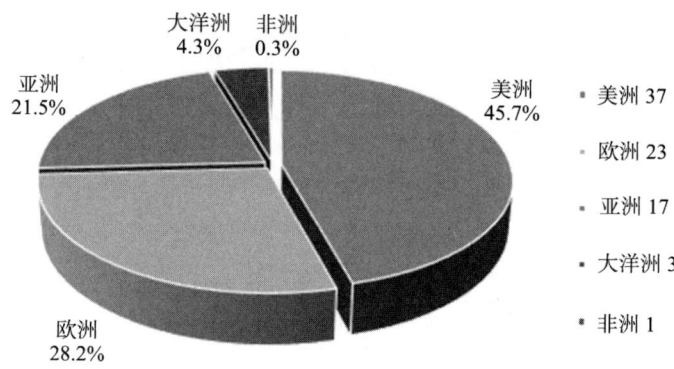

图 2-2　国家和地区分布

表 2-2 显示：81 个国家和地区中，文献发表量在 30 篇以上的有 13 个国家，其中有 9 个国家来自欧美。虽然印度是瑜伽的发源地，但美国却位居发文量国家和地区之首，30 年来美国学者共发文 1117 篇，占总数的 45%。相比之下，印度学者共发文 328 篇，占总数的 12.61%，排名第 2。美国不但遥遥领先于其他国家，也以较大优势领先于印度。同时，依据前文提及的巴雷托截取法对国家和地区分布进行优势分类，可知：美国、印度、加拿大、英国、澳大利亚 4 个欧美国家和 1 个亚洲国家排名国家和地区分布的 A 类集群，德国、中国、日本、意大利、巴西、韩国、荷兰、瑞典、西班牙 6 个欧美国家和 3 个亚洲国家排名 B 类集群，挪威、葡萄牙、阿根廷、菲律宾等其他 64 个国家和地区排名 C 类集群。综上可知，从洲际研究水平来看，以美国、加拿大、英国和澳大利亚为代表的美欧等西方国家稳居于国际瑜伽研究的核心圈，以印度、中国、日本和韩国为代表的亚洲国家其次，大洋洲和非洲处在世界瑜伽研究版图的外围。

第二章　国内外瑜伽研究演进脉络与前沿动态的体育竞争情报分析　17

表 2-2　国家和地区分布

排序	国家	文献量（篇）	百分比（%）	累积百分率（%）
1	美国	1117	45.00	45.00
2	印度	328	12.61	57.61
3	加拿大	147	5.65	63.26
4	英国	140	5.38	68.64
5	澳大利亚	117	4.50	73.14
6	德国	105	4.04	77.18
7	中国	82	3.15	80.33
8	日本	44	1.69	82.02
9	意大利	43	1.65	83.67
10	巴西	42	1.62	85.29
11	韩国	38	1.46	86.75
12	荷兰	35	1.35	88.10
13	瑞典	31	1.19	89.29
14	西班牙	24	0.92	90.21
15	挪威	18	0.69	90.90
⋮	⋮			
81	埃及	1	0.04	100
	合计	2600	100	—

注：①由于多篇文献为多国作者合作完成，因此表 2 中的论文合计总数为 2600 篇。②中国的 82 篇文献包括我国港澳台地区学者发表的论文。

（三）研究者特征

1. 作者分布特征

（1）合作度分析

合作研究是实现资源优势互补，促进知识交流和共享的重要方式。它不但能够提升科学家的成果产出能力，也可以提高研究成果的影响力。图 2-3 构建的知识图谱中，节点的圆环大小表示文献作者发表文献的数量，连线表示作者合作发表的文献。连线越粗，共现的次数越多，作者之间的合作程度越强。从中可以看出，2292 篇文献的作者分布呈现相对集中和适度离散趋势。

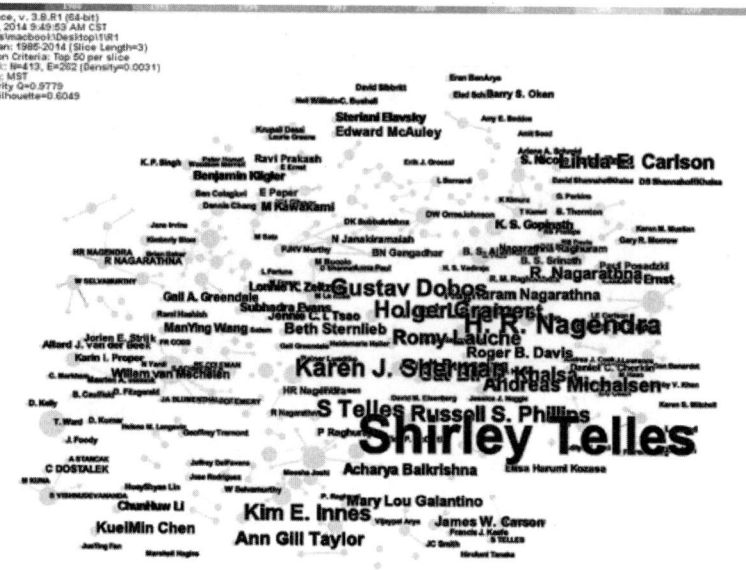

图 2-3 作者合作度知识图谱

（2）高产作者分析

从个体研究水平来看，表 2-3 对图 2-3 中节点最大的前 20 位作者发文量统计发现，发文量排前 3 位的作者均来自印度，分别是雪莉泰勒斯（57 篇）、纳根德拉·H.R.（33 篇）纳加拉塔·R（31 篇），排名第 4 至 6 的均为德国学者，分别为克莱默·H（29 篇）、多博什·G（26 篇）和劳赫·R（23 篇）。中国学者无一人进入前 20 名。印度科研人员主要来自专业的瑜伽研究机构（中心、学院），作者相对比较集中。另外，排名前 20 位的作者中，有 8 人来自美国，人数所占比例最多，这些科研人员大都来自高校，也有一部分人来自医学研究委员会。此外，加拿大、英国、德国、澳大利亚、中国也是瑜伽科研人员相对较为聚集的国家。这与前文通过巴雷托截取法，对表 2-2 国家和地区分布进行优势分类的研究发现是相互吻合的。

表 2-3 国际瑜伽研究高产作者统计

排序	作者	国家	发文量	单位	排序	作者	国家	发文量	单位
1	Shirley T.	印度	57	Patanjali Research Foundation	11	Carlson L.E.	加拿大	17	Univ.of Calgary
2	Nagendra H.R.	印度	33	Department of Yoga Research	12	Cohen L.	美国	17	Univ Texas MD Anderson Canc Ctr
3	Nagaratha R.	印度	31	SVYASA Univ.	13	Innes K.E.	美国	16	charlottesville VA
4	Cramer H.	德国	29	Univ.of Duisburg-Essen	14	Phillips R.S.	美国	16	Harvard Univ, Sch Med
5	Dobos G.	德国	26	Univ.of Duisburg-Essen	15	Ernst E.	英国	13	University of Pennsylvania
6	Lauche R.	德国	23	Univ.of Duisburg-Essen	16	Sternlieb B.	美国	13	Univ.of California-Los Angeles
7	Langhorst J.	德国	21	Univ.of Duisburg-Essen	17	Gangadhar B.N.	印度	13	Natl Inst Mental Hlth & Neurosci
8	Sherman K.J.	美国	21	Univ.of Washington	18	Taylor A.G.	美国	13	charlottesville VA
9	Michalsen A.	德国	20	Immanuel Hospital	19	Balkrishna A.	印度	12	University of Exeter
10	Khalsa S.B.S.	美国	19	Harvard Medical School	20	Davis R.B.	美国	12	Harvard Medical

2. 合作网络及主要研究团队

依据寻径网络算法，位于图 2-3 中心位置的作者大多为在整个学科中起着奠定学科基础和进行引领性工作的学者。而远离图 2-3 中心位置、显得比较孤立的作者则一般是在学科的某一研究方向以其独到见解而占有一定话语权的学者。图 2-3 发现：雪莉泰勒斯位于整个版图的中心，展现出其在国际瑜伽科学研究领域里举足轻重的学术带头地位。并且，在国际上的瑜伽研究中，国外有5个合作度极为紧密的科研合作学术团体，它们在瑜伽研究领域的学术生产力与影响力均处于世界领先水平，发挥着引领瑜伽研究发展范式和学科导向的作用，各自已经形成了人数较为众多、成员相对稳固的国际化学术合作团队。

其一，以发文量排名前3名的印度学者雪莉泰勒斯、纳根德拉·H.R.和纳加拉塔·R.为各自团队的核心，在早期学术合作比较频繁。2000年后，雪莉泰勒斯拓展了更大的国际科研合作空间，与其他两位作者合作关系减弱乃至消退。雪莉泰勒斯领衔下的团队成员由来自印度、美国、德国、澳大利亚、意大利、巴西、芬兰7个国家的128人组成，他们目前主要从事瑜伽呼吸控制法和冥想对血压、自主呼吸变量、神经系统、记忆、听觉、握力、心率变异性及睡眠质量等的影响，以及瑜伽对洪灾、海啸幸存者等特殊人群应激、创伤后修复等的研究。并且，雪莉泰勒斯也是连接印度和德、美等国进行瑜伽研究国际合作与交流的关键人物之一。围绕雪莉泰勒斯这一中心，以莱默·H.（德）、多博什·G.（德）、劳赫·R.（德）等为次中心，形成了印、德和部分美国、澳大利亚学者共同合作的子网络节点群。这个子网络群主要应用荟萃分析等方法，系统研究瑜伽对心血管、抑郁、风湿病、下背部疼痛、慢性颈痛、精神分裂症、更年期综合征等疾病的影响。

其二，纳加拉塔·R.和纳根德拉·H.R.合作关系紧密，他们两个人各自率领的研究团队主要采用随机对照试验等研究方法，着重分析瑜伽练习对青春期卵巢综合征的内分泌参数和糖代谢血脂水平的作用、对引起一些特殊人群（如糖尿病患者、乳腺癌患者、精神分裂症患者、孕妇等）的生活质量与情绪状态、生理生化指标的变化（如：药物得分、血脂谱、皮质醇、免疫指标等），以及瑜伽对因化疗引起呕吐现象的缓解作用，对功能性失调、关节炎、膝关节疼痛医疗康复和辅助治疗管理等的作用。同时，以这二人为中心的团队，衍生出一支以帕蒂尔·S.（印度）、戈皮纳特·K.S.（印度）和科琴·L.（美）为次中心的节点群，形成了印、美合作的子网络节点群。例如，科琴·L主要以西藏瑜伽对淋巴瘤和乳腺癌放疗期间患者进行干预，结果表明瑜伽可以明显改善睡眠。

其三，在美国，以菲利普斯·R.S.、谢尔曼·K.J.、戴维斯·R.B.、哈尔萨·S.B.S.等为代表人物，形成了具有美国本土特色的一支合作网络团队。他们主要对瑜伽在美国的普及状况、练习者特征及练习模式进行调查研究，由于大多采用全民调查的方式，因而研究对象范围广。此外，他们还对美国音乐学校的学生群体给予关注，研究认为瑜伽练习可以减少音乐学校学生的焦虑和郁闷情绪。在这一团队努力下，通过谢尔曼·K.J.的连接作用，以朗格文·H.M.（德）为次中心，形成了美、德以及部分印度学者组成的另一支子网络节点群。这一分支的研究重点围绕瑜伽对慢性下背部疼痛结缔组织和神经系统整合机制的病理影响、作用机理展开。

其四，以英尼斯·K.E.（美）、泰勒·A.G.（美）和亚历山大·G.K.（加拿大）为核心的27人跨国合作团队，重点进行瑜伽对糖尿病、心血管疾病患者的缓解作用，瑜伽对促进女性（特别是经期和绝经后处于更年期的妇女）的情绪管理、缓解不宁腿综合征①及代谢综合征调节等的研究，主要涉及哈他瑜伽和艾扬格瑜伽两种瑜伽类型。

其五，以卡尔森·L.E.（加拿大）、斯佩卡·M.（加拿大）为核心的研究团队主要研究有关正念减压，瑜伽对癌症患者身心的影响。研究结果认为正念减压可以提高乳腺癌和前列腺癌患者的免疫能力、生活质量，缓解精神压力，并使下丘脑-垂体-肾上腺轴发生变化，但正念减压与激素水平之间的关系还有待今后的实验证实。

上述五个主要来自印度、美国、加拿大和欧洲的研究团队，彼此之间的学术交流合作较为宽广。相比之下，我国瑜伽研究的学者合作规模小、密度低，很多学者都是独自开展科学研究，即使有一些合作关系也多为同事或师生之间组成的学术团队，国际间的科研交流与合作力度不够，团队集聚性和整合程度相对不足。

---

① 不宁腿综合征又称为不安腿综合征（Restless legs Syndrome，RLS），Ekbom综合征，其临床表现通常为夜间睡眠时，双下肢出现极度不适感，迫使患者不停地移动下肢或下地行走，导致患者严重的睡眠障碍。

二、国外瑜伽研究的前沿热点

(一)国外瑜伽研究的内容特征

1. 主题特征

瑜伽实践内容的研究是 30 年来国外瑜伽科学研究的热点,具体表现在对瑜伽体位、冥想和医学疗效的研究,主要关键词有 exercise(运动)、meditation(冥想)、physical-activity(身体活动)、alternative therapy(替代疗法)等,如表 2-4 所示。这反映出目前国际上流行的瑜伽价值取向已基本摒弃了印度古典瑜伽中的深层次宗教与哲学理念,只取其修心健身层面的意义,把瑜伽和身体健康紧密结合,使之成为一种放松身心、调节和改善机体状态的健身运动。例如:雪莉泰勒斯(2009)把 300 名男女瑜伽受试者分为实践练习组和理论练习组,在练习前后 2 小时分别测量焦虑状态,结果显示瑜伽实践练习和理论练习均可降低焦虑状态,其中前一组焦虑状态降低 14.7%,后一组焦虑状态降低 3.4%,瑜伽实践练习的效果更佳[1]。这从一个侧面证明了瑜伽作为一项运动和身体活动方式,在大众体育中广泛流行有其实践依据。

另外,美国相关学术期刊和新闻媒介在发表养生理论时尽可能地保持态度不偏不倚,力争在时效期限内及时刊载来自各方的不同观点或质疑。倘若有人依据作者的理论观点进行健身之后发生了运动伤害事故,则可以向法院起诉,要求作者给予一定的经济赔偿。法院会非常积极迅速地受理此类事件,并力保作出公正的判决。

表 2-4 热点关键词分析

排序	频次	关键词	中心度	出现年份
1	635	yoga 瑜伽	0.15	1991
2	355	trial 实验	0.33	2003
3	266	exercise 运动	0.38	1993

---

[1] Telles, S; Gaur, V; Balkrishna, A; etc. EFFECT OF A YOGA PRACTICE SESSION AND A YOGA THEORY SESSION ON STATE ANXIETY [J]. PERCEPTUAL AND MOTOR SKILLS, 2009, 109(3): 924-930.

续表

排序	频次	关键词	中心度	出现年份
4	230	quality-of-life 生活质量	0.08	2002
5	194	meditation 冥想	0.23	1991
6	194	depression 抑郁	0.13	1997
7	185	alternative medicine 替代医学	0.28	1995
8	178	stress 压力	0.11	2000
9	139	anxiety 焦虑	0.10	1996
10	132	women 女性	0.07	2003
11	118	physical-activity 身体活动	0.07	1998
12	113	health 健康	0.15	1997
13	110	intervention 干预	0.11	2004
14	109	mindfulness 正念减压	0.03	2009
15	105	symptoms 症状	0.12	2004
16	102	meta-analysis 荟萃分析	0.09	2002
17	100	low-back-pain 下背部疼痛	0.06	2007
18	98	program 计划	0.08	2000
19	98	therapy 治疗	0.11	2000
20	93	prevalence 流行	0.09	2004
21	88	older-adults 老年人	0.07	2006
22	82	management 管理	0.10	1993
23	80	United-states 美国	0.07	2001
24	51	acupuncture 针灸	0.18	1993

当前人们进行瑜伽锻炼的主要目的是为了减少压力，缓解抑郁和焦虑情绪，增强平衡能力与骨骼肌力量，促进健康，提高生活质量。克莱默·H.（2013）通过分析12个随机对照试验（619名参与者），研究了瑜伽与缓解抑郁和焦虑、提高生活质量的关系，认为瑜伽可以考虑作为抑郁症和抑郁水平升高的个体患者的辅助治疗手段。布辛·A.（2012）认为，尽管受到一些研究条件的制约，尚未证明瑜伽是一种独立的疗愈手段，但瑜伽干预对与疼痛相关的身体和心理健康的有益影响是客观存在的。瑜伽作为一种有效的辅助疗法，可以产生

让人们提高自我效能感和自信心的效果①。慢性下背部疼痛等"现代生活方式病"的出现，也引起了克莱默·H.（2013）的注意，他分析了10个随机控制实验中967名慢性下背部疼痛患者的瑜伽疗效，对瑜伽作为一种有效而温和的运动改善下背部疼痛患者的病症状况提供了有力证据，认为这是一种可以推荐的辅助治疗方式②。

同时，表2-4还显示：国外文献瑜伽研究的对象主要集中在女性和老年人中，这应该与男女因性别而导致的一些机体和生理差异有关。因为，女性在一生中要经历月经期、孕期、绝经期等男性无法体验的特殊生理变化时期。在这些特殊的生理期，女性由于雌激素分泌变化所产生的身体及心理变化受到越来越多人的关注。而瑜伽作为一种有效的运动干预手段，能缓解女性在这些特殊时期不良症状的出现也不断得到科学实践的验证。英尼斯·K.E.（2008）指出，女性在更年期由于胰岛素抵抗的增加和相关动脉粥样硬化，患心血管疾病的风险也会上升，瑜伽练习可以起到改善情绪和睡眠、增加幸福感、降低交感神经活动、提高心脏功能，从而降低胰岛素抵抗及心血管疾病患病率的作用③。美国斯特恩利布·B.等（2011）对乳腺癌患者进行了随机控制实验干预，认为由于癌症引起的疲劳对乳腺癌患者的折磨高达33%，有针对性的瑜伽干预可以明显改善乳腺癌患者的持续性疲劳症状，增强身体活力④，因为瑜伽干预减少了炎症相关基因在乳腺癌幸存者中的表达⑤。

---

① Bussing, A; Michalsen, A; Khalsa, S. B. S; etc. Effects of Yoga on Mental and Physical Health: A Short Summary of Review [J]. EVIDENCE-BASED COMPLEMENTARY AND ALTERNATIVE MEDICINE, 2012.

② Cramer, H; Lanche, R; Haller, H; etc. A Systematic Review and Meta-analysis of Yoga for Low Back Pain [J]. CLINICAL JOURNAL OF PAIN, 2013, 29 (5):450−460.

③ Inners, KE; Selfe, TK; Taylor, AG; etc. Menopause, the metabolic syndrome, and mind-body therapies [J].

④ Bower, JE; Garet, D; Sternlieb B; etc. Yoga for persistent fatigue in breast cancer survivors A randomized controlled trial [J]. CANCER, 2011, 118 (15): 3766−3775

⑤ Bower, JE; Greendale, G; Crosswell, A. D; etc. Yoga reduces inflammatory signaling in fatigued breast cancer survivors: A randomized controlled trial [J]. PSYCHONEUROENDOCRINOLOGY, 2014, 43: 20−29.

2. 高被引文献特征

文献与其引用文献之间的关系反映的是一种学术贡献和学术传播现象。从表 2-5 看出，国外的 14 篇高被引文献的主要研究内容集中于瑜伽在大众的普及、练习模式和作为替代药物的使用趋势、瑜伽减缓疾病的作用、瑜伽对情绪管理的作用等方面。人们不断试图证明瑜伽作为补充和替代疗法，对缓解背部疼痛、抑郁、失眠、哮喘、增强骨骼肌力量等的积极影响。在构成的几个聚类演进过程中，其中的一些关键性节点文献发挥了重要的连接作用。作用最突出的是美国艾森伯格·D.M.（1998）的《美国替代疗法使用趋势：1990－1997 年来自全民的随访》一文，引用次数高达 3615 次，排名第一。艾森伯格指出，越来越多的美国人在寻求替代药物疗法，尤其是有背部疼痛、焦虑、抑郁和头痛的人，替代药物的使用更是大幅增加[1]。该文与引用它的朗·L.（2001）对 233 个专业组织团队使用替代疗法的调查研究[2]，形成了密切的知识群。学者们研究认为：压力和焦虑、头痛/偏头痛、腰痛、呼吸问题（包括哮喘）、失眠、心血管疾病、肌肉骨骼问题等都可以从瑜伽这种替代疗法中获益，而且瑜伽治疗经济成本更低。当然，由于受制于实验条件和外部环境等的影响（如双盲条件的缺失、样本量较小等），很多专家也指出今后应该在样本量的选择、研究对象的控制等方面进行更加严格的实验设计。

表 2-5 国外的高被引文献分析

排序	高被引文献题录	主要内容和研究结论	作者	中心度	发表年份
1	美国替代疗法使用趋势：1990—1997 年来自全民的随访	替代疗法一般在背部疼痛、焦虑、抑郁和头痛等慢性疾病中使用，寻求替代药物疗法的人数比例大幅增加	Eisenberg, DM	0.04	1998

---

[1] Eisenberg, DM; Davis, RB; Ettner, SL; etc. Trends in alternative medicine use in the United States, 1990-1997-Results of a follow-up national survey [J]. JAMA-JOURNAL OF THE AMERICAN MEDICAL ASSOCIATION. 1998, 280(18): 1569-1575.

[2] Long, L. Which complementary and alternative therapies benefit which conditions? A survey of the opinions of 223 professional organizations [J]. COMPLEMENTARY THERAPIES IN MEDICINE. 2001, 9(3): 178-185.

续表

排序	高被引文献题录	主要内容和研究结论	作者	中心度	发表年份
2	随机对照试验：对比瑜伽、运动、自我保健对慢性下背部疼痛的影响研究	瑜伽比自我保健缓解慢性下背部疼痛更有效	Sherman, KJ	0	2005
3	瑜伽干预对淋巴癌患者睡眠和心理调整的随机试验	瑜伽干预可行，并能明显改善癌症患者睡眠质量	Cohen, L	0.08	2004
4	基础瑜伽对腕管综合征的随机干预试验	瑜伽练习比腕夹板更有效，但睡眠障碍、蒂内尔症、正中神经的感觉和运动传导时间等无显著性变化	Garfinkel, MS	0.20	1998
5	健康老年人6个月的瑜伽练习对认知功能和生活质量的随机对照试验研究	瑜伽对健康老年人认知功能没有改善，但可以改善生活质量和身体活动水平	Oken, BS	0.01	2006
6	瑜伽对手骨关节炎影响的评价研究	瑜伽对手骨关节炎有很好的疗效，但须与其他治疗方法进一步比较	GARFINKEL, MS	0.40	1994
7	哈他瑜伽对骨骼肌和心肺功能的生理、心理影响文献综述	瑜伽能增强身体力量和柔韧性，有助于控制生理变量、血压、呼吸和心脏患病率，提高骨骼肌等整体运动能力代谢	Raub, JA	0.15	2002
8	艾扬格瑜伽对下背部慢性疼痛的缓解作用研究	练习瑜伽3个月后，疼痛、功能性障碍显著减小，减少了止痛药的使用	Williams, KA	0.03	2005
9	瑜伽缓解抑郁的有效研究证据	实证研究表明，瑜伽可以有效缓解抑郁症状	Pilkington, K	0.06	2005

续表

排序	高被引文献题录	主要内容和研究结论	作者	中心度	发表年份
10	瑜伽对年轻成人抑郁患者的干预作用研究	瑜伽能缓解抑郁情绪和焦虑状态,还可以使脾气变缓、疲劳水平下降	Woolery, A	0.07	2004
11	瑜伽对焦虑的影响:来自实证研究的综述	瑜伽能缓解焦虑,尤其是对特定焦虑障碍患者的效果可能更显著,但目前还无法得出瑜伽对强迫症患者的疗效	Kirkwood, G	0.10	2005
12	瑜伽拜日、电休克和丙咪嗪治疗抑郁情绪的随机对照研究	效果虽然不如电休克治疗,但瑜伽拜日式可以作为一个潜在的替代药物,成为一线治疗抑郁的方法	Janakiramaiah, N	0.05	2000
13	瑜伽对支气管哮喘影响的控制研究	瑜伽练习对治疗支气管哮喘有积极作用	Nagarathna, R	0.29	1985
14	瑜伽在美国的流行及成人练习瑜伽的模式	练习者多为女性,以大学学历和城市居民居多。64%的人基于保持健康,21%的人基于缓解背、颈部疼痛的目的练习瑜伽	Saper, RB	0.27	2004

(二)国外瑜伽研究的重要族群特征

分析重要族群所构成的频次较高的检索词,是了解国际瑜伽研究前沿动态的另一个基本途径。我们分别运用 TFIDF(term frequency-inverse document frequency,词频)、LLR(label by log-likelihood ratio,对比似然比)和 MI(label by mutual information,交互信息)检索形式,提炼出国外瑜伽研究 15 个重要族群的内容特征和关注热点。表 2-6 发现:瑜伽的运动干预和运动康复对治愈或缓解腰背部疼痛、哮喘、慢性肺病、心血管疾病、糖尿病、高血压等的医学辅助疗法,以及瑜伽功法的运用、瑜伽对人体呼吸的调节作用研究,是当前国际瑜伽科学研究的主要聚焦点之一。这与我们前文的分析保持一致。例如,2 型糖尿病在很多国家是导致人死亡的主要病因。在美国，2 型糖尿病患病率比过去 10 年增加了 50%。越来越多的研究表明，瑜伽练习可以改善成人 2 型糖尿病的风险指数，包括葡萄糖耐量、胰岛素敏感性、血脂水平、人体测量特征和血压等[1]-[2]。印度施里拉克斯米·V. 赫格德（2007）把 123 例糖尿病患者分为标准治疗组和标准治疗加瑜伽练习组，进行 3 个月的实验。结果表明，与标准治疗相比，瑜伽组体重指数、血糖控制和丙二醛显著减少，谷胱甘肽和维生素 C 增加，从而得出了瑜伽练习可以作为降低 2 型糖尿病氧化应激的一种有效治疗方式的结论。同时，除了标准的瑜伽护理帮助外，瑜伽还有助于降低糖尿病患者的身体质量指数和改善血糖控制。阿联酋妮莎·尚塔库玛丽（2009）对血脂异常的糖尿病患者进行为期 3 个月瑜伽实验干预后，发现患者的总胆固醇、甘油三酯和低密度脂蛋白胆固醇水平下降，高密度脂蛋白胆固醇有改善。印度维韦卡·P.J.（2010）的研究表明，综合瑜伽呼吸练习可以改善糖尿病患者的心脏自主神经功能，明显提高患者的生活质量，对血糖控制的改善存在非显著性的变化趋势。马杜·科苏里（2011）也指出：40 天的瑜伽体位练习，降低了 2 型糖尿病患者的身体质量指数，有助于增进幸福感，减少焦虑。

此外，尽管女性和老年人依然是瑜伽的主要研究对象，但中青年男性也已经纳入国际上一些学者的研究视野。并且近些年来，瑜伽除了广泛涉足大众健身、学校体育教学、课外体育锻炼领域，它还慢慢渗透入运动训练和竞赛（例如族群 5、9、10）。体能训练中通过瑜伽练习增强肌肉力量、促进运动性疲劳的恢复和心理调节等，成为国外一些著名运动队训练计划的重要组成部分。例如，2014 年世界杯足球比赛期间，最终夺冠的德国队在赛前体能训练中，球队准备的瑜伽垫、瑜伽伸展带、泡沫轴、弹力带等瑜伽专业装备一应俱全，主教练勒夫

---

[1] Saper, RB; Eisenberg, DM. Prevalence and patterns of adult yoga use in the United States: Results of a national survey[J]. ALTERNATIVE THERAPIES IN HEALTH AND MEDICINE, 2004, 10(2): 44-49.

[2] Bower, JE. Yoga reduces inflammatory signaling in fatigued breast cancer survivors: A randomized controlled trial[J]. PSYCHONEUROENDOCRINOLOGY, 2014, 43:20-29.

多次安排瑜伽伸展、普拉提等练习，用以发展运动员的下肢关节稳定性与灵活性，提高核心力量。而实际上早在 2006 年克林斯曼执教德国足球国家队期间，他就增加了瑜伽教师作为自己教练员团队的成员，把瑜伽练习作为一种帮助球员放松身体、心理和精神以及医疗康复的方法和手段。

表 2-6　国外瑜伽文献重要族群内容特征

族群标志	中心度	Label(TFIDF)	Label(LLR)	Label(MI)	发表年份
0	0.873	low-back-pain 下背部疼痛	chronic low-back-pain 慢性下背部疼痛	cancer outpatient 癌症门诊病人	2004
1	0.783	alternative medicine 替代医学；asthma 哮喘	asthma 哮喘；body therapy 身体疗法	female sexual function 女性性功能	1992
2	0.839	integrative oncology；整合肿瘤学；cancer 癌症	integrative oncology；整合肿瘤学	cancer outpatient 癌症门诊病人	2005
3	0.888	yogic cleansing exercise 瑜伽清洁法；kapalabhati 圣光调息	serum cortisol 血清皮质醇	chronic obstructive pulmonary disease 慢性阻塞性肺疾病	1980
4	0.819	cardiovascular disease risk 心血管疾病；yoga lifestyle intervention 瑜伽生活干预	study design 研究设计	diet change program 饮食改变计划	1995
5	0.843	yoga breathing exercise 瑜伽呼吸练习	yoga breathing exercise 瑜伽呼吸练习	exercise-induced oxidative stress 运动诱导氧化应激	1986
6	0.895	muscular efficiency 肌肉效率	yoga exercise 瑜伽运动	Colonoscopy preparation 结肠镜检查准备工作	1976
7	0.939	SKY 瑜伽拜日式	SKY 瑜伽拜日式	ADHD 注意缺陷与多动障碍	1985
8	0.97	yoga ashram 瑜伽静修；therapeutic process 治疗过程	yoga ashram 瑜伽静修	breathing 呼吸	1979
9	0.953	EEG 脑电图；coherence 相关性；power 力量	EEG 脑电图；coherence 相关性	EEG 脑电图	1978

续表

族群标志	中心度	Label(TFIDF)	Label(LLR)	Label(MI)	发表年份
10	1.000	exercise training 运动训练	men 男性	yoga engender fitness 健身瑜伽的产生	1978
11	0.984	bronchial-asthma 支气管哮喘	bronchial-asthma 支气管哮喘	yoga 瑜伽	1977
12	0.979	Quebec;（加拿大）魁北克;physician 医生	Quebec;（加拿大）魁北克	national demonstration project 国家示范项目	1989
13	0.986	respiratory change 呼吸变化;yogic cleansing exercise 瑜伽清洁法	respiratory change 呼吸变化	yogic high-frequency respiratory 瑜伽高频率呼吸	1976
14	0.979	essential-hypertension 原发性高血压;case-report 病例报告	essential-hypertension 原发性高血压	control 控制	1976

第二节 我国瑜伽研究演进脉络与前沿动态的体育竞争情报分析

  古代瑜伽与佛教的联系不可分割。作为一种外来文化形式，起源于古代印度的瑜伽自西汉时期随佛教禅法传入我国，曾经长期以佛教的面貌在国内传播，瑜伽被许多佛教徒充分吸收作为其宗教修行的方法，唐代传有天竺按摩法，宋代传有婆罗门导引法，等等。20世纪80年代初至90年代中期，受席卷全国的气功热影响，一些人对瑜伽产生误解，他们希望依靠习练瑜伽获得超自然的能力，该时期瑜伽一度以气功的形式在我国流传。进入21世纪，伴随全民健身理念不断深入人心，很多专家学者对印度瑜伽包含的"连接、相应、化一"之意与我国传统文化中的"天人合一""道我如一"思想的高度契合特征,进行了大量的科学解读,普通民众对瑜伽的认知程度进一步深化,瑜伽以健身形式在我国社会各阶层传播,日常习练瑜伽的健身人群数量不断增多。

一、国内瑜伽研究演进脉络与作者特征

(一)时间脉络特征

对中国知网(CNKI)检索可知,程怀潞发表在《世界科学》1981年第1期的《瑜伽与生物反馈疗法》一文是国内目前可检索到的第一篇有关瑜伽的科研论文。但该文实际上是美国托马斯·W.皮尤二世发表在《史密森尼》1979年第9期的一篇论文的译文。文章细致描述了美国纽约市哥伦比亚长老会医疗中心将瑜伽作为生物反馈治疗的一种训练方法,该方法帮助病人减轻因紧张造成体内失调等疾病的痛苦。但该时期只有寥寥可数的少部分学者关注瑜伽,相关科学研究也多以翻译类译文为主,我国大众对瑜伽的认知度不高。直到1985年,中央电视台早晚黄金档时间播放了30分钟瑜伽系列节目《跟蕙兰练瑜伽》,来自中国香港的张蕙兰将瑜伽带入千家万户,更多人开始逐步了解和认识瑜伽。从1985—2000年,该档节目持续播放了15年,张蕙兰也被人们亲切地称为"当代中国瑜伽之母",国内瑜伽研究热潮渐渐兴起。

从图2-4可知:1981—2000年期间,国内瑜伽研究的科研论文发表数量并不太多,合计33篇,占发文量总数的3.29%。自2001年以来,瑜伽开始以健身俱乐部、社会团体、学校体育教育等为载体,扩大在我国推广传播的辐射面,国内瑜伽研究发文量逐步呈现快速上升趋势。2011—2015年,国内发文512篇,占发文量总数的51.05%,国内瑜伽研究关注度继续高涨。例如,解静、郭楚如、林以环(2011)等通过研究瑜伽练习对精神分裂症住院患者躯体功能和心理功能、社会功能以及生活质量影响的,认为瑜伽练习有利于精神分裂症住院患者的机体恢复,疗效要优于书画治疗、音乐治疗和手工治疗等传统治疗方式，并且瑜伽放松训练对抑郁患者的睡眠质量也有很好的缓解作用[①]。近年来，国内瑜伽研究方向涉及瑜伽文化及健身方式比较，瑜伽对人体身心健康的影响、瑜伽哲学、校园瑜伽等多个层面。

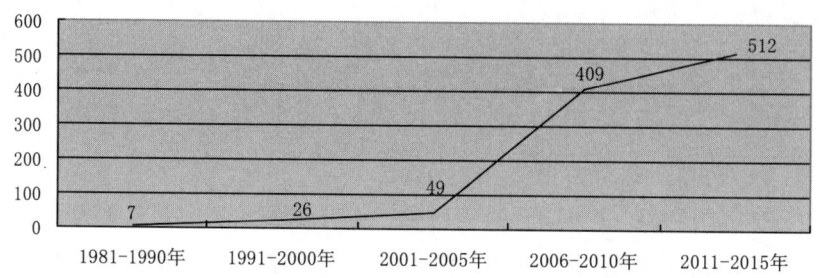

图 2-4　我国瑜伽科学研究发文量时间走向特征

（二）作者群体特征

对 1004 篇国内瑜伽论文样本统计显示：1981 年以来，与发文数量的年度发展特征相似，我国从事瑜伽研究的科研人员数量总体也同样呈逐渐上升趋势。作者群体主要由国内高校教师、医疗工作者、部分瑜伽社会组织及培训机构的研究人员构成，以高校体育教师研究人群最多。例如，成都体育学院旷文楠（1993）探讨了印度瑜伽和中华气功本质特征相似与相通的原因[②]。南京体育学院江山（2015）讨论了瑜伽成为我国流行健身项目的原因。他基于体育文化视角，通过分析参与人群、场地、习练方式等，揭示了瑜伽在我国发展的本土化特征，认为瑜伽自身特质、传播条件和路径与中国对外来体育文化的需要形成对接，构成了外来体育文化在中国传播的现实[③]，等等。

---

① 解静，郭楚如，林以环. 瑜伽练习和书画治疗对精神分裂患者生活质量影响的研究[J]. 齐鲁护理杂志，2011，17（1）：11-13.
② 旷文楠. 印度瑜伽与中华气功比较研究[J]. 成都体育学院学报，1993，19（2）：1-4.
③ 江山. 当下我国流行健身项目的体育文化透视——以瑜伽为例[J]. 南京体育学院学报（社会科学版），2015，29（6）：64-68.

二、国内瑜伽研究的前沿动态

(一) 研究主题特征

从表 2-7 对关键词的分析中发现,国内 30 多年来对瑜伽科研的主题基本集中在:高校开展瑜伽课程的可行性、瑜伽对大学生(尤其是女生)身心健康的影响、瑜伽的健身价值、瑜伽与太极拳及健美操等运动形式的比较、瑜伽文化、瑜伽与佛学和哲学的关系等方面。主要关键词包括:健康、高校、女大学生(大学生)、教学、可行性、太极拳、健身等 28 个。例如,黄敏等(2002)通过教学实验,在高校健美操课堂教学的结束部分融入瑜伽放松练习,证实瑜伽放松训练可以加快运动疲劳的恢复,提高练习效果,增强练习者自信心[1],这也是本研究目前看到的国内最早研究瑜伽应用于高校体育教学的论文。邱服冰(2004)认为瑜伽属于一种生理与心理相互影响的运动,它通过体位、呼吸训练和意识冥想等,提高人体健康水平,促进神经系统、内分泌系统、消化及免疫系统功能[2]。朱瑛等(2004)以瑜伽形体练习对大学生进行试验研究,结果显示瑜伽练习可以增加大学生的心肺功能,改善柔韧性,有效缓解压力和紧张[3]。陈丽霞(2005)以 69 名有痛经症状的女大学生为实验对象,把瑜伽纳入运动处方的治疗形式进行对照试验,结果表明瑜伽训练组对痛经治疗效果要优于健美操和健身走组,有效率达 78.26%,疗效显著,建议把瑜伽作为运动处方治疗痛经的首选方案[4]。吴旻悦(2010)对国内外有关瑜伽与健康的科研论文进行综述,表明长期坚持瑜伽练习可以有效预防和治疗心脑血管疾病、糖尿病等慢性病[5]。郁晶晶(2011)、刘敏(2013)、张矛矛(2014)等分别讨论了高校开展瑜伽的社会背景、价值取向及高校瑜伽教学团队

---

[1] 黄敏,王恩东. 健美操锻炼结合瑜伽练习的初步尝试[J]. 湖南商学院学报,2002,9(6):77-78.

[2] 邱服冰. 论瑜伽及其心理生理功能[J]. 山东体育学院学报,2004,20(5):60-62.

[3] 朱瑛,马艳. 瑜伽形体练习对女大学生生理指标影响的研究[J]. 广州体育学院学报,2004,(2):61-64.

[4] 陈丽霞. 瑜伽运动处方治疗痛经的疗效评定[J]. 中国临床康复,2005,9(4):164-165.

[5] 吴旻悦. 瑜伽与健康研究进展[J]. 南京体育学院学报(自然科学版),2010,9(3):153-156.

建设①-②。以上这些研究为 21 世纪瑜伽在高校的深入开展提供了一定的理论依据与实践证明。

表 2-7 我国瑜伽科学研究高频关键词统计（出现频率≥10）

排序	关键词	频率	中心度	排序	关键词	频率	中心度	排序	关键词	频率	中心度
1	瑜伽	783	1.06	11	健美操	16	0.01	21	影响	12	0.00
2	健康	72	0.04	12	作用	15	0.00	22	心理	12	0.02
3	高校	65	0.06	13	身体形态	15	0.00	23	练习	12	0.00
4	女大学生	62	0.20	14	印度	14	0.21	24	印度教	12	0.05
5	教学	44	0.04	15	养生	14	0.02	25	健身价值	11	0.00
6	大学生	38	0.10	16	健身俱乐部	14	0.00	26	研究	11	0.02
7	可行性	32	0.01	17	文化	14	0.03	27	普拉提	11	0.00
8	太极拳	27	0.01	18	身体素质	13	0.04	28	课程	10	0.02
9	健身	26	0.08	19	比较	12	0.05				
10	现状	16	0.00	20	佛教	12	0.12				

华夏文明和印度文明产生于古老的东方，中国的太极拳、导引术、气功等传统体育项目和印度的瑜伽都成为人们社会活动中独特的文化现象。虽然它们均源自东方，但彼此又存在某些差异。因此，一些研究者对它们之间的异同进行了对比分析，试图揭示东方这些健身文化存在的互补性，以推动相互融合。

1. 太极拳与瑜伽的对比研究

李旺华（2007）把太极拳和瑜伽从文化背景、项目性质、养生理念和健身原理等几个方面进行了对比，他的研究认为，两者属于并不

---

① 郁晶晶. 高校瑜伽教学若干问题探析[J]. 上海体育学院学报，2011，（3）：85-87.
⑧ 刘敏. 广东省高校瑜伽课程开展的影响因素研究[J]. 广州体育学院学报，2013，33（6）：119-123.
② 张矛矛. 基于建构主义的高校体育团队教学模式的构建与实践研究——以瑜伽教学为例[J]. 南京体育学院学报（社会科学版），2014，28（1）：76-80.

相同的文化形态，各自在健身方面拥有独特风格[①]。陈万睿（2009）[②]分析了太极拳与瑜伽的健身功效与养生原理。钟金凤（2009）、丁传伟（2012）[③-④]对太极拳与瑜伽在具体区域的发展现状进行比较，研究结果表明，瑜伽的发展要优于太极拳。王葵（2010）[⑤]指出，我们应该从"瑜伽热"中反思太极拳的发展，借鉴和学习瑜伽有益的传播经验，使太极拳沿着国际化、产业化的方向发展。李秀娟（2013）[⑥]认为，太极拳和瑜伽在思想上都主张"天人合一"，练习时强调气息的配合，且练习过程中对脊柱的要求相似，两者具有相通性。

2. 中医、气功与瑜伽的对比研究

李青山等（2006）比较了道教的养生术与印度的瑜伽健身术在哲学理论、练习特点及功能方面的异同[⑦]。易红梅（2008、2009）对我国中医、气功与瑜伽的探究说明：瑜伽的阴阳、气血、脏腑、经络等理论与我国的中医有相似之处，中国气功和印度瑜伽是养生功法的两种不同表达方式[⑧⑨]。刘玉萍（2008）[⑩]对健身气功站点与瑜伽俱乐部教学的现状进行调查研究，结果显示：健身气功站点、瑜伽俱乐部分属政府管理型体育组织和市场主导型体育组织，前者中的教学者有统一的师资认证，后者中的教学者却没有。韩丽（2011）、倪思贵（2011）等人对比分析了普拉提与瑜伽在我国的起源与发展、文化背景、练习形

[①] 李旺华. 太极拳与瑜伽的比较——兼论太极拳的国际化发展战略[J]. 广州体育学院学报，2007，27（5）：43-46.

[②] 陈万睿. 太极拳和瑜伽养生原理的对比[J]. 中外企业家，2009，（7）：195-196.

[③] 钟金凤. 太极拳和瑜伽俱乐部现状对比研究——以上海部分俱乐部为例[J]. 搏击·武术科学，2009，6（4）：31-33.

[④] 丁传伟. 北京市健身俱乐部太极拳与瑜伽课程现状对比研究[J]. 运动，2012，38（3）：148-150.

[⑤] 王葵. 从"瑜伽热"反思我国太极拳发展道路[J]. 体育科技文献通报，2010，18（7）：70-71.

[⑥] 李秀娟. 论太极拳和瑜伽的相通性[J]. 搏击·武术科学，2013，10（12）：40-41.

[⑦] 李青山，王新平. 中国养生术与印度瑜伽健身术比较研究[J]. 军事体育进修学院学报，2006，25（4）：8-10.

[⑧] 易红梅. 瑜伽与中医养生[J]. 福建中医学院学报，2008，18（4）：41-42.

[⑨] 易红梅. 瑜伽与中医学探究[J]. 中国实用医药，2009，4（1）：226-228.

[⑩] 刘玉萍，杨柳欣. 我国健身气功站点与瑜伽俱乐部的比较研究[J]. 北京体育大学学报，2008，（11）：1452-1454.

式和特点、练习功效等方面的特点，等等①-②。

3. 瑜伽宗教哲学方面的研究

另外，瑜伽是印度婆罗门教正统派哲学之一，它对印度宗教乃至世界的一些大宗教都产生过影响，与佛教的联系密不可分。印度瑜伽术是伴随佛教传入中国的，例如，天竺按摩法、婆罗门导引法分别在唐代、宋代传入我国。国内有关瑜伽与哲学和宗教的研究始见于1996年，此后平均每年都有少量此类研究论文出现。相比于前述的瑜伽健身功效、瑜伽体育教学、瑜伽与我国传统体育项目的异同比较等大量研究，尽管从事瑜伽宗教哲学研究的科研人群还属于少数，但此类研究的主题却显现出高度的理论聚集性。例如姚卫群（1994）、李建欣（1999）、周贵华（2006）等，他们主要聚焦印度瑜伽哲学思想的发展脉络、与其他哲学和佛教流派的关系、印度古典瑜伽行法、瑜伽理论体系、瑜伽音乐等方面的研究③-④。

（二）港澳台地区学者对瑜伽的关注点

除了上述中国内地作者以外，我国香港、澳门和台湾地区具有代表性的学者是台湾辅英科技大学护理学院的陈奎明（音译，Chen, Kuei-min）。他（2007）的《老年人进行瑜伽锻炼计划的开发和评估》是国际ISI上较早研究老年人瑜伽锻炼的论文⑤。热身、哈他瑜伽体位练习、放松和蓝图冥想等4个内容有益于老年人健身。瑜伽干预可以改善老年人的抑郁情绪、睡眠质量和健康状况。短时间的瑜伽运动应该作为一项活动计划纳入社区中老年人的健身活动，体位练习尽管对中老年人具有一定挑战性，却也可行，要因人而异安排练习强度。

---

① 韩丽. 休闲运动普拉提与瑜伽之比较研究[J]. 边疆经济与文化，2011，96（12）：141-142.
② 倪思贵. 健身瑜伽与普拉提的比较分析[J]. 遵义师范学院学报，2011，13（1）：114-116.
③ 姚卫群. 帕坦加利与《瑜伽经》[J]. 南亚研究，1994，（4）：38-46.
⑧ 李建欣. 论印度古典瑜伽行法[J]. 宗教学研究，1999，（4）：75-85.
④ 周贵华. 印度瑜伽行派唯识学缘起思想之特质[J]. 上海大学学报（社会科学版），2006，13（1）：111-11.
⑤ Chen, Kuei-min. Development and evaluation of a yoga exercise program for older adults[J]. Journal of Advanced Nursing, 2007, 57(4): 432-441.

（三）国内瑜伽研究的重要族群及学科关注度特征

表 2-8 显示，本书提炼出的国内瑜伽科研领域 13 个重要族群可以分为瑜伽运动功效和体育教育研究、瑜伽健身思想研究、中印传统体育和文化比较、宗教佛学研究、哲学理论诠释等 5 大类。其中，瑜伽运动功效和体育教育研究对应着族群 0、1，瑜伽健身思想研究对应着族群 5、12，中印传统体育和文化比较对应着族群 2、6、9、11，宗教佛学研究对应着族群 3、7、8，哲学理论诠释对应着族群 4、10。以上 5 大类的研究内容构成了当前我国瑜伽科学研究的主要热点，前 3 类（合计对应 8 个族群）更是占据主导地位，这也与前文对国内瑜伽研究的主题分析结果相吻合。

在学科关注度上，体育界研究人员是当前我国瑜伽科研领域的主力军，人数比例高。宗教佛学和哲学界也有一些专门从事瑜伽科研的人员，他们在人数比例上虽然不占优势，但相比于体育界研究人员偏重于从瑜伽运动的视角（运动技法和体位练习等）展开研究，宗教佛学和哲学界的研究人员较少关注瑜伽的运动原理和意义等讨论，他们更多偏重于思想和精神层面上的瑜伽理论体系研究，如浙江大学的王志成教授、北京大学的姚卫群教授等。两类研究人群各施所长，自成一体。

表 2-8 国内瑜伽科学研究重要族群的内容特征

族群标志	被引数	中心度	Label(TFIDF)词频检索	Label(LLR) 对数似然比检索	Label(MI) 交互信息检索	出现年份
0	29	0.887	瑜伽、高校女教师、锻炼效果；瑜伽公体课、女大学生、形态、心肺功能、心血管系统、心理健康、影响	高职院校、瑜伽教学；瑜伽运动、女大学生、体形、体质、影响	瑜伽健身术融入高校健美操课程的可行性	2006
1	23	0.838	瑜伽课程、可行性、高校；瑜伽、舞者、舞蹈感和身体柔韧性；女大学生、改善痛经状况	高职院校、体育教学；公共瑜伽课、处方教学	瑜伽在高校体育教学中的可适性研究	2003

续表

族群标志	被引数	中心度	Label(TFIDF)词频检索	Label(LLR) 对数似然比检索	Label(MI) 交互信息检索	出现年份
2	20	0.927	印度瑜伽、中华气功、健身气功；中国传统文化、印度传统文化、比较、瑜伽传播状况	陈那《入瑜伽论》、瑜伽推广现状、健身气功	太极拳、瑜伽和健身气功之比较研究	1991
3	19	0.77	《薄伽梵歌》、宗教思想；印度的世界观、古印度哲学流派、转变、印度瑜伽	《薄伽梵歌》；印度瑜伽、古印度哲学流派	《薄伽梵歌》及其宗教思想探析	1989
4	19	0.87	钵颠伽利、《瑜伽经》；早期瑜伽派学说、转变说	钵颠伽利、《瑜伽经》；早期瑜伽派学说、特点	钵颠伽利与《瑜伽经》	1989
5	19	0.903	"瑜伽教"衍变；藏密瑜伽修身论	金刚乘功法、"瑜伽教"；藏密瑜伽修身论	印度的世界观和瑜伽	1994
6	17	0.812	太极拳、瑜伽、价值功能、中国传统养生体育、契合；休闲运动、普拉提、瑜伽、比较	太极拳、瑜伽、价值功能；瑜伽、中国传统养生体育；普拉提、瑜伽、比较	我国健身气功站点与瑜伽俱乐部的比较研究	2003
7	17	0.829	净土三部经曼陀罗；印度佛教瑜伽学、《显扬圣教论》、结构；唯识三性说、源流、分宗说	净土三部经曼陀罗；唯识学；唯识与唯了别；印度佛教瑜伽学、《显扬圣教论》	九乘建立略论	2001
8	17	0.871	《瑜伽论》；藏密瑜伽、"中阴静修法"；《唯识学及其发展》	《瑜伽论》；藏传佛教、死亡、藏密瑜伽、"中阴静修法"；汉语唯识学史	藏传佛教对于死亡的伟大实践——藏密瑜伽"中阴静修法"简介	1992

续表

族群标志	被引数	中心度	Label(TFIDF)词频检索	Label(LLR) 对数似然比检索	Label(MI) 交互信息检索	出现年份
9	17	0.873	气功、瑜伽、中印文化、交流;《三自性论》	气功、瑜伽、中印文化、交流;《三自性论》《瑜伽师地论》《菩萨地》	瑜伽与武术发展比较研究	1990
10	16	0.872	印度古典瑜伽哲学、瑜伽与数论关系;整体瑜伽论	印度古典瑜伽哲学、瑜伽与数论;哲学思想	整体瑜伽论探微	1996
11	15	0.898	印度瑜伽、少林武功;《唯识学及其发展》;奥义书、禅理	印度瑜伽行派、少林武功;《唯识学及其发展》;印度早期禅法	《唯识学及其发展》序	1995
12	14	0.895	藏密修持法;藏密瑜伽修身论	藏密修持法、述要;藏密瑜伽修身论	藏传佛教密宗与瑜伽的关系研究	1999

与此同时,我们也发现,在国内,瑜伽不仅被作为舞蹈辅助训练手段逐步引起人们的重视,而且部分高水平运动队也正在将瑜伽引入运动训练和竞赛,把其作为体能训练、运动后恢复和赛前运动员心理调节的方法手段之一。[①]例如,中国乒乓球女队在备战 2008 年北京奥运会的赛前封闭集训期间,专门聘请了亚洲运动及体适能专业学院著名瑜伽导师林敏担任瑜伽教练,平均每周安排 2 次瑜伽课训练,以调节运动员身心,缓解肌肉疲劳,放松心境。[②]我国这一实践发展特征与国外相关瑜伽研究演进态势相似。

[①] 田丽萍. 瑜伽作为舞蹈辅助训练手段的理论与实践的实验研究[J]. 北京舞蹈学院学报,2007,(1):110-114.

[②] 林敏. 生活瑜伽[M]. 北京:化学工业出版社,2011:1-5.

第三节　国内外瑜伽研究的基本特征及主要学术观点比较

一、国内外瑜伽研究的基本特征比较

（一）国外瑜伽研究的基本特征

通过对国外文献进行综述，我们可以看出，近年来国外瑜伽文献研究总体呈现的主要特征具体表现为：

第一，1985 年以来，国际瑜伽科研发文量不断上升，年度演进脉络呈快速增长趋势。热点研究学科主要集中在医学、教育学、工学、体育学等领域，体现出多学科交叉、渗透和融合的特点，全球化发展特征明显。从洲际研究水平来看，以美国、加拿大和英国为代表的西方国家稳居研究核心圈，其次为印度等亚洲国家。

第二，以雪莉泰勒斯（印度）、纳根德拉·H.R.（印度）、纳加拉塔·R.（印度）、菲利普斯·R.S.（美国）、英尼斯·K.E.（美国）、谢尔曼·K.J.（美国）等核心作者为代表，形成了国外 5 个主要学术团体，作者合作度分布呈现既相对集中又高度离散趋势，发挥着引领瑜伽研究发展范式和学科导向的作用。排名前 20 位的核心作者中人数最多的国家是美国，其次为印度。美、英、德等欧美国家以高校和医学研究委员会的科研人员为主力军，印度的科研人员主要来自专业的瑜伽研究机构（中心、学院）。

第三，国外高度重视瑜伽理论的实证研究，相关瑜伽研究以运动、冥想、身体活动、替代疗法为主要内容，在以女性和老年人为主要研究对象的基础上，也逐渐涉及男性群体。人们进行瑜伽锻炼的目的主要是为了减少压力，缓解抑郁和焦虑情绪，增强平衡能力与骨骼肌力量，促进健康，提高生活质量。以瑜伽干预为医学辅助治疗方法，对腰背部疼痛、心血管疾病、糖尿病、抑郁、失眠、哮喘、情绪和骨骼肌力量等的积极影响是当前国际瑜伽领域研究的前沿热点，并有将瑜伽练习引入运动训练和竞赛的趋势。

(二)国内瑜伽研究的基本特征

1981年以来,我国瑜伽研究的基本特征主要体现在以下三大方面:

其一,瑜伽科学研究发展走向的时间和群体人数特征与瑜伽在国内传播的广泛度呈正相关,科研论文发文量逐年快速增长,科研人员数量大幅增加。科研群体主要由国内高校体育教师和部分瑜伽社会组织及传播机构的研究人员构成,高校体育教师所占比重最大。但我国瑜伽科研领域的作者群尚未形成较大的科研合作网络,合作规模小,密度低,国际学术合作与交流不足,团队的集聚性和整合度不够,作者分布呈高度离散趋势。虽然目前国内瑜伽科研领域已积累了一定的科研基础和研究力量,并产生了一些高被引文献(平均每篇论文的被引用频次高达78.6次)。但从这些高被引文献自身或引用它们的后续研究论文所发表的期刊级别和内容来看,当前我国瑜伽相关科研论文发表的刊物级别总体不太高,较低水平的重复研究多,具有较大创新意义和研究价值的科研成果少,整体发文质量亟待提高。

其二,我国瑜伽研究主题基本集中在高校开展瑜伽课程的可行性、瑜伽对高校大学生(尤其是女生)身心健康的影响、瑜伽的健身价值、瑜伽与太极拳及健美操等运动形式的比较、瑜伽文化、瑜伽与佛学和哲学的关系等方面,主要关键词包括健康、高校、女大学生(大学生)、教学、可行性、太极拳、健身等28个,大致可以分为瑜伽的健身功效和体育教育研究、中印传统体育和文化比较、宗教佛学研究、哲学思想诠释等4大类。瑜伽运用于学校体育的科研关注度远高于大众体育中的瑜伽健身,这与当前国内瑜伽火热的市场化发展态势不太相称。

其三,从学科关注度来看,尽管体育界的研究人员是当前我国瑜伽科研领域的主力军,人数所占比例高,却仍缺乏具有较深学术造诣和较高学术影响力的领军人物。宗教佛学和哲学界也有部分专门从事瑜伽科研的人员,虽然人数比例偏小,但相比于体育界研究人员偏重于从瑜伽运动的视角(运动技法和体位练习等)展开研究,宗教佛学和哲学界的研究人员较少关注瑜伽的运动原理和意义等讨论,他们更偏重于思想和精神层面上的瑜伽理论体系研究,其研究主题比体育领域的瑜伽研究显现出更高的理论聚集性。

二、国内外瑜伽研究的主要学术观点对照

本研究通过表 2-9 对当前中外的主要学术观点进行对照,以期更加清晰地把握目前国内外瑜伽科学研究的发展现状。

表 2-9　国内外瑜伽研究的主流学术观点对照

内容 中外	瑜伽理论研究层面 主流学术观点	瑜伽实践研究层面 主流学术观点	尚存在的争议之处
国外	1. 瑜伽不是宗教,它是任何人都可以练习的一种内心安宁的方式。 2. 学习瑜伽,可以净化身体,增进健康,强化心志。 3. 任何身心健康的人,都能以某种方式达到瑜伽身心结合的目的。	1. 瑜伽能增强骨骼肌力量、平衡性和柔韧性,缓解抑郁、焦虑情绪和精神压力。 2. 瑜伽有助于控制生理变量、血压、呼吸和心脏病患病率,提高骨骼肌等运动能力代谢。 3. 作为一种替代疗法,瑜伽对治疗头痛(偏头痛)、下背部疼痛、哮喘、失眠、心血管、关节炎、膝关节疼痛和风湿性疾病等都具有一定疗效。 4. 一些运动队已将瑜伽引入体能训练和赛后机体恢复中。 5. 正确的呼吸是保证生理健康的重要方式之一。通过瑜伽体位练习,可以使人们掌握更有效的呼吸方式。 6. 美国 8.7%的成年人经常练习瑜伽,44.4%的青少年对瑜伽感兴趣。瑜伽在西方国家深受欢迎。	1. 尽管瑜伽有益于缓解抑郁,但以往研究对实验随机性、一致性以及实验过程参加人员的缺失等方法细节的论述不具体,对实验过程中运动疲劳及呼吸问题的负面报道不详,因此对结果的解释仍需谨慎。 2. 瑜伽对缓解焦虑、治疗关节炎等具有很好的效果,但由于受制于试验条件的多样性,今后仍需要进一步研究与其他治疗的比较和长期效果。

续表

内容 中外	瑜伽理论研究层面 主流学术观点	瑜伽实践研究层面 主流学术观点	尚存在的争议之处
国内	1. 瑜伽是一种生理与心理相互影响的运动，它对改善人体的神经系统、内分泌、消化与免疫系统等都有积极作用。 2. 中国传统体育养生术和印度瑜伽都强调对心的控制，以达到人心与万物自然合二为一。 3. 太极拳和瑜伽在文化渊源、精神修炼与身体活动等方面具有相似性。 4. 瑜伽在塑造体型方面特点更为突出，但其健身功效与中国传统体育养生术有很多共同之处。 5. 少林武术虽在历史发展过程中更多地具有中国文化的特点，但其曾受到印度古典瑜伽的重要影响也有很多的历史根据。	1. 在高校健美操教学结束部分融入瑜伽放松练习，能加快疲劳的恢复，增加练习者自信心。 2. 瑜伽能有效缓解女大学生痛经，效果优于健美操和健身走。在高校开设瑜伽课程行之有效。 3. 瑜伽能够强健身体，调节身心，缓解精神压力，塑造形体，提高柔韧性。 4. 国内目前的瑜伽市场推广前景火热。 5. 瑜伽训练改善和提高身体机能素质与心理素质的良好效果，已引起乒乓球等少数项目中国国家队的注意。	1. 低质量研究较多，科研关注度与当前国内瑜伽火热的市场化发展态势不太相称。 2. 高校开设瑜伽课程的可行性已被证实，但高校瑜伽课程体系的规范化建设相关问题，一直未得到较好解决。 3. 瑜伽的健身功效虽已得到很多人（特别是女性）的认同，但受世俗观念的影响，参与瑜伽练习的男性比例还不是很多。 4. 瑜伽如何更好地在全民健身和体育教育中发挥积极作用，还须进一步的理论与实践探索。

第四节　目前我国瑜伽科学研究存在的不足与局限性

当前，虽然体育界的研究者已成为我国瑜伽科研中的生力军，一些人开始认识并参与到瑜伽理论与实践的相关研究，但是经过前文的国内外文献综述层层剖析之后，我们可以发现，目前我国瑜伽科学研究中尚存在许多不足与局限。

一、不同学科之间的沟通及互动性较弱，科研合作网络规模有待扩大

美国芝加哥大学与佛罗里达大学研究人员2014年10月的研究结果显示，科研团队合作能产生积极的效应，由多国学者合作完成的论文质量相对更高①。美国斯坦福大学的格雷戈里·沃尔顿和普里扬卡·卡尔在2014年也得出过相似的研究结论：团队合作能更加有效的激发人的内在动力②。然而，与美国、加拿大和英国等西方国家以及印度相比，尽管目前我国瑜伽科研领域已经拥有了一定的科研基础，但不同学科之间缺少有效的沟通及互动，学术交流与合作密度低，科研合作网络的规模有待扩大，体育领域具有较深学术造诣和较高学术影响力的学术团体匮乏，团队的集聚性和整合度不够，整体发文质量亟待提高。

二、整体理论构建不足，研究内容缺乏系统性，研究方法薄弱，空白点多

国外学者主要基于问题入手，从应用性和基础性两个角度构建理论分析框架，提出解决问题的对策。他们非常注重采用随机对照试验、双盲试验干预、荟萃分析、随访、前瞻性研究和全国性调查等实证性研究方法，深刻讨论瑜伽对锻炼人群的糖尿病、心血管疾病、下背部疼痛等疾病的具体功效，以有效指导大众人群的瑜伽健身实践，研究内容具有很强的系统性与针对性。相比之下，我国的瑜伽研究大都是在简单移植相关理论的基础上，主要运用概念介绍型、说明型方法对其进行阶段性纯理论描述分析，如瑜伽教学在高校推广的可行性、瑜伽健身的理论意义等研究。很多人偏重于进行理论解释理论抽象范畴

---

① 王悠然. 中印韩科研力量快速增长[N]. 中国社会科学报，2014-10-13.
② 赵琪. 团队合作更能激发人的内在动力[N]. 中国社会科学报，2014-9-24.

的相关研究，低水平的重复研究多，汲取新的研究方法能力较为薄弱。部分研究甚至忽视理论的存在语境，将印度瑜伽理论全盘照搬，却很少考虑这些理论自身的局限性以及适用范围，对印度瑜伽理论的现实运用脱离我国文化的具体实际。从全民健身视角入手，引入知识图谱可视化分析、专利地图、质性分析等新颖的研究方法，近年来已在其他学科较广泛运用，探讨瑜伽应该怎样融入本土化特质，更好服务于我国全民健身事业的综合研究还不多见，更谈不上深入、系统的探讨，研究空白点多。

三、对瑜伽在中国发展的关注焦点较发散，研究路径的多元化亟待加强

作为一种健身方式，瑜伽在我国已经发展了近40年。目前瑜伽不但在北上广深等一线城市发展态势良好，而且在国内的很多大中小城市，练习人群也十分广泛，许多学校、社区、机关、公司等专门主办了形式多样的瑜伽展示活动，以推广瑜伽。当前尽管国内已有很多学者意识到通过瑜伽练习有利于促进人体健康，但相关理论研究大多仍停留在介绍和探讨瑜伽的健身作用和教育意义阶段，理论研究不够深入，研究路径的多元化程度不高，缺乏通过多学科理论探讨，需要解决瑜伽传播方式、发展方向、瑜伽在学校体育和大众健身应用、瑜伽行业技术创新能力评估、瑜伽发展的动力机制构建等实践中存在问题的相关研究，缺少将定性与定量相结合以提供科学数据支持的实证性研究，对进一步提高瑜伽校园化发展研究深度和市场化开发研究广度的思考不足，关注焦点较发散。

综上所述，也就形成了本书的逻辑起点。本书综合运用社会学、传播学和体育教育学等学科相关理论，在诠释解读跨文化传播理论、社会性别理论与本研究学术渊源与理论基础的前提下，依据社会发展理论沿革演化特征给予的启示，基于全民健身视域，将瑜伽服务于全民健身的契合性、瑜伽在中国的传播模式与基本要素、校园瑜伽的组织管理与开发应用、瑜伽健身市场供需特征和技术创新能力、瑜伽在

我国发展的动力机制等核心问题融为一体，参考借鉴中外相关理论和实践研究成果，综合应用理论与实证相结合、定性与定量相结合方法，认真依照"描述现象－发现问题－阐明机理－理论与实证分析－形成结论与建议"的科研范式，进行深入探讨。

本章小结

在本章中，我们运用 Cite Space 软件，计量分析相关文献数据，通过绘制知识图谱，结合内容分析与数据挖掘，对国内外瑜伽研究演进脉络与前沿动态展开体育竞争情报分析，深入揭示国内外瑜伽研究发展状况、基本特征，并进行国内外主要学术观点比较，揭示出目前我国瑜伽科学研究存在的主要问题和缺陷，构建本研究的逻辑起点。

第三章 研究框架和研究方法

第一节 主要研究内容

本书的主要研究内容分为以下七个层面。我们拟将第一至第六个层面的内容凝集成一个综合体，对全民健身视域下瑜伽的中国化发展问题展开深广度相融合的系统论证，最终凝练出第七个层面的瑜伽中国化发展的具体实施策略。

第一，瑜伽中国化发展的学科渊源及理论基础；

第二，瑜伽服务于我国全民健身的契合性；

第三，瑜伽在当代中国传播的基本要素内涵特征；

第四，我国校园瑜伽的组织管理与课程体系建设；

第五，国内瑜伽健身市场供需特征及瑜伽行业的技术创新能力；

第六，全民健身视域下瑜伽中国化发展的动力机制结构；

第七，全民健身视域下瑜伽中国化发展的实施策略。

第二节 研究思路设计

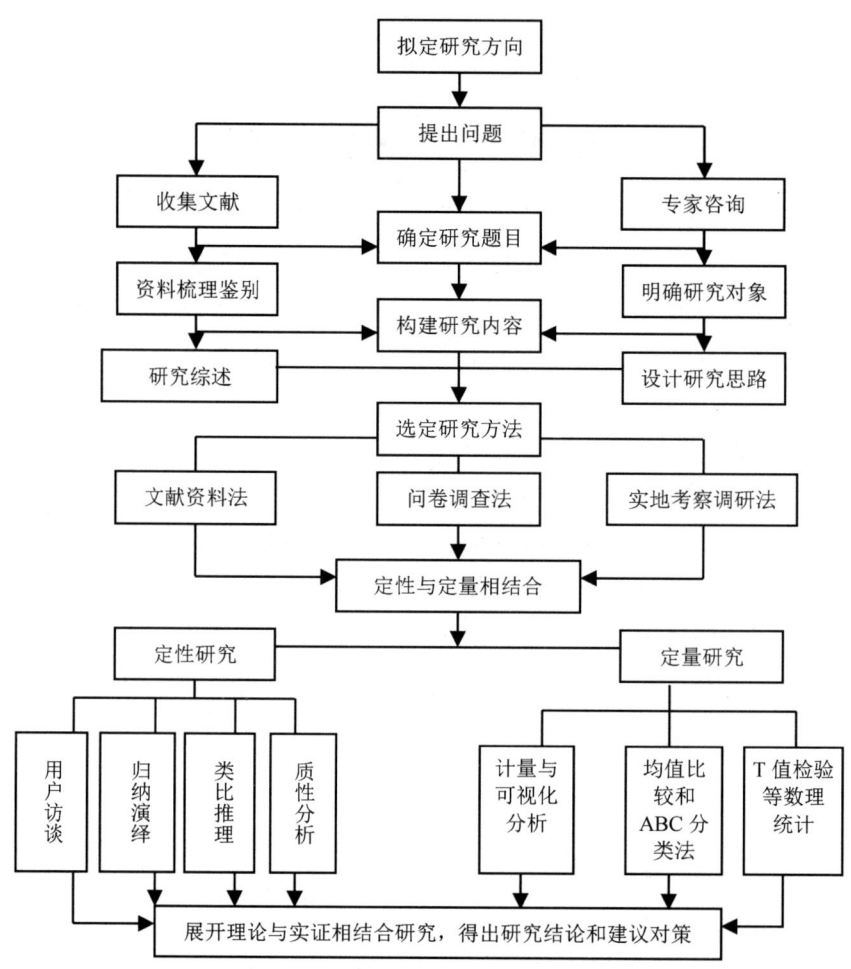

图 3-1 本研究的研究思路技术路线图

第三节　研究对象与研究方法

一、研究对象

基于全民健身视域，以我国的校园瑜伽和瑜伽健身市场为主要研究对象。

二、研究方法

（一）文献资料法

该研究方法在重点运用于第四章"瑜伽中国化发展的学术渊源与理论基础诠释"、第五章"瑜伽服务于我国全民健身的契合性分析"的基础上，贯穿全书的研究技术路线。我们通过广泛收集整理国内外现有瑜伽相关研究文献、其他交叉学科领域的学术观点及成果，对之进行梳理、评析、凝练与相互论证，基于抽象思维的视角来分析问题。借鉴前人研究成果，通过历史追述与现实需要相映照，深刻把握国内外瑜伽研究现状，探寻新的知识发现。在此前提下，与本书后续的研究思路和技术路线相互衔接，为本研究提供理论支撑。

（二）质性研究法

扎根理论是由美国哥伦比亚大学的安塞尔姆·斯特劳斯和巴尼·格拉泽在 1967 年共同提出的一种定性研究方法。它主要应用系统化的程序，由某一特定现象引发，进而对这一现象进行资料收集，通过对资料的深入分析，逐步归纳式地引导出扎根理论[①]。扎根理论在资料收集方面采用质化手段，在资料分析上运用量化手段，将定性和定量相结合，进行质性分析研究。该理论适用于理论体系不太完善、难以有效解释实践现象的领域，借更高层次的概括和整合超越先前该

---

① 朱丽叶. M. 科宾. 质性研究的基础：形成扎根理论的程序与方法[M]. 朱光明，译. 重庆：重庆大学出版社，2015：12-21.

领域的理论研究[1]。扎根理论的实践操作过程主要包括开放性译码、主轴译码和选择性译码等研究程序,核心在于数据的收集与分析[2]。具体的研究流程如图 3-2 所示。在本研究中,该研究方法主要运用于第九章"全民健身视域下瑜伽中国化发展的动力机制及实施策略"中的第二节"全民健身视域下瑜伽中国化发展的阻力因素"分析。

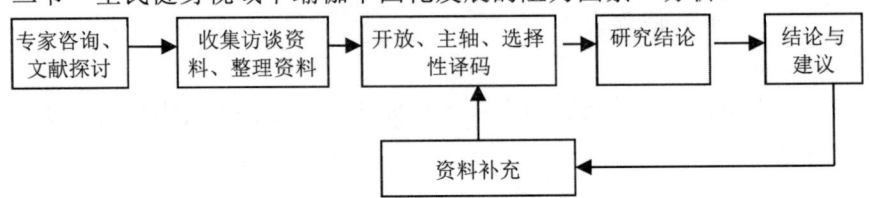

图 3-2 扎根理论质性分析研究流程

在第九章展开质性分析的过程中,本研究首先将拟定的研究思路和方案向我国瑜伽领域一些专家进行咨询,经过多次交流与探讨之后,形成访谈思路,在此基础上,依靠文献整理,设计访谈内容,制定出初步的"瑜伽在我国可持续发展的动力与阻力因素"预访谈提纲。在实际访谈的过程中,本研究通过与访问对象事前沟通,对部分预访谈提纲进行了一定的调整,最终形成正式的访谈提纲(访谈提纲略)。访谈的主要内容见表 3-1。

表 3-1 质性分析的专家访谈提纲主要内容

访谈主题	主要提纲内容
背景介绍	了解访谈对象的基本情况,包括地域、教育背景、职务、从事与健身瑜伽相关的经历等。
影响健身瑜伽发展的因素	健身瑜伽在中国市场的发展存在哪些问题?产生问题的根源是什么?
健身瑜伽发展的动力	您认为全民健身是否能促进瑜伽的发展?健身瑜伽能够在国内市场受到欢迎的原因是什么?
深层讨论	未来中国健身瑜伽应该如何发展?请您对健身瑜伽在我国存在的问题提出相应的建议与对策。
开放式问题	对于刚才的讨论,您还有需要补充的地方吗?关于健身瑜伽在我国健康、持续地发展,您还有别的想法或观点吗?

[1] Juliet C, Anselm S. Grounded Theory Research: Procedures, Canons, and Evaluative Criteriav[J]. Qualitative Sociology, 1990 (1): 12-15.

[2] Pandit N. R. The Creation of Theory: A Recent Application of the Grounded Theory Method[J]. The Qualitative Report, 1996, 2(4): 1-13.

正式访谈主要以开放式提问的方法，了解访谈对象对我国瑜伽发展状况的主观感受，每次访谈持续时间均在 60 分钟以上，全程对深度访谈进行录音。基于扎根理论研究原理，利用 Nvivo8.0（一款广泛应用于定性研究的数据分析软件）资料文本分析软件，通过开放性译码、主轴译码、选择性译码和理论饱和度检验（在本书的第九章中将详细阐述具体的编码过程），对我国瑜伽健身市场存在的主要问题展开质性分析。访谈对象共计 18 人，主要来自全国 13 个省、市、自治区，他们从事瑜伽的年限均在 10 年以上，都是国内较长时间进行瑜伽市场化管理、营销、培训和指导领域的资深从业人员。具体如表 3-2 所示。

表 3-2 深度访谈的国内瑜伽行业资深从业人员情况一览表

编号	姓名	性别	瑜伽从业年限	所在省市自治区	职业	编号	姓名	性别	所在省市自治区	瑜伽从业年限	职业
1	xxx	男	18 年	北京	瑜伽馆主	10	xxx	女	福建福州	13 年	瑜伽教练
2	xxx	女	14 年	北京	瑜伽教练	11	xxx	女	广东深圳	15 年	瑜伽馆主（兼教练）
3	xxx	男	21 年	浙江杭州	瑜伽培训师	12	xxx	男	江苏太仓	11 年	瑜伽馆主（兼教练）
4	xxx	男	10 年	浙江宁波	瑜伽馆营销培训师	13	xxx	女	四川成都	10 年	瑜伽教练
5	xxx	女	16 年	浙江宁波	瑜伽教练	14	xxx	女	湖北武汉	10 年	瑜伽教练
6	xxx	男	30 年	上海	瑜伽教练	15	xxx	女	陕西西安	12 年	瑜伽教练
7	xxx	男	12 年	上海	瑜伽馆主（兼教练）	16	xxx	女	辽宁沈阳	13 年	瑜伽教练

续表

编号	姓名	性别	瑜伽从业年限	所在省市自治区	职业	编号	姓名	性别	所在省市自治区	瑜伽从业年限	职业
8	xxx	女	18年	湖南长沙	瑜伽馆主（兼教练）	17	xxx	女	天津	18年	瑜伽馆主（兼教练）
9	xxx	男	15年	内蒙古	瑜伽馆主（兼教练）	18	xxx	男	天津	13年	瑜伽教练

注：依据质性研究的要求以及各位访谈人员建议，对表中的名单进行匿名。

（三）实证与应用研究法

在运用文献资料法的基础上，本研究力求采取如下实证与应用研究方法，以验证文献分析和理论探讨中的一些观点及构想。

1. 基于知识图谱的文献计量和可视化分析方法

该研究方法属于内容分析法的一种类型，它是将非量化的文献资料转换为可计量的数据，通过对文献内容进行定量分析和统计描述，据此得出对事实的判断依据，主要运用于第二章"国内外瑜伽研究演进脉络与前沿动态的体育竞争情报分析"。具体操作程序如下：

1）数据来源与检索策略

以 WOS™、中国学术期刊网络出版总库（CAJD）为基本数据源，进行关键词检索，检索式为"TS（主题）=（yoga, yogi*, asana, pranayama, meditation；瑜伽、瑜珈、冥想、体位、呼吸控制法），语言=（English and Chinese），文献类型=（Article）"。将检索出的数千条英文、中文文献进行甄别，删除部分不相关文献，确定最终国内外文献数据分析样本量。

2）数据分析处理方法

将这些文献数据导入陈超美博士（美，2004）开发的 Cite Space 分析软件，阈值 c:cc:ccc 为默认值，以3年为1个时间片段，每个时间片段选择显示前50。运行程序，绘制可视化知识图谱，对其进行裁剪和空间布局调整,结合全文精读裁剪出的高引用文献及高产作者文献,进行规律总结和比较研究,系统分析国内外瑜伽的研究动态。

2. 基于专利地图的信息可视化分析方法

该研究方法主要运用于第八章"我国瑜伽健身市场的供需特征与技术创新能力分析"中的第三节"我国瑜伽健身行业技术创新能力的实证分析",具体的操作程序如下:

1) 数据来源与检索方式

基于全面审视我国瑜伽行业科技创新能力具体特征的研究需要,为了更全面、准确、及时地检索到国内外瑜伽行业的相关专利信息,经过参照同行使用经验以及对部分专利数据库进行预检索测试,本研究确定以 IncoPat 科技创新情报平台专利检索系统作为数据来源。该平台比较完整地收录了世界 102 个国家、地区和组织的 1 亿多条专利基本信息,数据较全面、更新快、可靠性高,是目前国内最优秀的专利数据库之一[1][2]。本研究按照以下检索条件确定数据样本空间:检索式为 TS=("yoga" OR "yogi*" OR "瑜伽"),根据国际专利分类法(International Patent Classification,简称 IPC),以 20 个 IPC 主分类号为筛选条件进行瑜伽专利信息检索,检索时间:2016 年 7 月 23 日。

2) 数据采集与提取

依据上述检索方式,并采用 IPC 分类号筛查、合并、去重等方式剔除干扰因素和同族专利数,实际在 IncoPat 平台得到 2255 条专利检索信息,确定国外 981 条、国内 1110 条(不包括中国台湾地区 164 条)为最终样本数据。在时间跨度上,1997 年 1 月—2015 年 12 月合计有 1991 件,2016 年 1 月 1 日—2016 年 7 月 23 日有 100 件。对原始分析数据进行分类归档保存。

3) 专利信息分析策略

专利地图属于一种新颖的专利信息分析方法,已在欧美及日本、

---

[1] 杨浩明,樊凌雯,张保彦,张佰鹏. 全球和中国橡胶机械产业专利情报分析[J]. 情报杂志,2014, 33 (6):53-58.

[2] 汪守霞,汪张林. 基于专利信息的新能源汽车及驱动电机发展现状分析[J]. 中国科技论坛,2016,(4):63-69.

韩国等发达国家或地区较早得到重视和利用①。专利地图通过收集、加工、整理大量专利信息，对各种数据用直观的图表以可视化的形式进行呈现与分析②，使复杂的专利信息易于理解，从而实现高效的竞争情报挖掘与战略决策支持。本研究依据科学性、系统性与可测度性等原则，并借鉴国内外学者惯常采用的专利信息分析方法③④，选择技术创新规模、技术创新质量、技术创新效率 3 个维度，覆盖国际专利申请量、国家专利申请增长率、国家专利竞争指数、专利申请类型比率、发明专利授权率、发明专利有效率、有效发明专利平均年龄、发明专利被引用频次、专利权利要求、专利技术范围、专利强度、专利密度、专利合作状况、专利技术转让等方面，结合国内外比较，运用 IncoPat 平台提供的统计工具和 Excel 软件，绘制瑜伽专利地图，进行可视化分析，实证探索我国瑜伽行业的技术创新能力。

3. 问卷调查法

该研究方法主要运用于第七章"国内校园瑜伽组织管理与课程体系建设的实态调查"以及第九章"全民健身视域下瑜伽中国化发展的动力机制及实施策略"中的第二节"全民健身视域下瑜伽中国化发展的阻力因素"的一部分。根据本研究所需的相关信息，依照问卷设计基本原则，初步拟定校园瑜伽调查问卷。首先进行一定范围的预备性调查，通过修改完善初拟问卷，最终确定正式问卷一（针对高校教师）和正式问卷二（针对高校大学生）。问卷调查对象分别选定参与国内高校瑜伽授课教师群体和瑜伽课程学习的大学生。

依据本研究前期掌握的信息，对国内校园瑜伽和瑜伽健身市场发展态势较好的上海、浙江、江苏和发展态势中等的湖南等省市开设有

---

① 张颖,黄卫来,周泉. 一种新的专利信息分析方法——基于 XMLSchema 的专利地图[J]. 情报杂志, 2010, 29（9）: 59-63.

② 沙振江,张蓉,刘桂锋. 国内专利地图研究进展与展望[J]情报理论与实践, 2014, 37（8）: 139-144.

③ JE Hirsch. An Index to Quantify an Individual's Scientific Research Output. [J]. Proceedings of the National Academy of Science, 2015, 102(46): 16569-16572.

④ 鲍志彦. 高校技术创新能力评价实证研究——基于专利信息的测度分析[J]. 农业图书情报学刊, 2016, 28（8）: 5-10.

瑜伽体育教学俱乐部的东华大学、上海杉达学院、浙江工业大学、浙江理工大学、金陵科技学院、南京体育学院、湘潭大学、湘南学院等 8 所高校教师发放问卷一 30 份，回收 23 份（女教师 17 份、男教师 6 份），去除无效问卷 0 份，回收率为 76.7%，有效回收率 100%；对上述高校的大学生合计发放 720 份问卷二，回收 694 份，去除 27 份无效问卷，最终获得 667 份有效问卷二（女大学生 578 份、男大学生 89 份），回收率为 96.4%，有效回收率 92.6%。在大范围发放正式问卷之前，采用重测法对 2 份正式问卷进行信度检验，分别选取 10 名高校教师和 30 名大学生对同一调查问卷进行再测，前后问卷测试间隔时间为 1 个月，计算 2 次测试结果的相关系数，得出相关系数 r_1=0.810、r_2=0.813。通过"内容效度比"来判断问卷内容效度，即，CVR（内容效度比）=（ne-N/2）/（N/2）。所有问卷的内容效度由 11 位具有副教授职称以上专家评定，得出问卷一和问卷二的 CVR=0.818。以上检验结果说明，两份调查问卷具有较高的信度和内容效度。

4. 实地考察调研法

该研究方法主要运用于第六章"瑜伽在当代中国的传播特征解析"、第八章"我国瑜伽健身市场的供需特征与技术创新能力分析"中的第一节"我国瑜伽健身的市场化发展历史变迁"，以及第二节"我国瑜伽健身的市场化供需特征"。本研究对北京、上海、江苏省（南京市、太仓市、南通市）、浙江省（杭州市、金华市）、广东省（广州市、深圳市）、湖南省（长沙市、衡阳市、郴州市）等全国 6 个省市共计 12 个城市的 15 个瑜伽馆进行调研和用户访谈，在瑜伽馆经营者、管理者和瑜伽教练员的大力支持下，获得 132 名健身瑜伽教练员及 918 名瑜伽会员的基本构成、参与课程类型、健身动机、经营方略等信息。依据对瑜伽健身场馆、大众瑜伽健身活动和 4 个省市开设瑜伽课程高校等进行的实地考察调研，在前述知识图谱和专利地图可视化分析、问卷调查等研究方法的基础上，展开相关补充研究。

5. 数理统计法

对两份问卷的调查数据结果、我国瑜伽健身市场的人员构成和消费动机等特征，以及基于专利信息的我国瑜伽行业技术创新规模、技术创新质量、技术创新效率的相关参数等，进行频数分析和均值比较；对男女大学生的高校瑜伽课程满意度性别差异、教师与大学生对高校瑜伽发展存在问题认识的异同，进行 T 值检验和 P 值比较；运用巴雷托截取法，对国际瑜伽科研涉及的学科领域和国家或地区分布、国际瑜伽专利申请量的国家或地区排名等进行 ABC 优势分类；通过加权计算，得出我国瑜伽行业技术创新能力中的有效发明专利平均年龄的数值。运用 SPSS13.0 统计软件，对以上各类数据进行录入和数理统计。

（四）逻辑推理法

在上述研究方法的基础上，通过归纳演绎、类比推理等方法，本研究对整理筛选出的文献资料和调查数据等展开规律总结及比较研究，进一步深刻揭示数据背后隐含的知识与信息的关联性。

第四节　可能的创新点

一、研究视角的创新

与传统研究视角不同的是，本书拟在深刻洞察此前国内相关研究存在一些问题的前提下，以跨文化传播理论、社会性别理论和社会发展理论为指导，将瑜伽在国内传播的文化内因、传播要素、校园瑜伽的组织管理与开发应用、瑜伽健身市场的供需特征与技术创新能力、瑜伽在我国发展的动力机制等关键要素凝结为一个整体，将其放置于我国全民健身视域中，对"瑜伽的中国化发展"问题展开多角度、多方法分析研究。全书的各个章节既独立成章，又环环相扣，体现出研究视角既延展又综合，具有一定创新性。

二、研究方法的创新运用

近些年来，知识图谱可视化分析、专利信息分析、质性研究等新的科研方法已在国内管理学、社会学、教育学、情报学等领域得到较广泛应用，但这些新的科研方法在体育学科领域尚未引起大多数人的重视。因此基于过去国内体育学界的很多理论研究偏重于对问题现象的解释及描述性分析，导致人们能够认识到问题的存在，但难以有效提炼出问题解决方式的现状，本研究充分运用知识图谱文献计量与可视化分析、专利地图分析、问卷调查、实地调研、数理统计等实证研究方法，并结合文献资料法、质性研究和逻辑推理法，严格遵循"提出问题—分析问题—解决问题"的科学研究规范，获得相关研究数据，进行深入探索和验证分析，研究方法具有一定的创新性，研究结论更具科学价值与实践理性。

第五节　拟突破的难点

紧密结合 21 世纪我国经济、文化和体育发展的现实需要，深刻明晰瑜伽在中国全民健身本土化传播语境的前提，将国内瑜伽目前存在着分散化、碎片化、缺乏有机联系的校园瑜伽和健身瑜伽等研究内容凝结在一起，探索构建瑜伽中国化发展的整体性战略思维，并由此架构出瑜伽中国化发展的动力机制结构及具体实施策略，试图为形成符合中国体育教育和健身文化语境的现代瑜伽理论与实践探讨，进行一次有益的尝试。

第六节　行文框架结构说明

根据前文所述的本研究主要研究内容，本书的行文框架结构由以下五个部分组成，合计十个章节。

第一部分为总论，主要内容在第一至第三章。第一章是导论，通过问题的提出，重点阐述本研究的选题依据、研究目的和研究意义。第二章是本研究的国内外文献述评，依据 Cite Space 软件，对国内外瑜伽文献数据进行计量与可视化分析，绘制知识图谱。结合内容分析与数据挖掘，深入比较国内外瑜伽研究基本特征，揭示当前我国瑜伽研究存在的不足与局限。在此基础上，形成本研究的逻辑起点。第三章主要对研究内容、研究技术路线、研究对象及研究方法、可能的创新点、拟突破的难点等整体研究框架进行详细论述。

第二部分为本研究学术渊源、理论基础、瑜伽服务于我国全民健身的契合性及瑜伽在我国的传播要素解析，主要内容在第四至第六章，力求为后续章节奠定学理支持。第四章主要目的在于系统论述跨文化传播理论、社会性别理论和社会发展理论与本研究的学术渊源。第五章重点讨论全民健身上升为国家战略的历史演进过程与现实动因，以及瑜伽与全民健身上升为国家战略的5个现实动因契合度。第六章则逐一分析瑜伽在我国的传播模式及在5个传播要素的基本特征。

第三部分为基于实证背景研究的我国校园瑜伽和健身市场化发展态势分析，包括第七至第八章。其中，第七章主要讨论国内瑜伽的宏观与微观组织管理形式，以及教育价值、课程资源、教学模式、其他支持条件的课程体系建设及其开发应用。第八章集中论证我国瑜伽健身的市场化发展历史变迁、市场化供需特征，并以我国瑜伽行业领域的专利研发为主要数据来源，结合国内外比较，对当前国内瑜伽健身行业的技术创新能力进行系统分析。

第四部分为全民健身视域下瑜伽中国化发展的动力机制及实施策略探析，主要内容在第九章。本章在前文的理论分析、专家访谈和实地调研等基础上，首先详细讨论现代社会国内瑜伽发展的基本动力、内源动力、外源动力等动力因素，继而依靠问卷调查和质性研究等定性与定量相结合分析方法，找出其中存在的各种阻力因素，并对其逐一进行剖析，从而构建出瑜伽中国化发展的动力机制模型。最后，提炼出瑜伽中国化发展的具体实施策略，即本研究的具体建议。

第五部分为研究结论和未来展望，是全书的第十章。

本章小结

本章是全书的"旅游地图"。我们通过对本书的主要研究内容、研究思路设计、研究对象与研究方法、可能的创新点、拟突破的难点等进行系统阐述,并对全书的整体行文框架结构进行详细分析,为读者更透彻理解本书的整体研究技术路线提供有益的帮助。

第四章 瑜伽中国化发展的学术渊源与理论基础诠释

无论哪一种思想、学说或观点,均需要一定的理论支撑,本研究也是如此。20世纪80年代至今,随着国内瑜伽练习人口日益扩大,为了进一步提高管理水平,引导我国瑜伽运动健康发展,瑜伽在我国如何规范发展问题逐渐引起了专家、学者和政府管理部门的共同关注,国家体育总局开始尝试将瑜伽纳入运动健身项目进行管理。国内知名瑜伽导师矫林江(2008)提出,我国瑜伽本土化的发展方向是"汲取印度瑜伽之精华,融合中国瑜伽之特色",中国化的瑜伽是区别于印度瑜伽中含有玄学、神学色彩及折腾身体体系的一种健康瑜伽[①]。2014年6月,浙江省杭州市体育总会、杭州中华文化促进会联合主办"2014年首届西湖国际瑜伽文化节",文化节期间有众多国内外学者参与了"瑜伽中国化高峰论坛",他们对哪些元素可以加入瑜伽、怎样在国家和社会层面大力推广结合了中国元素的瑜伽等热点话题展开了热烈讨论。2016年1月,国家体育总局社会体育指导中心(以下简称社体中心)组织成立全国瑜伽运动推广委员会,力求对瑜伽在我国的发展进行专业化引导,主任委员由时任总局社体中心主任冀运希兼任。该委员会是当前我国官方认可的第一个全国性瑜伽推广组织,这也从一个侧面体现出瑜伽在我国的广泛流行已成为一种现实性的存在。探究近年来国内瑜伽习练热潮成因,可以通过社会学、文化人类学、传播学等理论的诠释解读,探寻到其中的答案。

---

① 凭海听风休闲瑜伽文化传播有限公司. 中国瑜伽五年路——冥想之父矫林江[J]. 现代保健, 2008,(4): 46-51.

第一节 跨文化传播理论

一、跨文化传播理论的生成与发展

纵览人类文明发展史,任何文化都是在传播、交流、融合、互动、冲突中不断创造与积累的。跨文化传播古已有之,它是伴随人类社会发展的一种文化现象而并非现代社会的产物[①],张骞通西域、玄奘西游、鉴真东渡、郑和下西洋以及马可·波罗东游、印度佛教中国化、马克思主义中国化等国内外跨文化传播的历史实例举不胜举。但是直到1959年,美国人类学家爱德华·霍尔(Edward T. Hall)出版《无声的语言》(*Silent Language*)一书,才首次提出"跨文化传播"(Intercultural Communication)这一专业术语[②]。此后,奥利维(R.T.Oliver)撰写《文化与交际》(1962),史密斯(A.Smith)主编《传播与文化》(1966),美国的一些高校开始设置跨文化传播学课程。20 世纪 70 年代,伴随拉里·A.萨默瓦(Larry A. Samovar)和理查德·E.波特(Richard E.Porter)的《跨文化传播读本》(1972 年)、汉姆斯(L.S.Harms)的《跨文化传播》(1973 年)、坎顿(John C.Condon)与约瑟夫(Fathi Joseph)的《跨文化简介》(1975 年)等相继公开出版发行,"跨文化传播学"作为传播学的一个重要分支在美国学术界初步形成,并在如今的欧美国家进一步发展成为一门种类齐全、规范严谨的学科[③]。爱德华·霍尔也被人们尊称为"跨文化传播学之父"。

国内跨文化传播相关研究最先起始于我国的台湾地区。郑自隆(1974)在向读者推介史密斯的《传播与文化》一书时,首次介绍了跨文化传播一词;汪琪的第一本中文版跨文化传播学专著《文化与传播》

[①] 童兵. 试析跨文化传播中的认识误区[J]. 新闻大学,2004,(3):20-24.
[②] 姜飞. 美国跨文化传播研究形成发展的理论脉络[J]. 新闻传播与研究,2010,(3):17-27.
[③] 陈国明. "跨文化传播"术语和学科的生成发展[J]. 学术研究,2010,(11):141-148.

在 1982 年正式出版。该时期随着中国大陆实行改革开放政策的，出境学习交流和各种商业洽谈等跨文化传播实践活动不断增多，跨文化传播研究在内地也逐渐兴起。何道宽（1983）的第一篇研究论文《介绍一种新兴学科——跨文化的交际》、关世杰（1995）的第一本学术专著《跨文化交流学》相继出现。随后，国内的跨文化传播研究方兴未艾，传播学、国际关系学、语言学、文学、人类学、心理学、体育学等多学科领域的专家学者都对此展开了深入研究，呈现出多学科对话的气质和开放性思维[①]。但由于不同学科之间的研究需要和学术理解差异，国内学者对该研究领域有多种命名方式。其中，传播学、外语学和体育学界等倾向于将 Intercultural Communication 译为"跨文化传播"；语言学、心理学、国际关系学界等偏向于将其称为"跨文化交际"或"跨文化交流"，并把"跨文化传播"与英文的 Cross-cultural Communication 一词对应。对于上述现象，已有学者指出，根据这些词语的内涵大小，可以将它们都统称为"跨文化传播"[②]。时至今日，"跨文化传播"在我国已经成为一个多方面关注的跨学科交叉研究领域。

二、跨文化传播理论的核心要义

爱德华·霍尔早在 1959 年就指出"文化即传播，传播即文化"[③]，充分说明了文化与传播的同构关系，传播是文化的本性。拉里·A. 萨莫瓦尔及理查德·E. 波特提出，"跨文化传播"是指拥有不同文化感知与符号系统的人们相互之间进行的交流，他们的这些不同足以影响和改变交流事件[④]。斯·汀-图梅（S.Ting-Toomey）则称之为"分享意

[①] 姜飞. 中国跨文化传播研究三十年探讨(1978-2008)[J]. 新闻传播与研究，2008，(5)：16-21.

[②] 胡正荣，姬德强. 跨学科视野中的中国跨文化传播研究：进程与问题[J]. 现代传播，2011，176（3）：11-17.

[③] 单波. 跨文化传播的基本理论命题[J]. 华中师范大学学报（人文社会科学版），2011，50（3）：103-113.

[④] Larry A. Samovar, Richard E. Porter. 跨文化传播[M]. 闵惠泉，等译. 北京：中国人民大学出版社，2004：47.

义的象征符号的交换过程"①。在国内,复旦大学知名学者童兵将其定义为"归属于不同文化体系的个人、组织或国家之间进行的信息传播和文化交流活动"②。因此,根据国内外专家的表述,我们可以把跨文化传播言简意赅地理解为"不同文化之间的传播与交流"。文化不是由基因决定的,而是来源于人类的信念。文化的多样性、差异性和人们对一些异质的、普适性文化准则的认同与尊重,是跨文化传播的理论前提,其本质是处于多元文化语境中的传播主体进行信息传递、交流和互动的过程,研究对象主要针对以文化与传播为双焦点的文化他者,涉及的是不同国家、地区和民族之间的文化传播活动。

(一)跨文化传播的基本特征

1. 特定的、不同质的文化群体之间进行的传播

文化身份特指某一文化群体成员对自己文化归属的认同感。③在跨文化传播中,传者和受者既分属于不同的文化群体,又对各自的文化身份有明确的认知,两者表现出一种不同质的文化关系。例如,印度瑜伽最初传入古代中国时,传者(印度僧侣、使臣和商人等)与受者(中国佛教徒、文化人士和上流社会阶层等)分别来源于印度文化和中国文化群体,双方彼此十分清楚自己是谁、对方是谁,对其文化归属具有较为清晰的认知。两个特定的、不同质的文化群体之间的传播,形成了非常特定的传受者之间的文化关系,跨文化传播活动产生。

2. 跨越特定文化差异的传播

文化认同属于一种肯定的文化价值判断,也就是文化群体(成员)承认群体内外符合自身传统文化评判标准的新型或外来异质文化因素的价值效用、认可态度与接受方式④。文化认同的积极作用在于通过界定自我、区分他者,以增进彼此共识度,凝心聚力。如前所述,跨文化传播是指不同文化之间的传播与交流,但不同文化之间具有差异性也是一种客观的存在。因此,尊重并承认这种差异成为无法回避的现

---

① 张国良. 20世纪传播学经典文本[M]. 上海:复旦大学出版社,2006:435-436.
② 童兵. 试析跨文化传播中的认识误区[J]. 新闻大学,2004,(3):20-24.
③ 刘双. 文化身份与跨文化传播[J]. 外语学刊,2000,99(1):87-91.
④ 蔡美花. 东北亚区域合作路径与文化认同[J]. 东疆学刊,2015,32(1):1-7.

实。在跨文化文化传播过程中，相似性将不同质的文化联结在一起以形成文化共享，而差异性又保持了文化的独特性，使文化认同产生价值。因为，传播关系的维系是基于某种差异的存在，文化差异影响传播过程①。如果没有文化差异，跨文化传播也就失去了意义。当然，跨文化传播中的文化差异主要针对的是两种文化的维度差异，而不是只强调它们的总体差异或某一文化要素的程度差异②。只有从不同维度对两种文化进行比较，才能发现彼此差异。这种文化维度差异，是以某些特定讯息为载体引发出来的。例如，对中印两个特定的、不同的文化群体而言，彼此在宗教崇拜这一个维度上就存在差异，中国是以道德为本位的伦理型文化，印度则是以信仰为本位的宗教型文化③。而在文化的包容性这一维度上（两国传统文化均显现出非常强的包容精神，后文中我们将专门对此进行论证）却没有多少本质差别。同时，印度瑜伽在我国传播时，瑜伽随之成为其中的跨文化传播特定讯息。为了推动这一跨文化传播活动，必须跨越中印人民两个文化群体对"瑜伽"认识上的文化差异，这样才能形成有效的跨文化传播活动。

3. 实现一定程度上意义共享的传播

在跨文化传播过程中，传者和受者分别属于不同的文化族群，交流双方的文化背景、文化身份与行为规范等方面所具有的差异性，使一条信息从前者传至后者时的意义可能会发生一些变化。跨文化传播的目的并不是要求一方放弃自己的文化身份或改变认知态度以迁就另一方，而是追求通过恰当的、准确的信息传递，让双方都能理解与认可信息的意义，促使两者通过传播手段建立一种新的互动关系和文化结构，实现一定程度上的意义共享。这种意义共享是一个"了解—理解—接受—适应"的动态、长期的构建过程。例如，印度瑜伽在我国跨文化传播初期，修炼瑜伽者在国人眼中基本上都是苦修的形象，这是人们对所接收讯息的初步了解阶段。随着跨文化传播活动持续进行，

---

① 刘燕南. 跨文化传播的差异分析与因应探讨[J]. 现代传播, 1995（3）: 12-18.
② 李景强. 论跨文化传播的性质[J]. 新闻界, 2010,（4）: 51-53.
③ 陈友义. 民族文化差异对近代中印两国不同历史结局的影响[J]. 广西社会科学, 2003, 96（6）: 137-140.

通过不断解读，瑜伽的旧时形象得以转变，人们逐渐理解瑜伽强身健体、身心合一的深刻内涵，它并非苦行僧或佛教徒的专属产品，而是一种有益健康、具有普适性的大众健身方式，继而对其有了较为广泛的接受态度，并期待进一步将其与自己传统文化中的部分内容相互融合而演化为适应，从而逐步构建出一个实现意义共享的价值链。

（二）跨文化传播可能产生的文化影响结果

国际著名东方学大师季羡林把异质文化交流过程划分为"撞击—吸收—改造—融合—同化"5个阶段①。但在这一跨文化传播过程中，并非所有异质文化元素都可以从初始的撞击阶段过渡到终极的同化阶段，其间可能会产生"冲突化""分级化""同质化"或"融合化""本土化"等不尽相同的文化影响结果。"冲突化"是在全球化进程加快、不同文化之间的碰撞与冲突日趋严重的影响下，异质相斥造成受者保持自己文化身份的同时却排斥与抵制外来文化。"分极化"是在强势文化的冲击下催生出的民族中心主义，这种文化霸权容易造成价值观冲突及价值体系混乱，导致出现全球文化殖民和文化同质化现象。"同质化"是在全球化背景下，依据西方和美国文化模式经历的一种单向度跨文化传播过程②。一些强势文化在全球范围内的不断扩张致使某些弱势文化萎缩、趋同乃至同化。有学者将"分级化"和"同质化"情况统称为"文化侵略"或"文化征服"③。季羡林先生所指的第五阶段"同化"应该涵盖了跨文化传播最终影响结果的"同质化""融合化""本土化"三种形式。"融合化"以文化的共通性及文化融合为依据，它是不同文化之间适应、接纳、合并彼此某些要素所形成的交融、共生、共存与共享的一种文化模式。"本土化"并非完全的土生土长和原汁原味，它与"同质化"的一个最大不同点在于，"本土化"是以重视并利用文化差异为基础，在保留本民族源文化鲜明特色的同时，汲取

---

① 孔许友. 关于古代中印精神文化传播逆差的反思[J]. 江汉大学学报（社会科学版），2014，31（2）：69-73.

② 孙英春，孙春霞. 跨文化传播研究的全球场域与本土追问[J]. 浙江学刊，2010，（4）：36-43.

③ 袁艳. 跨文化传播研究的新拓展[J]. 江汉论坛，2004，（12）：134-135.

外来文化精华，通过选择适合自身文化特征的传播方式与传播内容，让外来文化能够找到某些与本民族文化相结合的元素，使其为适应本民族文化而发生相应改变。"本土化"贯穿的是一种"去其糟粕、取其精华、为我所用"的文化整合和文化创新理念，通过文化对话过程中的扬弃、改造及自我调适，进而实现文化的优化、革新和再创造，体现的是本土化情境与全球化意义的融合①，属于"融合化"的更深层次。

具有较高人文价值的跨文化传播影响结果应该是"融合化"和"本土化"。鲁迅先生的"拿来主义"和胡适提出的"成功地将现代文化精髓和我国本土文化精髓连接在一起"的观点②，更趋向于让一些外来文化实现本土化。印度佛教中国化、马克思主义中国化均是"本土化"非常成功的范例。佛教的中国化进程，就是印度文化在中国历史和文化背景下被我国人民不断认同并日益丰富和发展的过程。人们以各种方式让印度佛教适应中国本土的儒学和道教，于是禅宗在我国生根发芽、茁壮成长，最终形成了具有本土特色的中国佛教文化，成为我国传统文化的重要组成部分。因此，我国优秀传统文化基因的传承与保留是佛教中国化的文化前提，中国人民伴随社会发展进步而产生的现实需求是佛教中国化的实践基础。

（三）跨文化传播研究涵盖的三个层面

作为一门新兴学科，跨文化传播研究自 20 世纪 50 年代末兴起于美国以来，已经发展出以下 3 个层面的主要议题③。其一，日常生活层面的跨文化传播，指分属于不同文化范畴的人们在平常交流互动过程中的相互沟通。其二，文化心理结构层面的跨文化传播，指基于不同文化的符号意义系统差别及类同的传播可能性与可变性。其三，以上两个层面形成的实际传播过程中的矛盾、冲突及戏剧性变化，由该传播过程决定文化的融合与变异，即文化适应与融合层面。其所面临的一个特定问题是，如何在矛盾、冲突、多元、差异和焦虑等文化交流

---

① 孟锦. 全球本土化——跨文化传播的两重维度[J]. 现代传播，2004，131（6）：136.
② 顾红亮. 论胡适的跨文化传播观及其启示[J]. 求是学刊，1998，（4）：26-28.
③ 吴予敏. 跨文化传播的研究领域与现实关切[J]. 深圳大学学报（人文社会科学版），2010，17（1）：4-11.

语境中构建和谐的传播①。

虽然文化融合是跨文化传播的总体性发展趋势，但不可否认，跨文化传播也是一把双刃剑。一些西方文明的文化渗透难免会冲击或干扰本民族的社会制度、行为模式和价值理念，从而可能对文化安全和国家主权构成威胁与挑战。但与此同时，我们不能简单地把跨文化传播视为"文化侵略"，不同的文明和文化都有其可取之处，一些异域文化的输入必将有力推动国家、地区和民族之间的文化交流，拓展文化对话空间，从而产生增进了解、促进信任、加强合作的积极效应。在经济全球化和多元文化共存的当今人类社会，跨文化传播已成为世界文化生态的一个重要特征。

三、瑜伽中国化发展的跨文化传播学术渊源

有专家学者早已指出，一种外来文化理论要想在本土产生实际影响，主要取决于以下3个要素②：第一，该外来文化本身的价值如何？第二，与本民族社会现实需要的契合性如何？第三，是否有可移植的、合适的肥沃土壤？也就是说，是否与本民族传统文化相适应。对于第一个要素，瑜伽的健身修心科学价值已经得到了国内外专家学者和广大习练人群的普遍确证③，本研究在此不再赘述。对第二个要素，后文的第五章"瑜伽服务于我国全民健身的契合性分析"将展开系统论证。赵朴初先生曾经说过，对我国古代文史哲艺术等进行研究时，如果梳理不出它们和佛教文化之间的关系与彼此受到的积极影响，得出的结论肯定无法让人信服④。季羡林也指出，理不明白印度文化和印度佛教，必然无法理清中国的家底③。因此，要想深入分析上述第三个要素，必须将其放置于中印两国文化发展这一历史大背景下予以整体考量。

---

① 单波，薛晓峰. 西方跨文化传播研究中的和谐理念[J]. 国外社会科学，2008，(6): 75-80.
② 顾红亮. 论胡适的跨文化传播观及其启示[J]. 求是学刊，1998，(4): 26-28.
③ 刘兰娟，司虎克，刘成. 国际瑜伽研究演进脉络与前沿动态的体育竞争情报分析[J]. 中国体育科技，2015，(2): 105-113.
④ 马衍森. 说"梵"、"道"、"空"——兼谈比较视野中的中印古代文化[J]. 中国文化研究，1994，(4): 123-125.

（一）中印两国跨文化传播的地缘优势

地缘优势是指由于地理位置上的联系而形成的、相比于其他国家或地区所拥有的地理空间上的、体现在国家或地区交往领域的一种优势①。德国哲学家黑格尔指出，地理环境与民族类型、民族精神、民族性格及民族活动方式等存在紧密联系②。中国与古印度同为世界四大文明古国，两国都位居东方，毗邻而居，社会组成结构类似，我国的西藏、新疆等地自古与印度接壤，两个国家的一个分界是喜马拉雅山脉。一直以来两国拥有的地缘优势为中印文化的相互影响创造了先决条件。古印度位于我国西边，领土包括现在的印度、巴基斯坦、尼泊尔、孟加拉、斯里兰卡和马尔代夫等国，疆域面积远远大于20世纪40年代从英国殖民统治中独立出来的印度共和国。古代印度在政治上分成许多建立在部落制基础上的小王国，极少形成统一王朝。公元前6世纪初，古印度就有16个主要奴隶制国家，小国林立、画土分疆，他们都属于"王的印度"。因此，印度诗人泰戈尔指出，古印度只是一个地理概念，从来不是一个统一的国家③。《史记》记载，在汉朝，"身毒"是中国人最早称呼古印度的名称，也是国人知道有古印度存在的开始④。此后，"天竺""贤豆""天笃""天督"和"呬度"等也都曾是古代中国人对当时印度的称呼。玄奘在《大唐西域记》提出新的中文译名"印度"，从此国人将此称谓一直沿用至今。此外，受佛教信仰渲染及中国古典文学名著《西游记》故事的影响，"西天"又成为我国人民熟知的古印度代名词。

（二）中印两国自古有之的跨文化交流现象

古往今来，中印两国的经济贸易、科学技术和文化交流等活动一直存在，没有因历代王朝的兴亡更迭而终止。以"南方丝绸之路"（始于公元前4世纪，主要以云南、四川等西南地区为联系链）、"北方丝

---

① 汪新生. 全球化、地缘优势与中越关系[J]. 东南亚研究，2001，(3)：33-35.
② 张敬秀. 东亚大河文明系统论略[J]. 内蒙古大学学报（哲学社会科学版），1995，(1)：47-58.
③ 郭洪纪. 中印交流中被忽略的地缘文化及其作用[J]. 兰州大学学报（社会科学版），2010，38（1）：113-119.
④ 王邦维. "西天"之名：古代中国人怎么称呼印度[J]. 文史知识，2016，(1)：113-116.

绸之路"（以西汉时期长安为起点，始于张骞出使西域，年代上晚于南方丝绸之路）和"海上丝绸之路"（以南海为中心，形成于秦汉时期）为桥梁，中印两国历史上有十分密切的商业贸易与科技文化往来关系，经久不衰，彼此间文化交流体现出鲜明的互补特色。

公元前4世纪左右，我国的丝绸已经贩运至古印度，并被当地贵族普遍使用[①]。梵文经典《往世书》（古印度此类古籍均为口头方式创作并世代传诵，而非文字作品）描述的宇宙模型，很可能是受到我国古典天文专著《周髀算经》（公元前1世纪左右成书）阐述的盖天宇宙观影响产生的变异[②]。四川产的蜀布和筇竹杖等器物，在公元前138年张骞第一次出使西域之前就畅销于古印度地区，我国的云南、四川和新疆西南部地区与古印度早已有较为稳定的商业联系。中国的瓷器、养蚕技术、造纸术、茶叶栽培及生产、冶炼工艺、青铜文化等相继传入印度[③]。古代印度社会中诸如农作物中的粟米种植、岩葬和棺葬等丧葬习俗[④]、青铜器制作和印度佛教中"龙"的观念[⑤]等文化与科技元素，都明显受到了我国的重要影响。唐宋元明时期，北印度、五天竺、南印度和东印度等都曾派遣使者或使团来访，与我国建立友好关系。唐玄奘在西天取经回国之后，应东印度童子王的请求，和道士蔡晃、成英等人将《大乘起信录》及我国古代哲学名著《道德经》译成梵文，后由唐朝使臣王玄策回访时送至印度，促进了印度哲学和秘宗发展，印度人对玄奘西天取经的故事家喻户晓。此外，在唐代普遍流行的军队音乐"秦王破阵乐"迅速传至印度。13世纪后半叶的元代，中国白糖从福建泉州经海路先运入东印度，再进入印度内地。所以现代印地语把白糖称为"cini"，基本含义是"中国的"[⑥]。明朝时期我国的席、

---

① 王清华. 西南丝绸之路与中印文化交流[J]. 云南社会科学，2002，(2)：81-85.
② 万欣. 红山文化三环石坛析疑与中印盖天宇宙观源流试探[J]. 北方文物，2003，76（4）：1-8.
③ 颜信. 南方丝绸之路与古蜀对外关系探研——以古蜀和古印度间经贸关系为例[J]. 中华文化论坛，2012，(1)：64-69.
④ 邹一清. 印度河文明与古蜀文明若干问题比较研究[J]. 中华文化论坛，2015，(12)：43-49.
⑤ 王英芝. 印度佛教中的龙文化[J]. 吉林工程技术师范学院学报，2015，31（5）：62-63.
⑥ 季羡林. Cini问题——中印文化交流的一个例证[J]. 社会科学战线，1987，(4)：217-222.

扇等工艺品也出现在了古印度阿洪国王的宫殿里。公元18世纪，印度瑜伽师绘制的瑜伽静坐图与我国古代经络学说所述的穴位高度一致，说明我国的气功与武术也早已传入印度①。清朝末年，康有为曾经去印度进行文化交流，并撰写《印度游记》。1924年泰戈尔访华时感叹："不知道是什么缘故，到中国就像回到故乡一样。"充分体现出印度人民对中国文化的亲切感与认同感。为了更好地促进我国文化在印度的传播推广，在泰戈尔、谭云山、蔡元培、戴季陶等的大力倡导、策划与支持下，中印学会于1934年在印度成立，印度国际大学在1937年正式设立中国学院②，有"现代玄奘"之美誉的谭云山先生担任首任院长。该学院至今依然是该校唯一有名有实的外国语学院③，印度原总理英迪拉·甘地（Indira Gandhi）就在此学习过。2010年，温家宝总理访问印度期间与印度时任总理曼莫汉·辛格发表联合公报，确定两国共同编撰出版一本全面总结与描述中印两国2000多年来在贸易、科技、文化、艺术、外交等方面进行交流合作的百科全书——《中印文化交流百科全书》。2014年该书正式出版发行。

中印之间的经贸、科技和文化交流活动是双向的，两国历史上形成的友好关系中最突出一点就是互相学习、相互渗透、各有创新。西汉末年，印度佛教和瑜伽经中亚传入我国内地，逐渐与我国传统的宗教、伦理、玄学、理学、养生术和武术等融合。例如，汉传佛教人物画像造型及瑜伽焰口音乐、中国禅宗始祖菩提达摩创立的"易筋经"、少林武术的"禅武归一"理念与调息方法等，都或多或少受到过印度瑜伽的影响④。公元399年，法显成为第一个由陆地"北方丝绸之路"出国去印度取经求法、再经"海上丝绸之路"回国的东晋时期高僧，历时13年。公元416年，他把自己西行印度的经历撰写成《法显传》。隋唐时期"天竺乐"在国内流行，古印度乐舞也影响过新疆少数民族

---

① 常任侠. 气功和瑜伽——中印文化交流之一[J]. 南亚研究，1983，(3)：75-77
② 单滨新. 蔡元培与泰戈尔：筑建中印文化的"鸟巢"[J]. 北京观察，2014，(11)：75-79.
③ 赵伯乐. 文化交流在中印关系中的作用[J]. 当代亚太，2003，(11)：55-59.
④ 王邦维. 学问在中西之间——季羡林先生对中印文化的研究[J]. 东方论坛，1994，(2)：7-12.

乐舞。被誉为"中印文化交流杰出使者"的唐代著名高僧玄奘为了厘清中国佛教各派学说分歧，于公元627年（贞观元年）孤身西行五万里，前往印度佛教中心那烂陀寺求取佛经，最终在公元643年（贞观十七年）将657部佛经带回中原本土。公元646年，玄奘口述、辩机撰文写成了蜚声海内外的《大唐西域记》。以玄奘法师取经事迹为原型创作出来的我国古典四大名著之一的《西游记》，成为我国妇孺皆知的永恒经典。《西游记》故事中包含的一些印度文学成分，帮助国内大众对印度文化有了进一步认识和了解[1]。此外，云南的南诏国和大理国等区域形成的、以贝币为中心链的滇印贸易圈在唐宋时期已非常成熟，印度的日月食理论等天文知识、佛教医学、炼锌和铁器防锈技术等也相应传入云南[2]，滇印文化贸易交流成为云南该时期对外经贸的一个重要组成部分，当时作为贸易货币的云南海贝应该产于南亚印度[3]。明朝初期郑和七下西洋时，曾到访过印度东、南和西南部，他的随从翻译马欢回国后著书《瀛涯胜览》。印度历史学家阿里感叹："假如没有法显、玄奘及马欢的著书，就不可能重建古印度历史。"[4] 1910年，在敦煌莫高窟藏经洞中发现了古印度史诗《罗摩衍那》的部分内容。1935年，我国在南京成立中印学会，这也是中国历史上第一个致力于中印文化交流的正式组织。20世纪七八十年代在国内热映的《流浪者》《大篷车》《奴里》《迪斯科舞星》等印度电影风靡一时。这些影片在文化观念上呈现出与我国传统文化的很多相似性及同构性特征[5]，再配以影片中载歌载舞、欢快音乐的视听冲击，产生的是跨时空、跨国界的文化思想共鸣，感动了数以亿计的中国观众，让人耳目一新。另外，国际社会有将瑜伽称为"印度气功"、将气功称为"中国瑜伽"的误读[6]，

---

[1] 赵国华. 论中国的献人供妖与义士除害型故事——《西游记》与印度文学比较研究之二[J]. 南亚研究，1984，（4）：60-74.

[2] 周智生. 中国云南与印度古代交流史述略（下）[J]. 南亚研究，2002，（2）：53-55.

[3] 彭信威. 中国货币史[M]. 上海：上海人民出版社，1988：28.

[4] 季羡林. 中印文化关系史论丛[M]. 北京：人民出版社，1957：1-2.

[5] 袁庆丰. 印度电影在中国的世俗传播和文化影响——以20世纪70年代末重新公映的《流浪者》为例[J]. 电影文学，2014，7（4）：116-124.

[6] 常任侠. 气功和瑜伽——中印文化交流之一[J]. 南亚研究，1983，（3）：75-77.

这也是中印两国历史源远流长、友好往来、交互影响的"你中有我、我中有你"文化交流发展成就的一个缩影。

（三）两国的文明发展史本质上同属于大河文明

文明是在文字发明、城市出现和社会分工之后形成的一种较高级、较发达的文化形态，世界人类史的发展大致包括大河文明、草原文明及海洋文明三种形态[①]。水是人类社会的主要资源，也是人类文明的母体，世界上很多古代文明都是在水边孕育、诞生、成长和壮大的。以河流资源为基础建立的农耕文明被称为大河文明[②]。中华文明和印度文明在本质上都属于大河文明。尽管中华文明的起源和发展具有多元性与兼容性，但不可否认，黄河流域和长江流域同为中华民族文明的摇篮及发祥地，两者平行发展、并行存在[③]。虽然1965年考古发现的长江上游云南元谋人（距今约170万年）是目前国内已知的最早远古人类[④]，其生活年代甚至要比北京猿人早100万年，但黄河文化与长江文化均缘于上古，两者文明发端年代基本相当的认识已是当前学术界共识。新石器时代中晚期（距今约7000—4000年），黄河文明最早主要由黄河流域的先民们共同缔造，例如，仰韶文化、马家窑文化、龙山文化、二里头文化等；长江文明则源于我国西南至东南的流域文化[⑤]，例如河姆渡文化、良渚文化、崧泽文化、广富林文化等。由于黄帝被尊为中华民族人文初祖，并且从夏商周开始，黄河流域一直是中国统治阶级的政治中心，历代皇权或源自中原地区，或建都黄河沿岸，因此到秦汉时期逐步确立了以黄河文明为主导的我国传统文化雏型。直至隋唐时期，黄河文化对周边地区和国家的多元文化都发挥着强大的影响及辐射作用[⑥]。但唐代中叶因为战乱的严重骚扰破坏，黄河流域逐渐失去经济上的领先地位，受江南地区自然地理环境、物质条件潜

---

① 唐嘉弘. 黄河文明与中国传统文化导论[J]. 中原文物, 1990, (2): 13-18.
② 姜守明, 贾雯. 世界大河文明[M]. 济南: 山东画报出版社, 2011.
③ 〔日〕贝塚茂树. 黄河文明与长江文明[J]. 彭适凡, 译. 江西社会科学, 1981, (Z1): 144-146.
④ 叶书宗. 长江文化的内涵与定位[J]. 上海师范大学学报, 1996, (2): 45-48.
⑤ 余育德. 长江文化初探[J]. 长江论坛, 1994, (3): 26-28.
⑥ 安作璋, 王克奇. 黄河文化与中华文明[J]. 文史哲, 1992, (4): 3-13.

在优势吸引，人口出现大面积南迁①。黄河文化的重心于宋元明清时期持续南移，最终实现与长江文化一体化融合，中华文明在长江流域进一步发扬光大②，它们成为我国古代文化中最具代表性和影响力的两支主体文化。

印度河与恒河是印度古文明的最主要发源地③。早在 70 万年前，印度河流域就有古人类生活繁衍的史迹。公元前 7000 年左右印度河谷进入新石器时代，开始拥有较为繁荣的定居性小城镇。公元前 2500 年左右出现城市与村庄，其中最著名的两个城市文明中心分别是位于印度河上游的达罗（英文名 Daro）以及位于印度河下游的哈拉帕（英文名 Harappa，国际学术界将其命名为哈拉帕文明或印度河文明）。然而，当时已发展到一定水平的印度河文明仅仅持续了 1000 多年，就于公元前 1750－公元前 1500 年间衰落乃至消失，个中原因目前学界有"生态平衡崩解论""地质环境自然灾害论""雅利安入侵论"④"城市乡村化论"等多种不同解释，至今尚无定论⑤。公元前 1500 年左右，游牧部落雅利安人攻占印度河流域，并继续向东挺进，直至扩展到恒河流域，印度进入吠陀时代⑥，以《吠陀经》为代表的雅利安文化在恒河流域不断延展并演化为恒河文明。恒河文明最终替代印度河文明，进而演化成印度的主流文化。印度现存最重要、最古老的口头文学诗集《梨俱吠陀》（年代约为公元前 16 世纪－公元前 11 世纪），是恒河文明圣典《吠陀经》中的第一部。印度河文明的基本概念"秩序"与《梨俱吠陀》的"秩序"观念共通，其语言是《梨俱吠陀》语言的较早形态。印度教、佛教、耆那教和锡克教等印度 4 个本土宗教均诞生于恒河流域⑦。如今，恒河已成为印度人民心目中的母亲河，占印度人口

---

① 于希贤,陈梧桐. 黄河文化——一个自强不息的伟大生命[J]. 北京大学学报(哲学社会科学版), 1994, （6）: 31-43.
② 王进. 长江文化与黄河文化之比较[J]. 企业导报, 1997, （11）: 22-26.
③ 邹一清. 印度河文明与古蜀文明若干问题比较研究[J]. 中华文化论坛, 2015, （12）: 43-49.
④ 赵伯乐. 印度河流域文明消亡的现代启示[J]. 思想战线, 2000, 26 （1）: 117-121.
⑤ 〔美〕F. N. 苏札. 关于印度河流域古文字译释[J]. 征程, 译. 世界民族, 1980, （5）: 80-81.
⑥ 方广锠. 试论印度河文明衰落的原因[J]. 南亚研究, 1986, （3）: 21-27.
⑦ 〔印度〕S.R. 拉奥. 印度河流域古文字译释[J]. 明甫, 译. 世界民族, 1980, （3）: 34-40.

80%以上的印度教徒尊称其为"圣河"①。美国学者 H.J. 德伯里指出②，印度教起源于哈拉帕文化。因此，与黄河、长江之于中国一样，印度河文明和恒河文明共同孕育了印度文明。

（四）同属大河文明的两国文化共性特征考察

前文已述，2014 年 9 月习近平主席访问印度期间，明确指出中国太极和印度瑜伽之间有着非常高的相似之处③。印度总理莫迪也认为，中印两国是"两个身体，一种精神"。这都高度概括出两国文明本质上具有很多共性特征及心灵相通的内在联系。

1. 农业文化为基础的生活生产方式同一性

人类文明史上，经济的发展促进了城市的形成，城市文明是以农业革命为支撑发展起来的，如果没有农耕文明，就不会出现城市文明④。中国和印度均是农业革命的先驱，农业文化是黄河长江文化和印度河恒河文化的最基本特征。在古代，黄河和长江流域水源丰富、气候适宜、土壤肥沃、灌溉便利，有着独特的农耕自然环境条件，成为古代中国最发达的两个农业经济区。黄河文明与长江文明都属于典型的农业文化，但由于地理位置差异，两者的农耕文化既有共同之处，又各具地域特色。黄河流域有大片草原，适合畜牧业发展，因此它是以农耕文化为主导，以游牧文化为补充，当地人主要种植粟（俗称小米，原产于黄河流域）、小麦、大麦等。长江流域是以农耕文化为主体，辅以渔猎文化。长江中下游地区自古有"鱼米之乡"之称，原产于我国的水稻就发源于这一区域⑤。居民除了主要种植水稻、棉花、茶叶之外，还以捕鱼和狩猎为生，黄河和长江流域的制陶、棉纺等手工业发展速度均较快，饲养牛、羊、狗、猪、鸡等家畜、家禽已相当普遍，

---

① 毛世昌. 恒河——象征印度文化的圣河[J]. 科学经济社会，2010，28（4）：177-183.

② 班武奇. 印度河文明兴衰和地理环境变迁[J]. 地理研究，1998，17（3）：249-256.

③ 习近平. 携手追寻民族复兴之梦——在印度世界事务委员会的演讲[N]. 人民日报. 2014-09-19.

④ 李国栋，刘雨潇. 麦作文明与稻作文明——释读《大河文明的诞生》[J]. 贵州师范学院学报，2014，30（1）：34-38.

⑤ 涂厚善. 试论古代印度河流域文化的特点及其产生的原因[J]. 华中师范学院学报，1979，（4）：37-46.

锄耕农业是当时人们谋生的重要手段。

农业文化也是印度河与恒河文明最基本的特征。公元前 2500 年印度河领域出现的城市文明，是立足于其周边发达的农业文化基础之建立起来的。人们利用印度河得天独厚的水资源环境，使用青铜制的锄、镰刀、耙和石犁进行田间劳动，种植小麦、大麦、豆类和果树等，可能还有水稻（经我国的云南、西藏等地传入印度），以冬作物为主；驯养牛、羊、猪、狗、鸡、象等畜禽，粮食加工和棉、毛纺织等手工业大多与农业有关。此后，恒河文明中的雅利安人在印度安居下来，随即也广泛开始从事以农业耕种为主、畜牧业为辅的生活。与中国的长江黄河流域一样，印度河与恒河在地理位置上也相距较近，导致沿河而建的文明聚集点及城市相对比较集中，人口较为密集①。中印两国辉煌的古代文明都是建立在农业文化高度发展的基础之上，米仓二郎（1984）认为②，黄河文明与印度河文明中的方格网城镇规划方法很可能同源。

2. "天人合一"与"梵我一如"的思维方式同质性

"天人合一"思想与"梵我一如"思想各自是中印两国传统文化的基本命题与核心概念，两者思想意蕴深厚，具有异曲同工之妙③。钱穆先生认为"天人合一"既是中国文化思想的总根源，也是中国文化对整个人类的最伟大贡献，一切中国文化思想都可归宿到这一观念上④。"天人合一"中的"人"指芸芸众生的凡人⑤，"天"指大自然，强调的是天与人的和谐一致。伏羲所创"八卦"就是"天人合一"的产物。"八卦"把自然界看成一个整体，每一卦包括上、中、下三个爻位（表示上天、下地、中人通），天、地阴阳之变，人与天地之气交便成"天人合一"之一体，以表示某一事物或现象。西周时期的《周易·乾卦》指出，在天、地、人三者的关系中，要依照自然规律办事，顺应自然，

---

① 李南. 印度河流域文明与吠陀时期的女神[J]. 南亚研究, 2006, (2): 56-51.
② [日] 米仓二郎. 印度河流域与黄河流域城市——方格网城市道路网的起源[J]. 赵中枢, 译. 日本地理评论, 1984, (2): 58-61.
③ 郭洪纪. 中印两国文化的同一性与互补性分析[J]. 青海社会科学, 2010, (5): 145-152.
④ 钱穆. 中国文化对人类未来可有的贡献[J]. 中国文化, 1991, (1): 93-96.
⑤ 季羡林. "天人合一"新解[J]. 传统文化与现代化, 1993, (1): 9-16.

力求天、地、人的和谐（即"天地变化，圣人效之""与天地相似，故不违"）。春秋时期，道家代表人物老子认为"天人合一"在于自然，指出"人法地，地法天，天法道，道法自然"。庄子的"天地与我并生，而万物与我为一"（《庄子·齐物论》），进一步认为天地、万物和人是齐同的，天是自然，人是自然的一部分。他又说："有人，天也；有天，亦天也。"天与人都是由道而生、因道而行，具有统一性。儒家代表人物孔子探讨了天命与人力的关系，唯天为大。他阐述，"君子有三畏：畏天命，畏大人，畏圣人之言"（《论语·季氏》），"死生有命，富贵在天"。西汉时期的儒学大家董仲舒以天人感应、天人一气、天人相副为主要思路，提出"天人之际，合而为一"（《春秋繁露·深察名号》），首次构造出一个完整的"天人合一"哲学思想体系，并将这种思想扩展到社会政治文化领域，其中的"天人合一"思想已十分明显。伴随佛教在西汉末年传入中国，佛教教义引导人们摆脱苦难、浑浊的"人趣"而去追求清净、自在的"天趣"，这为我国古代先贤们一直思考的"天人问题"增添了新素材，世人到底应该如何看待"天人问题"，需要人们更深入的探索与回答[①]。宋明理学代表人物之一张载首先比较清晰系统地解析了这一问题。他明确反对有鬼论，指出"天人一物，辄生取舍，可谓知天乎？"他还说："儒者则因明致诚，因诚致明，故天人合一，致学而可以成圣，得天而未始遗人。"（《正蒙·乾称》）张载也成为我国正式提出"天人合一"一词的第一人。"民吾同胞，物吾与也"（即指：人与天地万物是一体的）、"物无孤立之理"（即指：事物是相互联系的）等"天人合一"思想在其著作中比比皆是。此后，程颢、程颐、朱熹等继承与发展了张载的"天人合一"思想，如"仁者以天地万物为一体""人与天地一物也""天人一物，内外一理"等。"天人合一"从此既代表了一种人生追求与精神境界，也成为儒道两家的世界观和宇宙观，进而演变为中国人最基本的思维方式，体现出古

---

① 祝瑞开. 宋代哲学的卓越"创新"——中、印文化的碰撞、融合之果[J]. 上海大学学报（社科版），1993，(5): 4-12.

代中国人早已认识到人与自然的平衡、和谐关系①。人本于自然，人类必须遵循自然的客观规律主动去认识、尊重、适应和利用自然，追求人与自然的和谐统一。

印度初民由于对自然的认识能力极为有限，对许多自然现象迷惑不解，于是把这些现象看成具有超现象的力量在主宰，于是宗教观念产生。他们幻想通过某种练习来获得超自然的神奇力量及智慧，便在宗教活动中进行各种各样的修炼，世代相传，形成一种习俗。古印度人的这种幻想与习俗成为瑜伽的缘起②。公元前15—10世纪的吠陀时期，《梨俱吠陀》中最早出现"瑜伽"一词，该时期印度人把宇宙的许多神秘现象人格化，出现生主、原人等宇宙统一的原理，成为"梵我一如"思想的萌芽③。但此时的最高人格神"原人"等与现实世界个体的"我"之间没有直接的等同关系，"我"仅是原人等创造的万物之一，只是普通的代名词。公元前10—前5世纪的《奥义书》时代，"自我"一词经常与"梵"同义，亦即"梵"是宇宙的自我、本原或本质。而"自我"一词既指称宇宙自我，也指称人的个体自我、人的本质或灵魂。梵是宇宙的本原，自然同样也是人的个体自我本原。"这是我内心的自我。它是梵。"（《歌者奥义书》）宇宙和人都是梵的展现，也就是以梵为本原。《奥义书》以 Brahmātmaikyam 一词来阐述梵我关系，意为"梵我一如"④，梵是大我，我是小我。《奥义书》指出，通过瑜伽练习实践，行至究竟，破除无明，就可以达到"梵我一如"的境界，证悟"梵我一如"⑤。公元8世纪左右，印度吠檀多学派大师商羯罗倡导的"不二一元论"认为，自然界本体最高的"梵"与现象界的"我"，彼此的本质都属于"梵"，它们实际上是同一的③。近代印度学者室利•阿罗频多在阐述《薄伽梵歌》核心义理时说，人类生活行为外表的实事和内在精神真理的最绝对、最完整的实践之协调统一，是"瑜伽"的中

---

① 张艳艳. 中印文化中的"天人合一"与"梵我同一"要义辨析[J]. 青海师范大学学报（哲学社会科学版），2009，136（5）：42-45.
② 李南. 印度河流域文明与吠陀时期的女神[J]. 南亚研究，2006，（2）：56-51.
③ 王开文. 印度武技综论[J]. 成都体育学院学报，2003，29（5）：32-35.
④ 季羡林. "天人合一"新解[J]. 传统文化与现代化，1993，（1）：9-16.
⑤ 达照. "梵我一如"的演绎及其意义[J]. 南亚研究，2001，（1）：67-74.

心旨趣①。"梵我一如"（国内也有称为"梵我同一""梵我如一""梵我合一"等）对印度哲学界影响甚巨，成为后世印度人的主流思潮，直至今日。

总体上看，思维模式的不同是东西方两大文化体系的根本区别，前者的思维模式是综合的，后者的思维模式是分析的③。我国与印度同属东方文明。宇宙或自然在我国被称为"天"，在印度被称为"梵"，都是指称世界本原；中国的"人"和"天人"，分别对应印度的"我"和"梵我"。"天人合一"与"梵我一如"的思想基本上同质，尽管各自用词不同，但内容和意思相同，它们是东方综合思维模式最高、最完整的体现。早在我国的南朝时期，谢镇之、朱昭之等很多学者就已经对中国道教与印度佛教之间的异同进行了论证，他们一致认为虽然两者之间有同有异，但差异性是表面的、次要的，两者文化本质上相同②。对印度瑜伽而言，它是以身体练习为桥梁来处理三种关系：天人关系、人我关系与身心关系。"梵我一如"是至高理想境界。我国的"天人合一"思想也非常充分地体现了此三重关系，即瑜伽状态就是合一的状态；反过来说，不相应的、不和谐的就是非瑜伽状态。

3. 水崇拜民族心理的相通性

水乃万物之源，是农业文化最重要的物质基础。河流系统作为大河文明的基本地理条件，肥沃的土地养育着各种动植物，影响着周边的环境气候，有力地促进了农业、捕渔业和手工制造业等快速发展，当地居民形成安分守己的精神特征和民族性格。以农耕经济为基本形态的大河文明具有比较稳定的地理环境和农业文明系统，"日出而作，日落而息"描述了人们最基本的生活场景。草原文明是马背上的文明，人们以帐篷为家，择水草而居，在草原上四处迁徙移居，性格自由不羁。海洋文明结构是西方文明起点，它是以海上贸易为主的商业文明，必须与汹涌的大海斗争，呈现出此岸与彼岸关系。草原文明和海洋文

---

① 〔印度〕室利·阿罗频多. 薄伽梵歌论[M]. 徐梵澄，译. 北京：商务印书馆，2003：432.
② 许杭生. 南朝佛教论中印文化之同异——析宋齐之际佛道两教的夷夏之辩[J]. 世界宗教研究，1996，（1）：10-13.

明表现出更强的开放、进取、征服和冒险特征,带有很大的侵略性①。与草原文明和海洋文明不同,大河文明以农耕立国,较少带有侵略性。因此,大河文明孕育的中印两国人民自古都有水崇拜的民族心理,延续数千年。

中国崇拜水的原始内涵主要是祈雨求丰年和祈祷生殖繁衍②。我国古代祭祀、巫术、禁忌、风水、宗教、神话和民俗等文化现象皆与水崇拜密切相关。龙是中华民族的图腾与民族精神符号,它被认为是水神动物的化身。很多文学作品描写了中国人对水神和河神的崇敬之情,展示出丰富的水文化底蕴。例如《诗经》中"关关雎鸠,在河之洲""鼓钟将将,淮水汤汤"等对水的描述诗句不胜枚举;屈原《楚辞·九歌》中《湘君》《湘夫人》是对湘江男女两位水神的祭歌,《河伯》描写了黄河之神河伯的爱情故事,等等。黄河两岸人民有将历代治水名匠及勇敢的民间人物尊奉为水神来崇拜的民俗③。我国人民在崇拜水的同时,也高度重视对水的治理。德国学者马克斯·韦伯认为,中国统治的"治"与治水的"治"是同字同义④。中国历代统治者都承载着治水的责任与使命,水利工程是大河文明的另一个本质性标志。从公元前2100多年大禹治水开始,历朝历代都在治水。大禹治水成功后到黄河第一次迁徙,历时1600多年。因此,孔子和孟子等名人大家对大禹尊崇备至。战国时期,李冰父子主持修建的都江堰水利工程,如今仍在灌溉田野,造福人类⑤。公元7世纪隋炀帝诏令开凿大运河,这是世界上开凿最早、规模最大的运河,它和都江堰水利工程现在都已入选世界文化遗产名录。

水崇拜也是印度河与恒河文明的重要组成部分。公元前5000—前4000年左右,印度河流域出现灌溉水渠。公元前2600年,当地的水利工程建设已有较高水平,主要包括农业灌溉和城市给排水体系,尤

---

① 余秋雨. 中华永不衰败的大河文明[J]. 中国三峡,2007,(4):19-23.
② 向柏松. 中国水崇拜[M]. 上海:上海三联书店,1999.
③ 山曼. 流动的传统:一条大河的文化印迹[M]. 杭州:浙江人民出版社,1999.
④ 同①。
⑤ 向柏松. 中国水崇拜[M]. 上海:上海三联书店,1999.

以城市规划及下水道排水建设最为突出。考古学家曾在古印度河流域文化遗址上发现小浴室、大浴池和水井等遗迹。学者认为大浴池除了用于日常生活洗浴之外，应该还包含人们对水的神圣崇拜。这可能是印度人民流传至今的河水沐浴崇拜文化的伊始[1]。恒河文明时代的印度神话中，恒河女神是印度教三大主神之一湿婆妻子雪山神女帕尔瓦蒂的妹妹，恒河被视为天上的银河降落人间，可以净化人的骨灰，拯救人的灵魂[2]。瓦拉纳西河位于恒河西岸，属于其支流，人们经常在这里举办盛大沐浴节，印度教徒将此视为一生必来神圣之地。他们信奉毕生中至少要在恒河水中沐浴一次，以洗净人世间的罪孽，获得美满来生[3]。我国大唐高僧玄奘就曾造访此地。瓦拉纳西河岸边的沐浴场附近还有专门的火葬场，只有老年人和积德行善的人才有资格获准火葬，一些早夭或因病而死的人被看成灵魂遭受了污染而无法取得火葬资格。恒河成为印度人心目中的"圣河"与精神故乡。瑜伽锻炼场所要求室内外练习环境宁静、平和、贴近大自然。多年前中央电视台播放张蕙兰面对大海修炼瑜伽的美妙场景，至今依然让国内很多瑜伽练习者津津乐道。张蕙兰说："我爱大海，涛声对我来说就是一种音乐，浪涛的变化好象一首首愉悦的交响乐……我喜欢和大家分享大自然之美。"[4] 这也是瑜伽习练者们拥有水崇拜心理的一个真实写照。

4. "和为贵"和"非暴力"的人文理念相近性

在大河文明非侵略性思维模式下，以儒道学说为主流的中国传统文化强调伦理道德、修身自省和适可而止[5]，以宗教学说为主流的印度传统文化强调宽容忍让、慈悲仁爱和业报轮回，两国各自信奉宣扬的"和为贵"和"非暴力"人文理念十分相近。

我国传统文化到处表现出"和为贵"人文理念。"和"既是中华民族传统文化的重要内容，也是中国人处社会关系的最高智慧与价值

---

[1] 邹一清. 印度河文明与古蜀文明若干问题比较研究[J]. 中华文化论坛, 2015, (12): 43-49.
[2] 高慧. 印度教与水崇拜[J]. 青春岁月, 2015, (13): 266-267.
[3] 李鹏飞. 恒河——印度文明的发祥地[J]. 中国三峡, 2005, (6): 92-93.
[4] 王垚懿. 还记得那些年跟蕙兰学的瑜伽吗? [N]. 城市快报, 2012-07-02.
[5] 钱穆. 中国文化对人类未来可有的贡献[J]. 中国文化, 1991, (1): 93-96.

基础①。儒家文化倡导"仁、义、礼、智、信",主张"以德服人者王""讲信修睦",通过"修身、齐家、治国、平天下",实现"协和万邦"。孔子说"礼之用,和为贵",提倡"中庸"之道、"仁民爱物",反对极端主义。道家文化提出"与天和者,谓之天乐""有道""不扰民",以及墨子的"兼爱"和"非攻"、张载的"民胞物与"等思想,都是我国传统文化之精华。泰戈尔的虔诚主义诗学,就曾受到我国道家文化传统因子的间接影响②。

印度是一个多宗教国家,传统文化思想涵盖印度教、伊斯兰教、锡克教、基督教、佛教和耆那教等。公元5世纪后,受外族入侵和婆罗门教的冲击等因素影响,佛教渐衰,密教和印度教发展。目前,80%以上的印度人信奉印度教,它也成为占绝对主流地位的印度正统宗教。历史上,以圣雄甘地和尼赫鲁为代表的印度人民极力主张印度教传统文化中的"宽容"及"仁爱"思想,倡导"非暴力"理念③。"非暴力"(Non-Violence)一词出自古梵文"Ahimsa",印度的"非暴力"理念源于印度古代农耕文明和印度教④,强调"忍让""宽容""善行""戒杀"和"恕道",倡行不偏于苦、不偏于乐的"中道正观"思想,认为"暴力"是虚弱的本质表现,主张"非暴力不合作",对侵略者施以"慈爱宽恕"的非暴力抵抗。20世纪20年代访华期间,泰戈尔宣扬的"非暴力"独立斗争理念曾被我国新文化运动的左翼知识分子陈独秀、鲁迅、林语堂和瞿秋白等误解而备受批判⑤,实际上这种非暴力抵抗并不意味着屈服、妥协和不斗争,它提倡的是以人的全部心灵去反对专制者。②我国的"和为贵"理念与印度的"非暴力"思想具有相近性,彼此均重视和谐,支持和平以及处理问题的协调方式⑥,终极目的都是追

---

① 郭洪纪. 中印两国文化的同一性与互补性分析[J]. 青海社会科学,2010,(5):145-152.
② 侯传文. 中印文化哲学:泰戈尔与道家[J]. 东方丛刊,2009,(2):32-45.
③ 郭洪纪. 中印交流中被忽略的地缘文化及其作用[J]. 兰州大学学报(社会科学版),2010,38(1):113-119.
④ 王旭. 印度佛教中的"非暴力"思想与儒家"和"文化[J]. 青海师范大学学报(哲学社会科学版),2010,32(5):31-36.
⑤ 孙宜学,郭洪涛. 中印文化交流史上的一次误会——泰戈尔来华引起的风波[J]. 同济大学学报(社会科学版),1999,10(3):72-77.
⑥ 郭洪纪. 中印两国文化的同一性与互补性分析[J]. 青海社会科学,2010,(5):145-152.

求构建和睦共处的社会关系及社会秩序。

5. "和而不同"与"多样性统一"的文化气质相似性

孔子曰："君子和而不同，小人同而不和"（《论语·子路》）。"和而不同"成为我国古代处理不同思想矛盾冲突、协调不同文化关系的重要准则。我国有56个民族，汉族人口占90%以上，汉语和汉字在全国通用。汉族文化与壮、满、回、苗、维吾尔等其他少数民族文化长期不断交流、渗透、竞争与融合，既体现出我国文化兼容并蓄、海纳百川的发展特征，也反映了中国人民包容性与多样性的价值诉求。纵览中国历史，长时期都是以中原地区先进的汉族文化为中心，构建出文化形态和地域形态的大一统。虽然蒙古族、满族等北方少数民族曾先后在全国范围内建立了统一的国家政权，但文化融合的结果是北方少数民族不同程度上逐渐被汉族同化，成为中华文明的一部分。在这一文化大融合过程中，少数民族文化的优质内容被汉族文化积极学习、吸收与借鉴，各种文化互相交融汇聚，在"和而不同"的准则下取长补短、共生共存、协同发展，共同构成中华大文明多元一体的文化体系，形成了今天人们所说的华夏文明。中国在对待外来异质文化的态度上，更倾向于"同化"①。"和而不同"承认文化的多元性和差异性，文化的多元性为促进各种文化相互交融创造了条件，长期统一的国家政治局势又推动了文化差异性的不断融合，充分彰显出我国文化气质的多样性、统一性与整体性。

印度也是一个多民族国家，拥有10多个人口众多民族和数百个少数民族②，目前印度主要使用的语言多达18种。特有的地理气候环境条件、历史上先后有上百个部落或外来民族侵入过印度以及政治上长期处于分裂状态等因素，是造成印度文化多样性的主要原因③。印度学者K.M.帕米克尔指出，印度传统文化一直是一个综合体，具有一种吸收与同化其他文化而又不失自身特性的能力①，包容性和吸纳性极强，形成民族与种族众多、语言繁杂、宗教派别林立、多元亚文化并

---

① 姜玉洪. 中印比较视野中的印度文化[J]. 学术交流，2007，157（4）：15-20.
② 李云霞，史纪合. 印度文化多样性初探[J]. 亚洲研究，2015，（4）：87-95.
③ 邓兵. 浅论印度文化的多样性[J]. 解放军外语学院学报，1996，81（3）：87-91.

存的社会结构特征，表现出"多样性统一"的文化气质与价值趋同。这种"多样性统一"是一个建立在合作和牺牲法则基础上的复合体。它不排斥外来文化的营养与补给，积极适应、容忍、接受和吸收差异，承认个体间的独特本质及特性，并且包含每一个体或整体的融合，既向心又离心力[1]。印度文化这种合适的、富有弹性与接受力的建构机制，有利于自我同一、自我保护和群体凝聚，致使其经受住岁月的洗礼与多次外族入侵的冲击而得以幸存。我国文化"和而不同"与印度文化"多样性统一"的核心理念都是包容[2]，两国文化气质上的包容性特征十分相似。

中国传统的儒道思想和印度佛教在文化上有"类同"因素，这也是后者之所以向东而非向西传播的一个重要原因[3]。毛泽东1957年说过，"中国人民历来对勤劳、智慧的印度人民怀着极大的敬意"[4]。原印度总理尼赫鲁也对中国传统文化赞赏有加。季羡林记录自己多次访问印度的亲身体会时写道："机场上人山人海，红旗如林。……我这一生还是第一次戴上这样多的花环。……'印中友谊万岁'的口号声此起彼伏，难道还能有比这更好的更适当的中国、印度两国友谊的活的见证吗？"[5]从两国领导人到知识分子阶层，都深刻认识到中印人民相互间普遍具有好感的社会现实，我国文化软实力在印度极具吸引力[6]。因此，基于跨文化交流理论视角分析，中印彼此相邻的地缘优势、悠久的历史文化交流渊源和类似的大河文明基础，孕育出两国文化在生活生产方式、思维方式、民族心理、人文理念和文化气质等方面的诸多共性特征，并由此引发出中印人民互为钦佩敬仰的文化认同心理，

---

[1]〔印度〕S. R. 伯哈特. 印度同一性和文化延续性[J]. 刘玉梅，译. 华中科技大学学报（社会科学版），2004，(6)：10-14.

[2] 李卫，胡澎. 中印文化的包容性比较[J]. 文教资料，2006，(20)：96-97.

[3] 郑学檬. 印度佛教向东而非向西传播的原因——东西方文化差异的一个案例[J]. 文史哲，2014，345（6）：50-52.

[4] 毛泽东. 在最高国务会议第十一次（扩大）会议上的讲话[A]. 中共中央文献研究室编. 建国以来毛泽东文稿：第11册[C]. 北京：中央文献出版社，1996：280-281.

[5] 王树英. 季羡林与中印文化交流[J]. 对外传播，2007，(2)：17-21.

[6] 张占顺. 印度"象"眼中的中国"龙"——《印度时报》对中国文化软实力的认知[J]. 南亚研究季刊，2014，17（2）：41-47.

促进了瑜伽在我国现代社会的快速普及发展。

第二节　社会性别理论

一、社会性别理论的生成与发展

社会性别理论主要是针对男性中心主义在男女性别关系上的传统强势态度而提出的，发端于 20 世纪 60 年代西方第二次女性主义运动浪潮期间。它在肯定男女性别生理学差异的基础上，更加强调性别之间的社会关系，指出男女的社会性别差异是造成两者不平等的根本原因[①]。作为国际妇女运动发展和女性主义的重要理论成果，社会性别理论为社会科学领域提供了新的研究维度，它不但成为目前西方诸多学科的一个重要分析范畴，而且还成为分析社会文化现象一种新的重要工具及方法。以社会性别为视角的研究模式也引起我国众多专家学者的广泛关注，社会性别研究不仅逐渐进入学术领域，而且也纳入了社会决策主流，各学科相关研究方兴未艾。

二、社会性别理论的核心要义

社会性别理论认为性别可以划分成生理性别与社会性别两种类型。生理性别（Sex）是指男女的生理学差异。社会性别（Gender）具有社会性、个体性和可塑性等特征，它是指基于生理性别的男女两性群体，在社会文化建构下发展而成的各自在社会角色、行为方式和思想情感等方面的差异[②]。社会性别理论的思想基础是人的主体性思想，它把女性看成一个普遍整体，通过阐述女性的主体性内涵，明确女性与男性同是人类社会发展的主体，致力于改变女性在历史上的社会从属及边缘性地位，表现出女性这一性别群体的主体意识及社会价值。

---

① 刘霓. 社会性别——西方女性主义理论的中心概念[J]. 国外社会科学，2001，(6)：52-57.
② 刘霓. 社会性别——西方女性主义理论的中心概念[J]. 国外社会科学，2001，(6)：52-57.

社会性别理论认为，人的生理性别是与生俱来的，社会性别则是后天社会文化习俗影响的结果，妇女所扮演的社会性别角色并非全部由生物学因素决定，它还会受到社会文化的规范，男女性别角色能够在社会文化的变化中发生改变①，亦即世界女权主义创始人之一法国西蒙娜·德·波伏娃（Simone de Beauvoir）提出的"生理性别是天生的，社会性别是建构的"理论观点。社会性别理论主张男女平等，男女双方应该形成彼此尊重、平等相处的伙伴关系，反对以牺牲一方而作为另一方自我发展的前提②。它不赞成生理性别决定论，指出社会性别是一种社会建构或文化建构，并认为人们不应该孤立地研究女性问题，而必须把其放置于男女两性的社会角色和权力结构中进行整体考察。

社会性别是一种社会（文化）建构产物的主要场域包括：家庭（家族）、居住环境（社区）和学校等③。这种性别观念建构的实例在现实生活中比比皆是，例如：老师和家长大都认可男生适合学理科、女生适合学文科，社会普遍认为健美操、瑜伽和啦啦操等健身类运动适合女生参与，篮球、足球和橄榄球等激烈对抗类运动更适合男生，等等。人们没有意识到他们的这些观点或指引其实就是一种性别建构。上述无意识的濡化过程在不知不觉中让被建构者（男生和女生）认同、接纳和模仿。即使可能会有少部分被建构者对此产生反抗或排斥心理，却必然会受到身边大多数人的非议与不理解，致使其不得不步入主流的生物性别规范，最终内化为个体的性别观念。因此，生物学性别并不能完全限定男性和女性的气质，它受社会、文化和心理等多方面因素影响而形成，社会性别是被塑造的、能动的与可变化的。社会性别建构的最大价值之一，正是在于它承认了长期被人们忽视的社会性别文化能动作用。

作为一种分析工具与方法，社会性别分析应用于具体实践时，主要是倡导应该更全面地从男女两性不同的社会需求和发展角度去考虑整个社会的发展变革。基于社会性别理论视角对现实中的政治、经济、

---

① 何萍. 性别理论与社会发展[J]. 探索，2001，（6）：73-75.
② 王毅平. 社会性别理论：男女平等新视角[J]. 东岳论丛，2001，22（4）：59-61.
③ 李慧英. 论社会性别理论的核心观点[J]. 山东女子学院，2015，120（4）：1-5.

文化等各种社会现象进行分析,我们可以发现,女性在上述领域发挥的重要作用有时依然被低估或忽视。例如,以往人们常常把女性的细腻温柔特征视为感情用事,但社会性别视角帮助我们认识到,女性的这一特征有利于在日常管理工作中营造一种关爱亲和的氛围,有助于人际关系的沟通与协调。因此,社会性别理论促进了国内很多学者把研究视角从单一的只局限于女性本身,转向既重视女性群体作为社会人的存在和发展,也重视她们除了女性身份之外承担的阶层、社区、家族等其他社会角色或背景的多维层面,进一步推动了社会性别理论研究的深入发展。目前,社会性别理论分析视角已被引入政治学、社会学、经济学、教育学、历史学、法学、人类学和心理学等多个学科领域,有学者呼吁:应该把该理论的普适性价值运用于我国公共管理等更多学科的研究与实践[1]。

三、瑜伽中国化发展的社会性别理论基础

我国女性社会地位进一步快速提升,推动了经济迅猛发展。例如:1988—2008 年中国女性人力资本存量对经济增长影响显著[2],1990—2011 年河南省女性人力资本对该地区经济增长具有持久影响[3],2000—2010 年河北省女性经济地位综合指数整体上升[4],2001—2014 年我国高校在校女大学生人数增长了 4.39 倍[5],等等。国外学者研究也表明,男女基础教育入学率与经济增长速度明显正相关[6]。总部设在瑞士日内瓦的世界经济论坛发布《2012 年全球性别差距报告》指出:中国男女性别平等指数位列全球第 69 位,高于韩国和日本等亚洲国

---

[1] 鲍静. 应把社会性别理论纳入我国公共管理的研究与实践[J]. 探索与争鸣,2006,254(8):33-39.

[2] 莫文斌. 中国女性人力资本存量与经济增长关系的实证研究[J]. 中小企业管理与科技,2011,(2):109-110.

[3] 于雁洁. 女性人力资本对地区经济增长的贡献——基于河南省时序模型的实证研究[J]. 社会科学家,2012,187(11):79-82.

[4] 李莉,吕红平. 河北省女性经济地位分析[J]. 河北师范大学学报(哲学社会科学版),2014,37(3):144-151.

[5] 教育部发展规划司. 中国教育统计年鉴(2014)[M]. 北京:人民教育出版社:2014.

[6] 王鸿雁,赵泉. 性别平等与经济增长理论综述[J]. 经济师,2006,(11):67-69.

家，已属于世界中等水平①。2004—2012年，中国城乡女性就业人数占全国就业总人数比例由44.8%上升至46%，妇女的教育发展和经济参与意识持续提高②。

2003年8月，经济学家史清琪提出"女性经济"（Womennomics）概念，即"她经济"（She economy）。她强调，受国内女性群体经济收入不断增长的影响，愈来愈多的商家开始从女性视角来确定自身产品的消费人群③。"她经济"成为2007年8月国家教育部公布的171个汉语新词之一，该词中的"她"是一个标记成分，泛指女性人群，目的在于突出女性的地位④。尽管目前学界尚未对"她经济"背景下女性消费影响力的概念进行科学界定与诠释⑤，但美国劳工统计局2012年公布的数据表明，世界上女性群体每年消费金额高达12万亿美元，是中国GDP（国内生产总值）的1.72倍；我国女性可能是未来10年驱动世界经济增长的主引擎⑥。2014年百度大数据显示，我国75%的成年女性掌控着家庭财政大权⑦。作为中国一个非常普遍的社会现象，女性在家庭消费决策中扮演着越来越重要的角色，这是"她经济"繁荣的一个重要原因。

体育休闲娱乐已列为女性日常生活的主要消费项目之一，"花钱买健康"成为新的社会时尚。20世纪末期瑜伽以健身的形式在我国传播推广，并在21世纪初逐步进入学校体育领域。瑜伽传播者和推广者敏锐领悟了时代发展特征，他们抓住女性的感性、冲动和从众等消费心理，借助网络、电视和杂志等媒体宣传报道，有意识地向国内健身人

---

① 刘素云.《2012全球性别差距报告》发布 中国列第69位[EB/OL]. 中国新闻网，2012.10.24.

② 熊筱燕，敬少丽. 女性经济参与和教育投入——社会性别理论视角[J]. 社会科学家，2015，222（10）：55-59.

③ 宗和. "女性经济"正红火[J]. 管理与财富，2003，(10)：70-71.

④ 赵爱萍. "她经济"等"她X"族词溯源、特点及社会语用认知探析[J]. 牡丹江大学学报，2011，20（1）：18-19.

⑤ 方蔚琼. 关注"她经济"时代的女性消费影响力研究[J]. 商丘师范学院学报，2010，26(10)：79-82.

⑥ 陈晓平. 驱动经济的女性消费力[J]. 21世纪商业评论，2012，(3)：58-61.

⑦ 唐超. 百度大数据颠覆未来"她经济"[J]. 中国广告，2014，(8)：132-133.

群渲染瑜伽塑形、减肥、美容、提升气质、安神减压等锻炼功效，很多青年女性为了拥有苗条的身材，积极选择参加纤体瑜伽、排毒养颜瑜伽、哈他瑜伽、高温瑜伽、亲子瑜伽、孕产瑜伽、减压瑜伽、理疗瑜伽等健身俱乐部，我国女性瑜伽健身市场潜力巨大。与国外瑜伽锻炼人群主要以女性和老年人为主并迅速延展至中青年男性群体的特征不同，我国目前虽然经常参加瑜伽锻炼的群体从幼儿到老年人各年龄阶段都有，却仍是以女性人群为主，她们大多选择在健身房、专业瑜伽馆或学校（单位）体育场馆内进行练习。例如，本研究对上海、浙江、江苏、湖南等省市8所高校667名大学生的统计结果显示，选修瑜伽课程的女大学生比例高达86.7%，选修瑜伽课之前已比较了解瑜伽的男生则只占男生总数的8.9%。

国内瑜伽人群以女性为主，这与瑜伽在中国的社会性别文化建构过程有着密切关联。"当代中国瑜伽之母"张蕙兰是女性，此后国内很多瑜伽教练或教师也都是女性，这就容易让我国大多数男性健身人群在思想上产生瑜伽是专属于女性运动项目的误区，他们会把瑜伽柔美的练习动作与婀娜多姿、窈窕优雅、温柔婉约、乐观容忍、仁爱奉献的女性特质等同起来，认为瑜伽就是女性习练的一种柔软操，不太适合男性练习。越来越多女性成为我国瑜伽练习主力人群的情形相当于一次次的心理暗示，势必强化男性人群对瑜伽先入为主的集体认知，让他们潜移默化地觉得瑜伽与女性运动等同，并最终转变为男性群体有意识的社会性别文化观念。而这其实是瑜伽在我国当代社会广泛传播发展的一种异化现象。虽然这种异化在一定程度上促进了近年来国内女性瑜伽锻炼人口的快速增加，但实质上瑜伽是男女老幼皆宜的一项健身方法和运动方式，它并非"女性专利"。这也是基于社会性别理论审视近些年瑜伽在中国特有的传播渠道之后，给予本研究的最大启示之一。

总之，爱德华·T.霍尔将文化分为"高语境文化"（High Context Culture，主要指历史悠久的东方文化）和"低语境文化"（Low Context Culture，主要指西方文化）两种形式。前者以集体主义精神为核心基础、崇尚整体需求与目标、提倡个人发展必须服从于社会需要，后者以个人主义精神为核心、倡导个性解放、追求个体本位意识①。在跨文化传播理论视野下，由于中国和印度同属高语境文化圈，两国人民的价值观相近，彼此文化中的很多象征符号相互类似，因此对这些文化象征符号产生的误读比较少，导致传播过程相对顺畅，为瑜伽在我国广泛传播提供了可移植的、合适的肥沃土壤。而基于社会性别理论对我国瑜伽健身人群的社会性别状况进行深入考察，社会性别文化构建下伴随着"她经济"时代的来临，女性群体对习练瑜伽的高涨热情极大推动了瑜伽在我国健身人群中的关注度，瑜伽练习热潮在全国各地持续兴起②。这一独特传播现象成为瑜伽在我国现代社会30多年发展的主要轨迹。

第三节　社会发展理论

一、社会发展理论的生成与演进

发展是一个较宽泛的综合概念和现实的世界性运动。这一概念最早源自欧洲，是从生物学领域借用而来③。根据《辞海》的解释，发展指事物由小到大、由简到繁、由低级到高级、由旧质到新质的上升的变化过程④。19世纪伴随欧洲文明的不断拓展，该词被逐渐引入社会科学界，人们将其应用于研究社会过程。第二次世界大战之后，随着人类社会发展不断深入与复杂化，发展演变为现代人一种自觉的生存选择，发展问题成为世界各国面临的重大而迫切问题，关于发展的现代理论应运而生⑤。当代西方发展理论（Development Theory）也称发

---

① 邵彤，隋鑫. 跨文化传播视域下的文化冲突与融合[J]. 社会科学辑刊，2013，206（3）：51-55.
② 刘兰娟，刘成，蔡皓. 瑜伽在当代中国流行的社会动因研究[J]. 体育科研，2020，41（2）：73-79.
③ 刘敏. 社会发展理论的演变走向及其特征[J]. 甘肃社会科学，1999，（3）：53-57.
④ 夏征农. 辞海（1999年缩印本）[M]. 上海：上海辞书出版社，1999：519.
⑤ 包心鉴. 当代发展理论新走向与我国社会文明新发展[J]. 探索，1995，（3）：4-9.

展学或发展研究（Development Study），第二次世界大战以后发端于西方经济学，进而迅速延伸至哲学、社会学、政治学、文化学和历史学等诸多领域，成为一个新兴的综合性学科。它通过深刻解答什么是发展、怎样实现发展以及采取哪些发展途径和方法等问题[①]，旨在理性认识和抽象概括现代人类社会的发展规律，并为其制定战略规划从而实现发展目标提供参考依据[②]。

在当代西方发展理论中，发展被看成是一个国家、地区或社会从落后的欠发达状况逐渐向先进的发达状况过渡与转化，以及社会有意识地向科学化演进的过程。它经常与"进步""增长""现代化"和"变迁"等含义相近的术语交互使用。例如，经济学家用"经济增长"代指发展，社会学家和哲学家用"社会变迁"或"社会进步"说明社会发展。当前，人们所指的发展理论多指20世纪50－60年代以来国外学者提出的，诸如现代化理论、依附理论、世界体系理论、可持续发展理论等各种社会发展理论[③]。并且，西方学者还习惯运用现代化一词来具体表述人类社会发展的历史和现实。因而社会发展理论在一定语境下又是现代化理论的同义词。如今，世界各国对自身所面临的经济发展（即物的发展）和社会发展（即人的发展）等发展问题的认识愈发深刻，发展成为20世纪50－60年代至今人们使用频次最高的学术术语之一。20世纪80年代以来，发展理论也受到国内政治家和众多学者们的关注，我国社会主义现代化建设和改革开放的理论与实践为丰富当今世界的社会发展理论做出了积极贡献[④-⑤]。纵览几十年来当代世界社会发展理论的演化趋势，主要发生了以下一些重大转变[⑥]：第

---

① 马东亮，麦麦提. 发展理论的适用性与中国民族发展研究：以现代化理论为例[J]. 黑龙江民族丛刊，2016，154（5）：30-37.
② 曾智华. 论当代西方发展理论的危机[J]. 世界经济与政治，1993，(7)：5-11.
③ 王金福. 哲学层次的社会发展理论[J]. 江海学刊，1998，(1)：93-96.
④ 陈晓律. 社会主义实践对发展理论的贡献[J]. 史学集刊，2015，(5)：4-20.
⑧ 杨兴林. 当代中国的社会发展理论[J]. 内蒙古社会科学，1999，115（3）：1-5.
⑤ 孙乃纪. 制度创新是生产关系的渐进变革方式——中国改革开放对社会发展理论的贡献[J]. 吉林大学社会科学学报，1993，(4)：13-17.
⑥ 孟宪忠，李今朝. 面向二十一世纪的社会发展理论与社会发展战略[J]. 社会科学战线，1995，(4)：9-21.

一，从单纯的经济发展到综合的社会发展；第二，从以物为中心的发展到人为中心的发展；第三，从依附性发展到内源性发展；第四，从追求短期效应的发展到可持续发展；第五，从发展中国家的发展到全球性发展。

二、社会发展理论的核心要义

随着二战结束，世界格局发生重大变化，很多国外学者把发展中国家作为研究对象，提出了各不相同的社会发展理论，以第三世界为主要内容的发展问题研究日渐火热。国外社会发展基本理论构造主要历经了 20 世纪 50—60 年代的现代化理论、60—70 年代的依附理论、70—80 年代的世界体系理论和 80—90 年代的可持续发展理论等 4 个阶段①。上述每一个理论在不同时期都不同程度地存在着有待完善之处，并且它们都是在对原有理论抨击、批判与修正的基础上兴起的，但并不代表着原有理论的失败或消亡。

（一）现代化理论

现代化理论的代表性人物有威廉·刘易斯（William Arthur Lewis）、塔尔科特·帕森斯（Talcott Parsons）、罗斯托（Walt Whitman Rostow）等。现代化理论以结构功能主义为基础，提出的一个基本假设是"传统—现代性"两极对立②，传统价值与现代价值两者相互排斥。早期的现代化理论主要从经济的角度看待发展问题，将经济增长等同于社会发展和社会进步。一些发展中国家在采纳了这一单纯以经济增长为核心来实现社会发展的简约式发展观之后，却产生了政治不稳定、经济崩溃、失业率激增等一系列问题，致使人们开始怀疑这种"增长第一"的现代化模式③。马里奥·列维（M. J. Levine）等一些学者通过对现代化理论进行修正，期望能进一步完善该理论体系。他们分析了现代化伴随的现象与结果，认为现代化是一个融政治、经济和社会结构为一

---

① 姜汝祥. 西方社会发展理论与中国社会发展[J]. 学习与探索，1997, 113（6）: 77-82.
② 邓龙奎. 试论当代西方社会发展理论的价值[J]. 中共天津市委党校学报，2015, （5）: 90-94.
③ 沈华嵩. 现代化——发展理论与东亚模式[J]. 世界经济，1992, （8）: 1-7.

体的内在变迁过程,西方国家发达的原因在于它们拥有一系列有利于发展的价值观念、科学技术和社会规范。发展中国家欠发达的原因则在于其内部的社会结构系统及文化传统模式阻碍了现代化发展进程,后者要想改变贫穷落后的面貌,必须从制度和观念上全面学习借鉴发达国家的经验,以实现由传统社会向现代社会的转变①。在现代化理论中,现代化被视为一个第三世界国家必须走西方国家发展道路、单向性的长期发展过程,最终结果是实现世界大同。尽管该理论提出的加强国际交往能够为各国的社会发展提速、现代化包括社会行为各个方面的变化等观点具有一定的合理性,但由于其带有强烈的"西方中心主义"色彩,缺陷也非常明显。

(二)依附理论

追溯理论渊源,依附理论来自马克思主义经典作家对资本主义殖民统治和世界经济不平衡的分析。依附理论是 20 世纪 60 年代初在拉美一些第三世界国家率先发展起来的,它并不重点研究如何才能实现现代化,而是主要研究不发达国家为何没能实现现代化的问题,代表人物有劳尔·普雷维什(Roal Prebisch)、弗兰克(Gunder Frank)、阿明(Samir Amin)和多斯桑托斯(Dos San-tos)等,他们提出了与以美国为代表的现代化理论学派相左的观点②。依附理论认为,第三世界国家落后的状况并非自然条件的产物,它们不发达的主要原因不在于内部的封建主义和传统主义,而在于外部,即长期殖民主义的结果③。在世界经济体系中,西方发达国家位于核心地位,第三世界发展中国家则位于外围的依附地位。前者的现代化过程就是后者被边缘化的过程,从而将该现象概括为"中心—外围"结构的依附理论。即使有少数第三世界国家在世界经济体系中实现了现代化,但这仅仅是西方发达国家为了避免自身利益受损而特别"照顾"的结果,最终的受益者仍然主要是西方发达国家。因此,第三世界国家只有割断与处于核心地位

---

① 陈国新. 发展中国家社会发展理论的演变趋势[J]. 思想战线,1998,(2):10-13.
② 周长城. 发展理论的演变(上)[J]. 国外社会科学,1997,(4):2-7.
③ 叶险明. 从现代西方历史学的演变看现代西方社会发展理论[J]. 马克思主义研究,2000,(3):61-69.

的西方发达国家之间的联系,与国际资本主义市场脱钩、断链,走经济独立的自力更生道路,才能摆脱自身的依附地位,进而获得真正的发展。虽然依附理论把世界经济视为一个完整体来考虑,但它提倡与世界经济体系决裂,把依附关系"绝对化"或"泛化",忽视了各国之间的依附性质与程度各有差异,并且过分强调外部因素对第三世界国家发展的影响,却忽视了对国内发展动力的分析。因此,依附理论对帮助我们认清第三世界国家低速发展的历史根源做出了一定贡献,却无法帮助人们清晰了解怎样摆脱低速发展的过程,继而找到切实可行、积极进取的现代化发展思路和方案。

(三)世界体系理论

一些学者认为依附理论的"中心与外围"两级式分析方法将复杂问题过于简单化,他们在借鉴依附理论方法论的基础之上,把问题置于一个更大的背景下去思考第三世界不发达国家的发展。沃勒斯坦(Immanuel Wallerstien)在1974年出版《现代世界体系(第一卷)》一书,标志着世界体系理论正式诞生[1]。世界体系理论既不像现代化理论那样把现代化过程看成一个西方文明的传播过程,也没有如依附理论一般仅从第三世界国家外部环境因素方面去探讨欠发达的原因和发展策略。它承认整个世界是一个经济、政治、文化多因素统一的社会体系,并划分为核心、半边缘、边缘等层次,探讨各国在该体系中的地位与相互关系[2]。各国的关系是相互依赖而非单一的依赖,世界经济体系呈现出周期性特征,属于一种复杂性的动态模式,一旦世界资本主义体系的发展出现扩张和停滞的周期性变动,就给第三世界国家的地位和发展提供了新的机会。与依附理论的另一个不同点在于,前者侧重于以国家层面为分析单元,世界体系理论则不仅研究第三世界国家和地区(包括社会主义国家),而且研究资本主义发达国家的兴衰发展,它把世界体系作为分析单元,强调必须考察发展的完整性与长期性,

---

[1] 邓龙奎. 试论当代西方社会发展理论的价值[J]. 中共天津市委党校学报,2015,(5):90-94.

[2] 姜汝祥. 西方社会发展理论与中国社会发展[J]. 学习与探索,1997,113(6):77-82.

深入探索世界经济的历史动力学及不同国家力量之间的复杂联系①。然而，由于世界体系理论本身存在诸如核心和（半）边缘国家的划分没有定量标准、过于强调世界体系的重要性却相对忽略生产力和科技发展的作用、对现实中社会主义本质的认识有些肤浅等局限，致使其在20世纪70年代后期遭到很多学者的质疑。

（四）可持续发展理论

随着世界市场经济的发展及社会转型的加剧，人类生存环境恶化和能源危机问题出现，发展与环境的问题逐渐成为全球政治、经济议程中的一个关注焦点。20世纪70年代，罗马俱乐部这一国际性非政府组织试图从世界体系的角度探讨全球发展问题。罗马俱乐部以人类困境为主要研究对象，先后发表了一系列探讨世界未来发展潜伏危机的警示性研究报告，如《增长的极限》《重建国际秩序》和《人类的目标》等，期望人们能够建立全球意识，以重视那些对人类生存可能构成威胁的全球问题②。罗马俱乐部提出的"资源有限论"和"环境价值论"等观点，催化了可持续发展理论的形成。可持续发展（Sustainable Development）一词在国际文件中，最早出现于世界自然保护同盟与世界野生动物基金会在1980年联合制定的《世界自然保护大纲》中。1987年，以挪威首相格罗·哈莱姆·布伦特兰夫人（Gro Harlem Brundtland）为首的联合国世界环境与发展委员会（WCED），向联合国大会提交《我们共同的未来》（Our Common Future）研究报告，正式提出了联合国世界环境与发展委员会在经济发展、保护环境等方面的可持续发展主张③。1992年6月在巴西召开的联合国环境与发展大会上，实现了国家政府首脑层面对可持续发展概念的认可和接受。从此，可持续发展作为一种发展理论、发展模式或发展战略的称谓，在世界范围内得到承认。

《我们共同的未来》研究报告将可持续发展定义为：既能满足当代人的需要，又不对后代人满足其需要的能力构成危害的发展。其基本

---

① 周长城. 发展理论的演变（下）[J]. 国外社会科学，1997，(5)：7-10.
② 赵建军. 可持续发展理论形成的背景透视[J]. 自然辩证法研究，1999，15（1）：31-34.
③ 翟振武. 关于可持续发展理论的若干思考[J]. 中国人口科学，1998，68（5）：28-35.

要素是人口、资源和环境①，行为主体包括政府、企业、公众等，主要动力源泉是制度创新、技术创新和生态创新②。可持续发展理论摒弃了单纯追求经济增长的早期现代化理论内核，着眼于当代和未来，通过保持发展状态的不间断性、发展能力的持续性、发展空间的合理性，追求以人为中心的经济、社会与环境协调发展。如今，可持续发展早已突破最初的发展生态观概念，成为世界经济和社会发展的重要理论基础，是21世纪人类发展研究的又一个热点③。在我国，改革开放以来建设有中国特色社会主义的现代化发展进程，有力地拓宽了可持续发展的适用范围④。

三、社会发展理论沿革演化特征的启示

综上对社会发展理论的沿革演化特征及核心要义的分析，本书可以得出以下启示：

第一，发展既是一个全面的范畴，又是一种复杂的、多元的社会现象。它包含了社会生活的多种表现形式，发展目标、发展条件和发展过程等组成了一个多因素综合的整体。公众参与是发展的群众基础，政府的角色又是其中的重中之重，如果没有政府部门的大力支持，发展活动实践必将举步维艰。因此，政府、公众、社会团体、企业和个人等行为主体在发展过程中是一种团结协作的关系，任何单一行为主体都无法承担实现发展的重任。

第二，发展意味着总体进步，属于人们对社会变化的评价性范畴，带有整合的性质。所以，发展的目标应该是整体性协调发展。发展是由事物内部各种矛盾构成的一种自我更新、完善机能，其中包含着各种动力和阻力因素。虽然发展的总体方向应该是上升的、前进的，但

---

① 张明旺. 可持续发展理论的哲学界定[J]. 中南民族学院学报（哲学社会科学版），1997, 88 (4)：19-23.
② 苏胜强，黄祖辉. 可持续发展理论及其基本模式[J]. 农业现代化研究，1999, 20 (1)：8-12.
③ 马彬. 当代西方社会发展理论简析[N]. 山西日报，2015-10-27.
④ 杨兴林. 当代中国的社会发展理论述要[J]. 理论前沿，1999, (5)：30-31.

由于"矛盾是事物运动变化的根源"①，因此，对发展的研究必然要涉及它的动力机制分析。如果解决不了矛盾，必将形成一股阻碍发展的力量。

第三，发展包括自身的发展，以及为自身发展提供各种保障条件的社会各个方面，即内源性发展。发展不能仅仅依靠从外部输入，而是要在自主发展的前提下，通过加强与外部世界的沟通、交流与合作，最终完成自我实现。这才是内源性发展的实质。

第四，在本书的十个章节中，各主体章节与发展的联系在于：第四章"瑜伽中国化发展的学术渊源与理论基础诠释"，是对"全民健身视域下瑜伽的中国化发展"这一研究主题的理论支撑；第五章"瑜伽服务于我国全民健身的契合性分析"，是对瑜伽中国化发展的环境条件论；第六章"瑜伽在当代中国的传播特征解析"，是对瑜伽中国化发展的传播系统论；第七章"国内校园瑜伽组织管理与课程体系建设的实态调查"；第八章"我国瑜伽健身市场的供需特征与技术创新能力分析"，是对瑜伽中国化发展的外在表现形式论；第九章"全民健身视域下瑜伽中国化发展的动力机制及实施策略"，是对瑜伽中国化发展的动力论与策略论。

因此，通过以上对瑜伽在我国发展的跨文化传播理论学术渊源诠释、社会性别理论基础解读以及社会发展理论的沿革演化特征进行逐一分析，可知上述三个理论共同构建出本书的学术渊源与理论基础。

本章小结

本章先后对跨文化传播理论、社会性别理论、社会发展理论进行深入分析探讨，以期对瑜伽中国化发展研究的深入开展起到宏观指导与理论支撑作用。在瑜伽健身修心科学价值得到普遍确证的前提下，我们通过诠释和解读上述理论的核心要义，把瑜伽放置于中印两国文化发展历史大背景下进行整体考量，深刻解析社会性别文化构建下瑜

---

① 徐必珍，刘怀玉. 从毛泽东的"矛盾动力论"到邓小平的"改革动力论"[J]. 社会科学战线，1993，(6)：1-6.

伽在我国现代社会女性群体流行的原因，逐一论证瑜伽在国内发展的跨文化传播理论基础和社会性别学术渊源，继而阐述社会发展理论沿革演化特征的启示，通过剖析这些理论之间的必然性联系，探析瑜伽在当代中国流行的社会动因，为本书后续章节进一步全面系统的深入探讨提供有力保障。

第五章　瑜伽服务于我国全民健身的契合性分析

前文在第四章中指出，基于跨文化传播理论分析，一种外来文化理论要想在本土产生实际影响的第二个核心要素是"与本民族社会现实需要的契合性如何"。为此，本章将对该问题进行全面探究。2014年10月2日，国务院颁布《关于加快发展体育产业促进体育消费的若干意见》（以下简称《意见》），第一次将全民健身上升为国家战略，把体育产业与全民健身更密切地联系在一起，积极推进体育强国建设，促进群众体育与竞技体育全面发展。政府对我国体育发展战略布局和发展方式进行新调整、新转变的改革思路已现端倪。2015年，国家体育总局群众体育司司长刘国永呼吁专家、学者能对"如何更好地深入理解全民健身上升为国家战略这一问题"展开学术研讨[①]。然而从《意见》下发之后，体育界此类研究却基本局限在对《意见》内容的一般性政策解读，或是诠释与阐述全民健身上升为国家战略的重大意义，很少有人对新时期我国体育战略为何出现重大转型发展问题展开系统讨论。实际上瑜伽在我国现代社会的普及发展与实施全民健身国家战略内因之间存在契合。因此，本章试图通过历史追述与现实需要相映照，在深入探讨我国全民健身上升为国家战略的历史演进过程与现实动因的基础上，进一步对瑜伽与全民健身成为国家战略现实动因的契合度展开系统分析，目的在于充分论证瑜伽服务于我国全民健身的契合性。

---

① 刘国永. 机遇和挑战：全民健身上升为国家战略的思考[J]. 体育文化导刊，2015，（3）：1-6.

第一节　全民健身上升为国家战略的历史演进与现实动因

一、我国全民健身理念的历史演进过程

毛泽东同志是倡导在我国开展全民健身运动的先行者，其体育思想对全民健身在我国的兴起与发展起到了巨大的推动作用①。1917年，毛泽东同志在《体育之研究》中写道，"坚实在于锻炼，锻炼在于自觉""体育之效，则强筋骨也"和"文明其精神，野蛮其体魄"。以毛主席同志为核心，刘少奇、周恩来和邓小平等老一辈无产阶级革命家共同成为我国开展全民健身运动的早期主要推动者。我国全民健身理念的发展过程主要体现在思想和制度两个层面上的历史演进。

（一）思想层面

1. 社会主义革命和建设时期（1949—1978）

1949年9月，在毛泽东同志主持召开的全国政协第一届全体会议上审议通过的临时宪法《共同纲领》要求"提倡国民体育"②。1950年6月，毛泽东在写给时任教育部长马叙伦的信中，明确提出"健康第一、学习第二"方针。1952年6月，毛泽东同志为中华全国体育总会成立大会题词"发展体育运动，增强人民体质"，这也成为指导我国体育工作的基本方针。1953年，他进一步指出："体育是关系到六亿人民健康的大事。"毛泽东同志阐述的体育思想得到刘少奇、周恩来和邓小平等党和国家领导人的深刻领会与贯彻执行。1952年5月，邓小平为西南区第一届运动会题词，"把体育运动普及到广大群众中去"。1954年3月，政务院发布《关于在政府机关中开展工间操和其他体育运动的通知》。同年4月，《中央人民政府体育运动委员会党组关于加强人民体育工作的报告》提出："改善人民的健康状况，增强人民体质，

---

① 邓凤莲. 毛泽东全民健身体育思想[J]. 南都学刊（人文社会科学学报），2004，24（4）：103-105.

是党的一项重要任务。"1955年10月召开第一届全国工人运动会，刘少奇题词"开展体育运动，增强健康，为社会主义建设服务"，成为大会主题①。1956年9月，周恩来在党的八大一次会议上的报告中指出："我们应该在广大群众中进一步开展体育运动，有效地增强人民的体质，并且提高我国体育运动的水平。"② 1957年，毛泽东同志深入分析"三育"之间的辩证关系，把"德、智、体全面发展"思想确定为党的教育方针。1960年，他再次重申："凡能做到的，都要提倡做体操，打球类，跑跑步，爬山，游水，打太极拳及各种各色的体育运动。"③其中提到的"各种各色的体育运动"，与当前的全民健身理念如出一辙。1974年邓小平指出："没有广泛的群众体育活动，就没有雄厚的基础，好的选手就选不出来。"④因此，追根溯源，毛主席提出的"健康第一"、"发展体育运动，增强人民体质"、开展"各种各色体育运动"等思想，既是全民健身理念在新中国缘起的最佳诠释，也是对全民健身思想内涵的精辟解答，为此后我国大众体育的迅速发展奠定了坚实的思想理论基础。

2. 改革开放和社会主义现代化建设时期（1978—至今）

1978年12月，党的十一届三中全会决定实行改革开放，我国群众体育事业迈入新征程。1982年，邓小平指出："体育是社会主义精神文明建设的重要方面。"⑤遵循这一思想，1985年8月，国家体委（今国家体育总局）在青海省西宁市组织召开全国首届体育发展战略讨论会，提出"全民体育"概念⑥。1987年8月，国家体委在北京召开全国第二届体育发展战略讨论会，会议形成了"以奥运会为最高层次的竞技体育战略和以青少年为重点的全民健身战略协调发展"的指导

---

① 谷世权. 试论周恩来与中国体育[J]. 北京体育大学学报，1989，48（4）：8-14.
② 李万来. 毛泽东体育思想初探[J]. 成都体育学院学报，1985，（1）：1-7.
③ 许仲槐. 新形势下再识毛泽东体育思想[J]. 广州体育学院学报，1992，25（4）：6-10.
④ 伍绍祖. 学习邓小平同志理论，做好我国体育工作[J]. 体育文史，1997，（2）：4-9.
⑤ 尹丽萍. 小平同志体育工作指示录[N]. 中国体育报，1997-03-05.
⑥ 李梦华. 发展战略研究，为在本世纪末把我国建设成为世界体育强国而努力[J]. 体育教学，1985，（4）：2-3.

方针①。这应该是有据可查的官方对"全民健身"一词最早的明确表述②。1995 年《全民健身计划纲要（1995—2010 年）》颁布。1997 年 8 月 15 日，江泽民为全民健身工作题词："全民健身，利国利民，功在当代，利在千秋"。2008 年 9 月，胡锦涛在第 29 届北京夏季奥运会、残奥会总结表彰大会上号召，"要继续发展群众体育事业……进一步推动我国由体育大国向体育强国迈进"。

党的十八大至今，以习近平同志为核心的党中央把中国共产党多年来的实践经验作为立身之本，多次指出"毛泽东思想不能丢"③，充分肯定毛泽东的历史地位与功绩④，对我国体育事业寄予厚望。广泛开展全民健身活动，加强青少年体育工作，促进群众体育和竞技体育全面发展。习近平总书记的讲话把体育强国梦纳入中国梦体系，中国梦的实现离不开体育，我们要从全面建成小康社会、实现中华民族伟大复兴战略高度重视体育事业的发展，我国体育事业迎来空前发展机遇。

（二）制度层面

1952 年 11 月，国家体委成立。1954 年，国家体委颁布《准备劳动与卫国体育制度暂行条例和项目标准》，1958 年修改为《劳动与卫国体育制度》（以下简称《劳卫制》）。当时，企事业单位和学校里的广播一响，人们就随着音乐集体做工间操、课间操，成为 20 世纪五六十年代一大社会景观。1975 年，国务院颁布实施《国家体育锻炼标准》。但受制于 20 世纪 70 年代末竞技体育"优先发展"战略思想影响，相比于我国竞技体育飞速进步，群众体育发展相对滞后的现状一直未得到很好改善。经过周密酝酿，国家在 1995 年 6 月和 8 月先后颁布《全民健身计划纲要（1995—2010 年）》（以下简称《纲要》）⑤、《中华人

---

① 胡晓风. 深入研究，深化改革——1987 年 8 月 28 日在全国体育发展战略讨论会上的讲话[J]. 成都体育学院学报，1988，（1）：12-17.

② 谢琼桓.《全民健身计划纲要》颁布 10 周年回顾与展望专家论坛[J]. 天津体育学院学报，2005，20（4）：90-91.

③ 奈奇. 习近平为何崇敬毛泽东？[EB/OL]. 人民网，2013-07-15.

④ 冷溶. 习近平关于毛泽东历史功绩等论述是亮点[N]人民日报，2014-01-07.

⑤ 中华人民共和国国务院. 全民健身计划纲要（1995—2010 年）[EB/OL]. www.sport.gov.cn.2008-05-08.

民共和国体育法》(以下简称《体育法》)。《体育法》明确规定,"体育工作坚持以开展全民健身活动为基础,实行普及与提高相结合,促进各类体育协调发展",既为《纲要》的实施提供了法律保障,也反映出我国社会和广大民众对体育事业的诉求已发生基本转变①。为全面启动和贯彻落实《纲要》,国家体委同期推出"全民健身一二一工程",成为全民健身计划第一阶段(1995—1996年)的具体实施工作方案。

2002年11月,党的十六大报告阐述的全面建设小康社会目标之一就是要促进"全民族的健康素质明显提高,形成比较完善的全民健身体系"。2008年北京筹办第29届夏季奥运会之际,中央充分肯定了20世纪50年代我国实行《劳卫制》的功绩②,中央电视台以纪录片的形式详细介绍了《劳卫制》的实施过程和成就。2009年1月,为纪念成功举办北京奥运会,每年的8月8日被国务院定为"全民健身日",希望促进"全民健身与奥运同行"的长效化、机制化。同年9月,国务院公布《全民健身条例》③,我国体育工作进一步走上法制化、规范化轨道。2010年是《全民健身计划纲要(1995—2010年)》实施完成之年,为保障政策的连续性,2011年2月国家及时颁布新一轮《全民健身计划(2011—2015年)》④,提出"到2015年,形成城乡比较健全的全民健身公共服务体系"。2014年10月,全民健身演变为国家战略。2016年6月,国务院印发《全民健身计划(2016—2020年)》⑤,从国际化视野和国家发展战略高度进一步推动对全民健身制度层面的顶层设计,全民健身思想理念愈发深入民心。

综上可以看出,中华人民共和国成立至今,党和国家历代领导人及领导集体对我国体育事业发展战略思想的本真要义诠释是相同的。无论是从思想层面还是从制度层面,政府对全民健身事业的推进过程

---

① 伍绍祖. 学习邓小平同志理论,做好我国体育工作[J]. 体育文史,1997,(2):4-9.
② 霞飞. 贺龙与新中国人民体育事业[J]. 党史博采,2008,(9):24-25.
③ 中华人民共和国国务院. 全民健身条例[EB/OL]. www.sport.gov.cn.2009-09-06.
④ 中华人民共和国国务院. 全民健身计划(2011-2015年)[EB/OL]. www.sport.gov.cn.2011-02-24.
⑤ 中华人民共和国国务院. 全民健身计划(2016-2020年)[EB/OL]. www.sport.gov.cn.2016-06-23.

都是在一脉相承、一以贯之的基础上，继承、发展、补充和完善。

二、全民健身上升为国家战略的现实动因分析

国家战略属于战略体系中最高层次的、核心的、长远的发展方略。在目前我国制定的国家战略中，有可持续发展战略、西部大开发战略、科教兴国战略等。1995—2014年，党和政府相继出台一系列关于全民健身的纲领性文件与法律条文，对发展全民健身事业不可谓不重视。国务院在下发《全民健身计划（2011—2015年）》3年多时间之后，又将全民健身上升为国家战略，成为我国体育发展史上一个具有里程碑意义的重大决议。个中原因，应该是以下一些现实动因相互作用的结果。

（一）新时期转变我国体育事业发展方式的客观需求

1. 我国体育事业发展方式转变的时代背景

1984年美国洛杉矶第23届奥运会至今，我国体育代表团在多届奥运会上获得佳绩，一些优势项目已形成核心竞争力，竞技体育成绩斐然[①]。在"举国体制"的支持下，形成"金牌至上""金牌高于一切"等思维，全民健身却逐渐成为我国体育事业发展中的一个相对较为薄弱环节。国家体育系统相关部门对体育考核的最重要指标就是奥运会、亚运会乃至全运会等国内外各级重大体育赛事的运动参赛成绩，专项资金的投入、干部人事任免与职务升迁等与金牌（奖牌）榜的名次和排名息息相关。"金牌第一"政绩观造成的巨大资源浪费、体育精神缺失以及体育社会价值与多元功能的根本性扭曲，饱受广大民众的诟病与质疑，社会反响强烈。2002年党的十六大把建设服务型政府和提高公共服务水平确立为我国政府职能改革的根本目标，体育公共服务（也有人称之为公共体育服务）的概念进入人们视野。一些专家明确指出竞技体育"奥运争光"计划、高校竞技体育、社区体育、职工体育、

---

① 刘成，司虎克. 我国竞技体育优势项目与核心竞争力关系研究[J]. 北京体育大学学报，2010，33（6）：104-109.

体育科研和体育医疗卫生等都应该属于公共体育范畴①。

2012年1月17日,国家体育总局发表《〈全民健身计划纲要〉实施十五年》白皮书,深入剖析了我国全民健身事业面临的五大挑战。体育的公共事业属性与公共服务功能、造成全民健身弱势地位诱因的政策与制度设计层面的缺失、过于强调竞技体育的社会价值而导致我国体育事业发展方向性偏差等问题,进一步引发社会思考。人们意识到,仅把我国全民健身问题归因于国民生活方式不健康、没时间、没兴趣、体育消费能力不足等方面,是有失偏颇的。政府要在更大程度上为大力推广全民健身提供便利,让"金牌体育"向"全民体育"转变,使体育回归其国民性之价值本原。

2. 我国体育事业发展方式转变的现实条件

毛泽东同志早在1917年就指出,"德智皆育于体。无体,无德智也"②,深刻揭示了重德智、轻体育的危害。我国近代著名教育家张伯苓也曾疾呼"强国必先强种、强种必先强身",认为体育是强国强种的重要手段。新中国成立后,科技、教育、文化、体育、卫生统称为我国五大事业,充分说明体育的社会公共事业属性。20世纪八九十年代国内热衷追捧竞技体育金牌,源于当时特定的时代背景与国民心理诉求。改革开放初期,依靠政府行政手段获取奥运金牌榜的较高排名,的确起到了提升民族自信心,扩大国家影响力的作用。但随着时代变迁,竞技体育被赋予的一些功能已发生根本性变化,民众对体育的认知与共鸣更多融入了强健体魄、健身娱乐等多元化需求。奥运金牌固然重要,却不能过分强调实现竞技体育的共同价值而忽视群众体育的存在,每个公民都应该有权享有国家构建的基本公共体育服务体系。当社会的体育价值取向普遍发生转变,相应适当调整我国体育事业发展模式,进一步塑造国家体育国际形象,势必被逐步提上议事日程。

作为一项社会系统工程,体育不是某个部门的单独行为或一个行业的垄断管理。要实现促进大众健康的体育本原目标,绝非国家体育

---

① 谢琼桓.《全民健身计划纲要》颁布10周年回顾与展望专家论坛[J]. 天津体育学院学报,2005,20(4):90-91.

② 李万来. 毛泽东体育思想初探[J]. 成都体育学院学报,1985,(1):1-7.

总局一己之力可以完成,必须依靠国家和地方各级政府及教育、医疗、卫生、文化、国土、住建、财政、发改委等多部门协同管理。2012年11月,习近平总书记在中央政治局会议上指出:"使发展成果更多更公平惠及全体人民。"2013年5-7月和2014年6-8月,全国政协教科文卫体委员会与国家体育总局组成联合调研组,以"构建多元化的全民健身公共服务体系"为专题,先后实地考察贵州、湖北、云南、福建等省,并由全国政协副主席牵头给全国政协提交调研报告。时隔不久,全民健身上升为国家战略,体现出国家力求打破体育、教育、医疗、卫生等部门条块分割、各自为政的管理格局,推动建立全民健身领导协调机制的改革方向[①]。

(二)我国国民经济和体育产业快速发展的必然选择

改革开放至2014年的三十多年间,我国人均国内生产总值已由1978年的382元飙升至2014年的46629元,增长122.1倍,中国正接近世界中等发达国家经济水平。体育与经济密不可分。国务院办公厅在1985年4月转发国家统计局《关于建立第三产业统计的报告》,首次把体育事业列为第三产业。当年8月,中国体育科学学会召开学术报告会,对"体育事业归属第三产业问题"进行认真研讨。此后,体育产业的概念逐步被社会认可并广泛采纳。1992年6月,国务院下发《关于加快第三产业的决定》。同年10月,党的十四大明确了社会主义市场经济体制改革目标。1993年,体育被国务院列入国家第三产业中18个主要门类之一[②]。1995年,国家体委下发《体育产业发展纲要(1995-2010年)》,力争至2010年左右,逐步形成适合社会主义市场经济体制、门类众多、结构合理的体育产业体系发展目标。"十五"期间,我国部分经济发达省市的体育产业增加值占该地区GDP比重0.7%-1%左右,接近国外一些中等发达国家20世纪90年代初发展水

---

① 刘国永. 机遇和挑战:全民健身上升为国家战略的思考[J]. 体育文化导刊,2015,(3):1-6.

② 华夏. 体育是第三产业,体育自身要产业化——国家体委计划司司长张发强一席谈[J]. 体育博览,1993,(4):6-7.

平，体育产业正在成为国内国民经济新的增长点[①]。

2008年第29届北京夏季奥运会继续带动我国体育产业发展。围绕建设体育强国的形势背景，国务院办公厅在2010年3月颁布《关于加快发展体育产业的指导意见》，要求体育产业在促进产业结构调整、推动经济增长、惠及民生等方面发挥更大作用。体育产业发展环境日趋优化，体育健身服务业逐渐拓展，体育彩票市场初具规模，职业社会体育指导员培训持续展开，社会力量办体育的积极性日益提高，体育旅游业、体育产业基地建设和大型综合性赛事的市场开发等发展步伐加快，体育产业统计被纳入国家统计体系及很多省、市、自治区的经济社会发展规划。全国基本形成体育健身服务业、体育旅游业、体育用品制造业和销售业、体育竞赛表演业、体育博彩业和体育广告业等多业并举，共同发展的产业投资格局，健身消费和体育休闲旅游成为社会新时尚。

从表5-1可知，2008—2013年，不但北京、广州等一线城市，而且全国的体育彩票销售额、体育及相关产业总产出增加值、体育产业从业人员数量、体育产业增加值占国民经济生产总值比重等指标均快速递增。全国体育及相关产业增加值占GDP比重也从2008年的0.50%提升至2013年的0.63%。广州和北京等一线城市2013年体育产业的增加值占本地区GDP比重（1.84%、0.82%）已处国内领先位置，不仅远高于全国0.63%的平均水平，而且广州正在接近欧美一些世界经济发达国家和地区2%的发展水平。

表5-1　全国及北京、广州等地体育产业发展主要指标统计（2008—2013年）

区域	数据类别	年度					
		2008年	2009年	2010年	2011年	2012年	2013年
全国	体育彩票销售总额（亿元）	456	568	694.65	903	1062.9	1282.87
北京		15.39	17.1	30.74	38.64	38.29	53.88
广州		11.31	15.44	20.54	26.74	28.28	31.92

[①] 刘鹏. 在2006年全国体育局长会议上的讲话[EB/OL]. www.sport.gov.cn. 2006-09-19.

续表

区域	数据类别	年度					
		2008年	2009年	2010年	2011年	2012年	2013年
全国	体育产业从业人员数量（万人）	317.09	325	337	350	375.62	400
北京		10.2	10.3	10.8	11.9	12.3	13.2
广州		6.71	—	—	—	10.69	15.42
全国	体育产业增加值（亿元）	1554.79	1800	2220	2740	3135.95	3563
北京		89.8	91.4	112.8	129.2	144.2	160.2
广州		122.63	139.95	178.69	226.31	249.44	282.24
全国	占全国或地区GDP比重（%）	0.50%	0.53%	0.55%	0.58%	0.60%	0.63%
北京		0.81%	0.75%	0.80%	0.79%	0.81%	0.82%
广州		1.48%	1.53%	1.66%	1.82%	1.84%	1.84%

注：根据《2006—2008全国体育及相关产业统计公报》、国家体育总局局长刘鹏历年全国体育工作报告、《北京统计年鉴》《2013年广州体育产业统计分析报告》等提炼得出。

即便如此，目前我国体育产业整体水平仍处于市场化初级发展阶段。在产业规模上，图5-1所示，国外很多发达国家的体育产业增加值一般占GDP的1.5%—4%。其中，美国2013年体育产业增加值约占GDP的3%；德国、韩国2013年分别占当年GDP的3.3%、4%；法国、英国和日本等也在1.5%—2%左右[①-②]。在该项指标上国内不但远远落后，并且在产业构成和体育消费能力上，我国体育用品业以占比70%—80%处于绝对主导地位，体育服务业占比不到20%，而美、日等国体育服务业所占比例一般在80%以上[③]。同时，欧美国家人均每年体育消费在300—500美元之间，国内2013—2014年人均体育消费

---

① 张伟. 美国体育产业：经营模式成熟，规模庞大[N]. 经济日报，2014-10-28.
⑧ 黄玮. 揭秘美国体育产业[J]. 时事报告，2012，(6)：82-83.
⑧ 王志远. 德国：政府扶持体育产业[N]. 经济日报，2014-10-28.
② 杨明. 韩国：体育产业创造增长动力[N]. 经济日报，2014-10-28.
③ 张庆宁. 5万亿体育产业化梦想如何照进现实？[N]. 经济观察报，2014-10-24.

仅为每年645元人民币①。中国体育产业发展各项主要指标与国外差距明显。

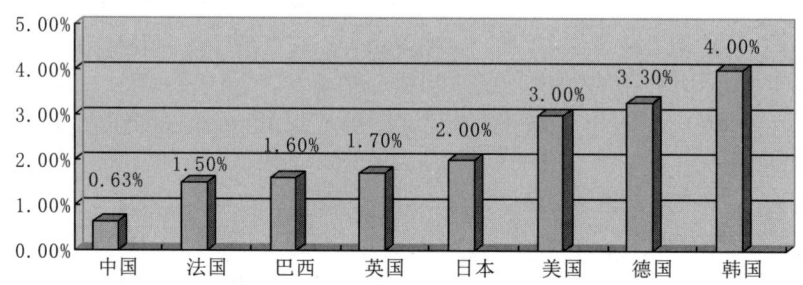

图 5-1 世界部分国家 2013—2014 年体育产业增加值占 GDP 比重示意图

有专家预测,作为朝阳产业,体育产业将成为21世纪世界四大产业之一,全球年均增速可能会达到20%以上②。面对我国经济消费水平不断升级,大众健身意识日益增强,体育需求趋于多层次、多样化的大趋势,发展体育产业既能推动全民健身、保障和改善民生,又能刺激国民消费、增加就业、带动相关产业发展以培育新的经济增长点,还可以丰富中国体育发展新内涵。2011年4月国家体育总局制定《体育产业"十二五"规划》,3年后《意见》颁布,政府支持政策持续出台。

(三)提高全民身体素质及扩大经常参加体育锻炼人数的迫切需要

中国梦是习近平在2012年11月提出的重要思想,其本质内涵是实现中华民族伟大复兴。它既强调国家富强,又强调人民幸福,追求的是共同价值与个人价值的辩证统一。作为中国梦在我国体育事业中的具体表现形式,体育强国梦的实践主体和价值主体同样是人民群众。要想让体育在新形势下成为增进民生福祉、增强国民幸福感的重要内容,必须基于全民身体素质的提高,因为没有健康的体魄,就无法更好地建设国家,个人价值难以实现,人民幸福只会成为空谈。

---

① 国家体育总局. 2014年6—69岁人群体育健身活动和体质状况抽测调查结果[EB/OL]. www.sport.gov.cn. 2014-08-06.

② 张庆宁. 5万亿体育产业化梦想如何照进现实?[N]. 经济观察报,2014-10-24.

2000年以来，国家体育总局先后4次发布《国民体质监测报告》（2000年、2005年、2010年和2014年），并在2007年、2013年和2014年连续对16岁及以上、20—69岁、6—69岁的中国城乡居民体育健身和体质状况开展抽测调查。我们提炼以上报告相关数据，图5-2显示，以2000年第一次国民体质综合指数为100计算（国民体质综合指数是反映人口总体体质水平变化的无量纲动态相对数，值越大表明体质水平越高），2005年该值上升到100.75，2010年和2014年该值却分别下降至100.39和100.54。其中，与2005年相比，除幼儿和40—59岁成年人该值略有增长之外，20—39岁和60—69岁成年人则分别下降0.39%、0.84%（2010年）和1.22%、0.62%（2014年），2010年和2014年全国有18个省市自治区（各自占比58.1%）的国民体质综合指数均有所降低，并且城乡居民体质水平存在差异。在"经常参加体育锻炼的人数"这一指标上，2000—2014年我国也呈现出波浪式起伏不定的趋势（28.20%—37.10%之间）。而美国、加拿大、丹麦、芬兰和挪威等群众体育发展较好国家，该值一般为40—45%，基本属于一个常态性数据。说明我国经常参加体育锻炼的人数比例仍处于世界中等偏下位置，全民身体素质及体育锻炼意识都还需大幅提高。

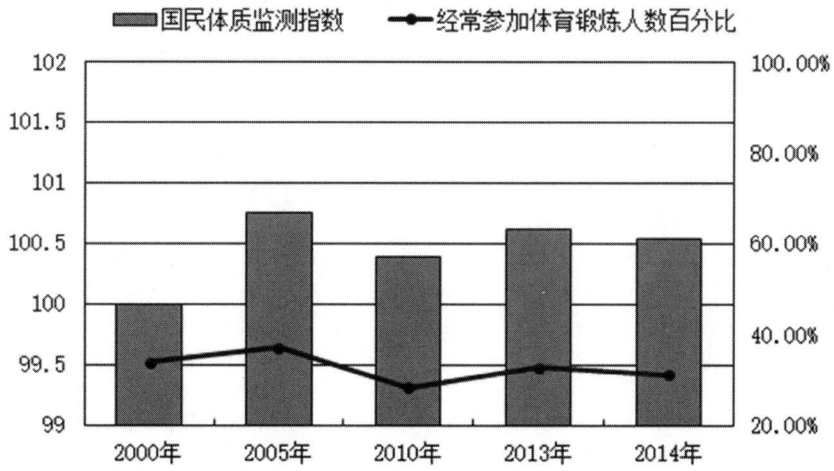

图5-2 近年来国民体质监测指数和经常参加体育锻炼人数百分比变化情况

国内青少年体质健康状况更令人担忧。1985年至今，我国中小学生体质连续多年下降的趋势虽已得到初步遏制，但大学生身体素质依然缓慢下滑，近些年大学生课内外运动意外死亡事件频频发生[①]。2013年调研表明：我国不同年龄经常参加体育锻炼的人数比例随年龄增长呈"马鞍形"发展态势，具体表现在20—39岁人群伴随年龄增长，经常参加体育健身活动的人数比例呈降低趋势[②]。《2014年国民体质监测报告》显示，与2010年相比，全国19—22岁男大学生的速度、爆发力、力量、耐力和柔韧性等身体素质指标全部继续降低，女生则有升有降，略好于男生，我国大学生身体素质不如中学生。2014年8月1日，《人民日报》发表《我国青少年体质下降，代价将影响一生》的文章，从国家和个人两个层面对青少年运动不足付出的成本进行核算，认为这一现象令人忧心。面对如此严峻现实，切实提高全民身体素质、扩大经常参加体育锻炼人数，已刻不容缓。

（四）缓解群众不断增长体育需求与社会体育资源不足之间矛盾的有效途径

从表5-2可知，1995—2013年，国家逐年加大对体育场地建设资金投入力度，我国人均体育场地面积已由1995年的0.65m^2增加到2013年的1.46m^2，但与美国人均16m^2、日本人均19m^2比较[③]，我国差距甚远。

[①] 刘成，刘兰娟，司虎克. 我国高校学生体育意外伤亡事件研究[J]. 体育学刊，2015，（3）：106-111.

[②] 国家体育总局. 2014年6—69岁人群体育健身活动和体质状况抽测调查结果[EB/OL]. www.sport.gov.cn. 2014-08-06.

[③] 吴晓琪. 中国人均体育场地远低日美，全民健身任重道远[EB/OL]. www.data.163.com，2013-10-15.

表 5-2 1995—2013 年的 3 次全国体育场地普查情况统计

普查名称	普查标准时间节点	全国体育场地基本情况					全国体育场地分布情况			
		全国体育场地总数（万个）	体育场地总用地面积（亿 m²）	体育场地面积建筑面积（亿 m²）	体育场地总面积（亿 m²）	每万人拥有体育场地数（个）	人均体育场地面积（m²）	教育系统场地数占比（%）	体育系统场地数占比（%）	其他系统场地数占比（%）
第四次全国体育场地普查	1995年12月31日	61.57	10.7	0.77	7.8	5	0.65	67.17	2.34	30.49
第五次全国体育场地普查	2003年12月31日	85.01	22.5	0.75	13.3	6.58	1.03	65.60	2.20	32.20
第六次全国体育场地普查	2013年12月31日	169.46	39.82	2.59	19.92	12.45	1.46	38.98	1.43	59.59

注：根据国家体育总局 1995 年、2003 年、2013 年发布的《全国体育场地普查数据公报》整理得出。

2010年我国人均预期寿命已达74.83岁,与1973—1975年和2000年相比,分别增加9.86岁、3.43岁。①2013年全国65岁及以上老年人超过1.3亿,人口老龄化特征日趋严重。有专家估计,到2030年左右,我国将可能成为全球老龄化程度最高的国家。但与此同时,目前我国城市白领的身体活动不足,亚健康比例高达76%,城市白领认为其中的一个重要制约因素是工作强度高、生活节奏快,导致自己没有时间参加运动健身。相比于年轻人,老年人参与体育锻炼的积极性更高、人数更多。②老年人群与青年群体的健身思想与行为虽然存在差异,但他们对一些共性问题的认识却非常统一。2014年调查显示③,20—69岁城乡居民提出:(1)希望建设与社区(村庄)相配套的公益性体育锻炼场所,提供免费健身器材(占比46.5%);(2)希望健全体育法规和政策,以保证公民享有体育权利(占比18.1%);(3)希望尽可能开放体育锻炼场馆,满足居民日常体育健身的需求(占比12.%)。此3项在城乡居民对体育公共服务体系建设强烈需求中占据前3位。这充分体现出人民群众不断增长的体育需求与社会体育资源不足之间的矛盾,依然是当前中国体育事业发展的主要矛盾。

(五)我国"新时期体育观"的强有力支持作用

习近平总书记曾多次在各种场合提及自己十分热爱和关注体育。例如,习近平对足球、游泳、登山、排球、篮球、网球、武术和冰雪运动等情有独钟④。对此习近平总书记曾解释说,"足球是一项讲究配合的集体运动,个人能力固然重要,但团队合作才是决定比赛结果的关键。这是我爱好足球运动的原因之一"⑤,"我爱看冰球、花样滑冰、速度滑冰、雪地技巧。特别是冰球,这项运动不仅需要个人力量和技

---

① 国家卫计委. 2014中国卫生统计年鉴[M]. 北京:中国协和医科大学出版社,2014.
② 国家体育总局. 2014年6—69岁人群体育健身活动和体质状况抽测调查结果[EB/OL]. www.sport.gov.cn. 2014-08-06.
③ 国家体育总局. 国家体育总局2014年政府信息公开年度报告[EB/OL]. 国家体育总局网站. http://www.sport.gov.cn. 2015-12-31.
④ 盛卉. 习近平的体育观:常将体育运动智慧运用到工作中[EB/OL]. 人民网,2014-07-14.
⑤ 中央电视台. 习近平的体育强国梦[EB/OL]. 人民网,2014-08-15.

巧，也需要团队配合和协作，是很好的运动"①。2014 年 10 月，他还引用"人心齐，泰山移"这个谚语，高度强调团队意识和协同合作的重要性。

表 5-3 初步梳理出 2013—2014 年习近平总书记关于体育工作的指示精神。(1) 体育工作的根本方针和任务：发展体育运动，增强人民体质。(2) 体育发展战略目标：体育强国梦——由体育大国向体育强国迈进。(3) 体育的功能：体育既是社会发展和人类进步的重要标志，又是综合国力和社会文明程度的重要体现；体育在提高人民身体素质和健康水平、促进人的全面发展，丰富人民精神文化生活、推动经济社会发展，激励全国各族人民弘扬追求卓越、突破自我的精神等诸多方面，均具有不可替代的重要作用；体育可以为经济社会发展增添动力，凝聚力量。(4) 体育价值观：体现奥林匹克精神和中华体育精神，比拿奖牌更重要，让人民共同享有体育发展成果。(5) 体育改革定位：群众体育和竞技体育同步发展，重视青少年体育工作，加快发展在我国有广泛群众基础的三大球项目。

表 5-3　2013—2014 年习近平总书记关于体育工作系列重要讲话与指示精神（节选）

时间	地点与场合	习近平关于体育工作系列重要讲话与指示精神
2013 年 4 月 2 日	北京，参加首都义务植树活动	1. 身体是人生一切奋斗成功的本钱。 2. 少年儿童要注意加强体育锻炼，家庭、学校、社会都要为少年儿童增强体魄创造条件。
2013 年 8 月 31 日	沈阳，会见全国群众体育先进单位、先进个人和全国体育系统先进集体、先进工作者代表	1. 发展体育运动，增强人民体质，是我国体育工作的根本方针和任务。 2. 全民健身是全体人民增强体魄、健康生活的基础和保障，人民身体健康是全面建成小康社会的重要内涵。我们要广泛开展全民健身运动，促进群众体育和竞技体育全面发展。

---

① 中央电视台. 习近平的体育强国梦[EB/OL]. 人民网，2014-08-15.

续表

时间	地点与场合	习近平关于体育工作系列重要讲话与指示精神
		3. 体育是社会发展和人类进步的重要标志,是综合国力和社会文明程度的重要体现。体育在提高人民身体素质和健康水平、促进人的全面发展,丰富人民精神文化生活、推动经济社会发展,激励全国各族人民弘扬追求卓越、突破自我的精神方面,都有着不可替代的重要作用。
2013年11月19日	北京,会见国际奥委会主席巴赫	1. 中国政府从全面建成小康社会、实现中华民族伟大复兴的战略高度重视发展体育事业,重视奥林匹克运动在社会发展中的重要作用。 2. 我们将按照中国共产党十八届三中全会的精神,努力提高人民健康水平,同步发展群众体育和竞技体育,由体育大国向体育强国迈进。
2014年2月7日	俄罗斯索契,看望参加第22届冬奥会中国体育代表团	1. 成绩不仅仅在于能否拿到或拿到多少块奖牌,更在于体现奥林匹克精神,自强不息、战胜自我、超越自我。 2. 我们每个人的梦想、体育强国梦,都与我们中华民族伟大复兴的中国梦是紧密相连、息息相关的。
2014年8月15日	南京,看望参加第2届青奥会中国体育代表团	1. "三大球"要搞上去,这是一个体育强国的标志。 2. 不要有锦标思想。要放松心态,甩掉包袱,赛出水平,展示风采,让外国朋友看到中华体育精神和中国人民的意志力。
2014年8月16日	南京,会见国际奥委会主席巴赫	1. 体育能为经济社会发展增添动力,凝聚力量。 2. 奥林匹克精神超越国界,在全世界深入人心。
2014年9月18日	印度新德里,在印度世界事务委员会的演讲	中国太极和印度瑜伽、中国中医和印度阿育吠陀有惊人的相似之处,两国人民数千年来奉行的生活哲理深度相似。

　　基于对我国体育事业发展取得的历史成绩与现实差距以及体育真谛与核心价值理念的清醒认识,习近平以一名政治家和战略家的敏锐眼光全面审视中国体育发展问题。他不但继承了毛泽东等老一辈革命家体育思想的精髓,矢志不移坚持"发展体育运动,增强人民体质"

体育工作基本方针，而且从新形势、新任务、新目标出发，开创性地第一次提出"体育强国梦"理念，把"体育强国梦"融入中国梦，对体育的本质内涵进行了一系列精辟论述。我国"新时期体育观"既重视历史的延续性，又赋予体育新的时代意义，引起国内外强烈反响。2013—2014年，国家体育总局多次举办专题座谈会，深入学习领会习近平关于体育工作系列重要讲话和批示精神。2014年9月2日，时任总理李克强主持召开国务院常务会议，研究部署加快体育产业发展，推动全民健身相关事宜。一个月后，《意见》落地。

《意见》颁布后两个多月，习近平总书记在江苏省调研时再次强调："没有全民健康，就没有全面小康。"与之相呼应，2016年3月5日，时任国务院总理李克强在政府工作报告中提出"形成全民健身新时尚"。3月16日全国两会闭幕之际，李克强总理会见中外记者时进一步指出："希望有更多年轻人选择健身，……请珍惜身边提醒你运动的人。"3月17日，全国两会授权发布《中华人民共和国国民经济和社会发展第十三个五年规划纲要》，要求"推进健康中国建设"，特别强调"发展体育事业，推广全民健身，增强人民体质"。政府层面对全民健身国家战略进一步给予新阐述、新诠释及新的政策干预，既表现出最高领导决策层深刻认清切实解决我国体育事业发展中累积的一些顽疾问题已迫在眉睫，也进一步彰显国家深化体育改革的持续决心与强化力度。民生问题一直是政府治理国家必须履行的一项重要职责。"体育强的根本在于开展广泛的群众性体育活动，让人民群众都参与进来，让人民群众都享有体育运动的权益，让人民群众在群众性体育活动中达到对幸福生活的追求。"[①] 2013年8月习近平接见全国体育先进代表时特别强调的这番话，把体育提到与民生紧密结合的高度，实质就是对以习近平为核心的党中央在把全民健身落实为国家战略的顶层设计与战略布局过程中，所发挥强有力支持作用的最好解析。

综合以上对我国全民健身上升为国家战略的历史演进与现实动因的分析探讨，本书认为：

---

① 习近平. 习近平接见全国体育先进代表时的讲话[EB/OL]. 新华网，2017-08-31.

第一，我国全民健身理念的历史演进过程主要体现在思想和制度两个层面。毛泽东同志在中华人民共和国成立初期提出的"健康第一"、"发展体育运动，增强人民体质"、开展"各种各色体育运动"等思想，为此后我国大众体育的迅速发展奠定了坚实理论基础。改革开放至今，党和国家历代领导人和领导集体在一脉相承、一以贯之的基础上，对全民健身事业进行了继承、发展、补充与完善。

第二，伴随21世纪中国从地区大国走向世界大国，国际地位显著提升，国家体育国际形象势必要与大国地位相一致。在坚持人民主体地位的前提下，坚持共享发展，切实推进基本体育公共服务均等化，让全民健身成为普通民众共享我国体育事业发展成果的主渠道，是实现我国体育强国梦的根本出发点和落脚点。

第三，"面对改革已进入攻坚区和深水区的国内发展环境"[①]，在新时期国家体育事业发展方式转变、国民经济和体育产业快速发展、提高全民身体素质及扩大经常参加体育锻炼人数、缓解群众不断增长体育需求与社会体育资源不足之间的矛盾等现实动因综合作用影响下，基于我国"新时期体育观"的强有力支持，最终促使全民健身成为国家战略，全民健身从系统目标上升为国家目标。全民健身成为当前中国体育事业发展的最现实社会需要。

第二节　瑜伽与全民健身上升为国家战略现实动因的契合度分析

2015年6月，印度在本土之外建立的第一所瑜伽学院正式在我国的云南民族大学揭牌，同年11月，该学院招收非学历教育的第一批学员。作为在我国现代社会已经较为广泛流行的一种运动健身形式，积极发展瑜伽运动与全民健身上升为国家战略的五个现实动因具有非常高的契合度。

---

① 北京日报.改革开放是当代中国最鲜明的特色——论学习贯彻党的十八届三中全会精神.北京日报，2013-11-15.

一、瑜伽与新时期我国体育事业发展方式转变理念的契合度

国家 2016 年颁布的《体育发展十三五规划》和《全民健身计划（2016—2020 年）》中都要求，大力发展群众喜闻乐见的运动项目，积极培育时尚运动项目，扶持推广民族传统运动项目，鼓励开发特色运动项目，完善全民健身活动体系。2021 年 7 月，国务院印发的《全民健身计划（2021—2025 年）》进一步指出，必须"加快体育强国建设，构建更高水平的全民健身公共服务体系，充分发挥全民健身在提高人民健康水平、促进人的全面发展、推动经济社会发展、展示国家文化软实力等方面的综合价值与多元功能"。2021 年 10 月，国家体育总局印发的《"十四五"体育发展规划》也再次强调要"坚持线上线下结合、传统新兴并举，开展群众喜闻乐见、丰富多彩的全民健身赛事活动"。全民健身国家战略把不断满足广大人民群众对健康的需求提升到了更高层次，我国体育事业发展方式转变的目的就是让体育进一步融入人民群众的健康美好生活，普及全民健身，促进群众体育、竞技体育、体育产业和体育文化等各领域全面协调可持续发展。

与当前流行于国内的街舞、体育舞蹈、跆拳道、攀岩等时尚运动项目一样，瑜伽也来源于国外，它们都是首先以一种外来体育文化的方式出现在国内。但正如本书在第四章对跨文化传播理论中所分析的，我国传统文化具有一种吸收与同化外来文化而又不丢弃自身特性的能力，中国文化对外来文化这种包容性和吸纳性极强的同化能力，是瑜伽被我国中青年练习人群贴上时尚的标签、继而演化为目前广受国内民众欢迎体育运动项目的先决条件之一。然而与我国一些优势项目往往过于重视项目本身的竞技性色彩或锦标主义不同，瑜伽更偏重于非竞技性，它强调的是在安静祥和的环境里进行自我身心锻炼，不太注重与他人比较，只要自己能做到极限程度就是最佳，非常淡化其他运动项目包含的"与他人竞争"意识。瑜伽倡导的通过体位练习获得身体最大限度和谐的价值取向及"轻、静、缓"状态下强身健体、净化心灵与提升审美情趣等健身思想，不但与时代对大众养生及保健的需

求相吻合，也与新时期我国体育事业发展方式转变理念所提倡的"全民体育"健康生活方式契合度极高。这些因素促使其成为一个非常适合在民众中普及流行的运动健身项目群中不可或缺的成员[①]，有力地丰富了全民健身运动项目内容，既顺应了全民健身国家体育战略发展之大势，又符合促进国民身心健康民族强盛之需要。瑜伽如今在我国可以归类于老百姓喜闻乐见的运动项目，同时还可以归属于时尚运动项目，是毋容置疑的中国体育项目发展社会现实。

二、瑜伽与促进我国体育产业快速发展的契合度

基于瑜伽运动衍生而来的各种产品、形态或专利都与体育产业息息相关。例如，市场上种类繁多的瑜伽馆属于体育健身服务业，诸多大型瑜伽公益展演和比赛属于体育竞赛表演业，瑜伽服饰及器械属于体育用品业，瑜伽经营广告宣传属于体育广告业，瑜伽休闲娱乐营地属于体育旅游业，等等。瑜伽网（www.yujia.com）用户在线的统计数据显示：全球有 5 亿多人练习瑜伽，仅我国瑜伽用户 2015 年的在线交易规模就高达 30 亿元人民币；该网站综合对前 5 年相关数据的追踪分析，认为 2016 年国内瑜伽产业总值不低于 650 亿元人民币[②]。如今，如果以每年的中国体育产业总规模估算，瑜伽行业的产业总值可能会占到我国体育产业总规模的 4%以上。目前，国家体育总局公布的国内正式体育运动项目已有 78 个，按照各运动项目所占体育产业份额来看，我国瑜伽产业市场发展前景相比于其他一些运动项目无疑具有更大的吸引力。

我国现在拥有地级及以上城市近 300 个，人们漫步于城市街道，经常可以看到四处林立的瑜伽馆。以江苏省常州市为例，该地级市早在 2015 年已拥有 2 万多名瑜伽练习爱好者，共开设了 100 多家瑜伽馆。此外，归类于体育用品的瑜伽服饰及器械包括瑜伽服、瑜伽垫、

---

① 江山. 当下我国流行健身项目的体育文化透视——以瑜伽为例[J]. 南京体育学院学报（社会科学版），2015，29（6）：64-68.
② 瑜果. 瑜伽网 CEO 陈玉青：让瑜伽发展多元化与专业化各行其道[J]. 健与美，2016，(5)：127.

瑜伽球、瑜伽砖、瑜伽巾、瑜伽带、瑜伽枕、瑜伽音像制品、瑜伽书籍等众多产品。一些瑜伽用品专利和瑜伽习练方法专利也在国内获得授权。这些商业品牌围绕国内瑜伽产业发展市场供求特征，通过整合瑜伽资源、创办瑜伽杂志、组织国内瑜伽竞赛，积极搭设瑜伽交流平台，构建商业品牌产业链，期望把自己打造为国际瑜伽用品知名品牌。2011年11月—2012年3月，浩沙国际有限公司举办了全国首届瑜伽健身服饰设计大赛。由该公司2011年发起并赞助的中国国际瑜伽健身大会迄今也举办了多届赛事。我国瑜伽健身行业市场的巨大发展潜力引起官方的高度重视。2016年初国家体育总局组织成立全国瑜伽运动推广委员会，并规划出版健身瑜伽108个体系标准教材、出台全国瑜伽裁判员管理办法和全国瑜伽导师资格标准，以进一步建立与规范国内瑜伽管理体系，带动瑜伽大众健身消费，为瑜伽产业科学化有序发展拓宽空间。因此，作为新兴体育项目的瑜伽与促进我国体育产业快速发展的全民健身理念是高度契合的，瑜伽健身行业能够为推动中国传统体育产业结构调整、扩大体育服务业种类注入新的活力。

三、瑜伽与提高全民身体素质及扩大参加体育锻炼人数的契合度

近年来，国家体育总局和上海、江苏、浙江等多个省市公布的国民体质监测报告[1]以及学生体质健康数据显示[2]：女性综合身体素质普遍好于男性，无论是成年男性或青少年男生的体质下降幅度相比于同一年龄层次女性群体都更加明显。如何唤醒我国男性人群经常参加体育锻炼的意识和兴趣，开发更多适合他们参与的运动项目资源，成为国人思考的一个重要社会问题[3]。

尽管目前调查显示女性人群占我国经常参加瑜伽练习人数达80%以上，但实际上传统的印度瑜伽本来是更适合男性的一种健身方式，

---

[1] 黄银凤. 女性综合体质好于男性[N]. 东南商报，2015-04-01.

[2] 颉月娇. 浙江高校新生测试体质健康：男生明显不如女生[EB/OL]. www.sport.qq.com. 2015-12-24.

[3] 江南雪. 男人更宜练瑜伽[J]. 家庭医学，2005，(7)：20-21.

很多体式与动作都专门针对男人的体质与体能特征设计而成，印度众多知名瑜伽大师基本上都是男性。瑜伽练习中难度越大的动作对身体力量的要求越高，瑜伽的呼吸与伸展运动可以调节男性的身体柔软度，让他们的肌肉更加强壮。瑜伽不仅能够帮助女性塑造健美优雅的形体，而且对男性练习者也可以产生同样的功效。瑜伽练习有助于减少人体局部赘肉和脂肪，增强身体柔韧性，维持正常体形。美国资深体育记者约翰·卡波亚编著了《真男人练瑜伽》（*Real Man Do Yoga*）一书，号召更多的男性人群加入到瑜伽练习队伍。如今，欧美国家正掀起一股男性参与瑜伽练习风潮，不但普通男性人群积极习练，美国NBA职业篮球联赛球星贾奈特、英格兰足球超级联赛球星吉格斯、德国足球甲级联赛球星卡卢等也经常进行瑜伽训练，以提高自己的平衡能力和肌肉力量，保持高水平竞技状态。与其他健身项目相比，瑜伽练习动作舒缓自然、简单易学、健身功效迅速而全面，属于一项"零基础、低门槛入门"的运动。即使没有相关运动知识但只要是喜欢瑜伽的人，都可以进行练习，男女老幼皆宜。例如，进行体位法锻炼时，练习者只要排除杂念、保持放松，将身体伸展到自己感觉舒服的位置稍微保持一段时间，就可以达到锻炼目的。瑜伽练习追求的是自然平衡的健身，它融体位法、呼吸训练和意识冥想为一体，适当的体位、调息、放松方法、创造性的思考、冥想和均衡的日常饮食习惯，既能塑造形体，又能放松心境、安抚情绪、释放压力，还可以与其他运动健身形式相融合（比如健身操和广场舞等都可以加入瑜伽的练习内容与方法）。当前我国民众强身健体、塑造形体、缓解身心压力的愿望越来越强烈，男性人群也开始逐步认识到瑜伽的健身价值，参与瑜伽锻炼的人数逐渐增多。本研究对全国部分省市高校的统计结果表明，校园瑜伽人群中男大学生比例已达13.3%，进行日常瑜伽教学的男性教师比例占高校瑜伽教师总数的26.1%。因此，随着瑜伽与我国传统养生术诸多相似之处被人们不断挖掘与解读（见表5-4），它目前已不仅深受中国女性人群的喜爱，而且正逐步引起男性群体的关注与青睐，很多专家、学者及瑜伽从业者等有识之士积极号召构建具有中国特色的瑜伽健身内涵体系，这势必为提高我国全民身体素质及扩大经常参加体育锻炼人数发挥应有的作用。

表 5-4 印度瑜伽与中国传统养生术的相似之处比较

比较项目	内容		
	印度瑜伽	中国传统养生术（行气、导引、按摩术和太极拳等）	彼此相似之处
思想来源	起源于 5000 年前的古代印度	起源于远古，2000 多年前的先秦时期始有古籍记载	均起源于公元前
宗教起源	与印度教有千丝万缕的联系	起源于道教	都与宗教渊源深厚
文化渊源	起源于印度，属印度河与恒河文明	起源于中国，属黄河与长江文明	都属于大河文明
最早古代典籍	《梨俱吠陀》，成书于公元前	《黄帝内经》，成书于公元前	历史悠久，影响深远
哲学理念	梵我一如，实现人与自然的合一	天人合一，形意合一，人与自然身心和社会融合，追求内心安宁	均强调对心的控制
练习方式	精神专注，身心放松，内外兼修	动静结合，呼吸自然，身心放松，以肢体运动、呼吸吐纳、舒筋活络为主（例如：易筋经、八段锦、气功等）	都要求放松、专注和内外兼修
动作方法	静坐冥想，有模仿龙、蛇、鹳和树木等动植物的座法	意念控制，静坐冥想，有原始模仿动物的动作	均重视静坐冥想，有受大自然启发而设计的动作
练习环境	追求宁静、自然、舒适的练习环境	远离闹市，避免喧杂	都要求环境安静、自然
健身功效	调整脊椎，增强身体各系统功能	舒筋活络，强筋健骨，认为脊柱是人体的生命之柱，通过脊柱的运动带动全身运动，健身防病，延年益寿	均有强身健体、延年益寿等功效
练习服饰	宽松、舒适、简单的服装	宽松、舒适、简单的服装	都要求舒适、宽松的服饰
国际上对它们的一些认识	国际上有人将瑜伽称为印度气功	国际上有人将气功称为中国瑜伽	彼此你中有我、我中有你，互相影响

四、瑜伽与缓解我国体育事业发展主要矛盾的契合度

中国特色社会主义进入新时代，我国社会的主要矛盾是人民日益增长的美好生活需要和不平衡不充分的发展之间的矛盾。在中国体育事业当前面临的主要矛盾和问题中，人民群众持续增长的多元化、多层次体育需求与体育有效供给不足的矛盾依然存在，我国体育场馆设施建设方面存在较大不足，与广大民众的体育需求尚不匹配。2023年中央经济工作会议对2024年的工作目标明确为"增强经济活力，防范化解风险，改善社会预期"三个方面。政府各级体育管理部门为了适应和引领新常态，必须通过提升供给能力、丰富供给内容、扩大有效供给，积极探索体育供给侧结构性改革方向。

如今，国内体育公共服务供给的主要内容是建立在以健身跑、马拉松、乒乓球、羽毛球、游泳、武术、健身操、自行车和趣味体育等为代表的运动项目基础之上，其中的某些运动项目对体育场地设施条件是有一定要求的。相比于很多运动项目，瑜伽属于一项不太受练习场地大小限制的运动。练习者每人一张瑜伽垫、$2-3m^2$/人的运动空间，就可以进行个人或集体练习。家庭的客厅、阳台、卧室以及办公室、瑜伽馆、健身房等室内或公园绿地、宁静的湖边等户外自然环境均可作为练习场地。在国内的瑜伽健身课堂，一名教师（教练）大都带领几十个人共同练习，场地面积一般在 $40-150m^2$ 左右不等。很多开设了瑜伽课程的高校并没有专门的瑜伽教室，上课地点大多与健美操房、羽毛球馆或形体房合用。因此，只要因地制宜地充分发挥学校、社区、企事业单位等现有室内外运动场馆的多元功能，提高场地利用效率，合理开发与规划城市居民生活园区的公园、绿地、广场、郊外休闲度假区等外部自然环境资源条件，注重人工设施与自然环境有机结合，鼓励社会和市场等多元主体共同挖掘瑜伽潜在场地资源，政府管理部门就能够以较低的资金投入使有限的体育场地设施得到更合理的组合、配置及使用，从而既能够为大众提供更多的瑜伽练习场地资源，又可以满足人们不断增长的体育健身需求。因此，瑜伽在我国现代社会的普及推广，与更加有效地缓解我国体育事业发展主要矛盾、提高

体育公共服务建设水平的改革发展思路是相契合的。

五、瑜伽与我国"新时期体育观"的契合度

除了政治、经济和军事等政府间外交手段之外，体育外交作为一种社会文化活动和国家软实力的重要表征，在国际交流合作中越来越凸显出其难以被替代的作用。体育外交是指一国体育部门或体育界为促进国家间关系所进行的对外体育交往与交流活动，它融于非政府组织外交或民间外交之间，显著特征是非官方性及有意识地影响政府决策，成为世界各国公共外交的首选形式[1]。作为"世界通用语言"，体育跨越种族、地区和国家之间差异而营造的体育竞赛、运动参与和体育文化等交流互动场域，更容易被不同肤色人民理解、接受与认同[2]，已演化为当今世界欢迎程度最高、共同语言最多、沟通障碍最少的全球文化交流活动之一[3]。1971—1972年，以毛泽东、周恩来为代表的我国领导人极力促成中美"乒乓外交"，既为中国开创了崭新国际关系，又为国家体育外交树立了成功范例，至今仍被国内外民众津津乐道。此后，1990年北京"亚运外交"和2008年北京"奥运外交"，极大提高了我国的国际社会认知度。以18年为一个时间轮回，作为中国外交突破口的我国体育外交"三部曲"[4]，在搭建公共外交平台、谋求国际政治认同、展示社会经济实力、改善国家之间外交关系、塑造大国形象、为国家安全服务等方面，均起到了至关重要的作用。然而，我们也看到，北京奥运会之后的全球化背景下，尽管我国的国际社会形象大幅提升，但国家面临的内外部环境挑战与压力也愈来愈大。围绕竞技体育的高额投入、优秀运动员退役后安置保障、赛场黑哨、国民的体育人文素质、体育公共服务水平等，仍受到国外主流媒体的质疑与

---

[1] 李德芳. 体育外交：公共外交的"草根战略"[J]. 国际论坛，2008，10（6）：11-15.
[2] 陈志生，蔡文菊. 国际关系建构背景下中国体育参与公共外交的发展战略研究[J]. 北京体育大学学报，2014，37（3）：6-13.
[3] 陈世阳，刘佳，刘洋. 体育与人文外交[J]. 北京体育大学学报，2016，39（2）：6-10.
[4] 俞大伟，张晓义，罗琳. 挑战与机遇：18年一个节点的中国体育外交"三部曲"[J]. 南京体育学院学报（社会科学版），2016，30（2）：18-21.

批评。因此，在当前世界各国外交重点大多已由传统国家间交往向民间交流转变、国家外交参与主体日趋多元化的公共外交时代①，基于我国从"体育大国"向"体育强国"迈进的新形势，必须进一步强化体育作为公共外交的主要载体形式，大力构建国家发展软实力。

　　进入 21 世纪，我国的国家领导集体秉承中国体育外交的优良传统，时刻把握着世界形势发展变化的时代脉搏。2014 年 2 月，习近平主席参加俄罗斯索契冬奥会开幕式，这是我国最高领导人第一次出席国外大型体育赛事开幕式，被外交部长王毅称为短、平、快的"点穴式"外交②；同年 9 月，习近平出访印度时精彩论述了瑜伽与太极的相似之处，认为"……宝莱坞电影和瑜伽风靡世界"③，展现出他对印度文化的浓厚兴趣；2015 年 10 月，时任国务院总理李克强同志访问韩国，围棋国手常昊九段随行；等等。由于地理位置较近，访问时间可以很短，日程安排相对灵活、快捷，因此中国领导人的这种"点穴式"高效外交形式往往用于邻国，双方能够集中讨论彼此关注的问题，产生的外交成果势必更加务实④。我国体育外交以更加积极主动的姿态向世界人民传递中国声音，彰显大国思维。作为友好回应，印度总理莫迪 2015 年 5 月首次访华，希望通过瑜伽这一"软外交"新举措，增进两国人民之间互信互助，开启中印新的合作之门⑤。2016 年 5 月，由中印友好协会主办的第 10 届"中国国际太极·瑜伽大会"首次创造性地引入了太极元素，提出"世界因瑜伽而连接，因太极而共存"的口号，期望以太极和瑜伽为媒介，架起国际体育文化交流沟通的新桥梁。2020 年 8 月，中印友好协会以"健康中国行"为主题，再次成功主办第 14 届"中国国际太极·瑜伽大会"，旨在通过开展中印文化瑰宝——太极与瑜伽的交流互动，加强中印文明互鉴，增进中印民心

---

　　① 宿亮. 中国外交流行体育元素[N]. 参考消息，2014-02-17.
　　② 黄翱. 习近平索契创"点穴式"外交[N]. 东方早报，2014-02-15.
　　③ 习近平. 携手追寻民族复兴之梦——在印度世界事务委员会的演讲[EB/OL]. news.xinhuanet.com. 2014-09-19.
　　④ 刘盼盼，刘纯献，冉祥华. 习近平主席索契冬奥会之行看体育与外交的相互融合[J]. 北京体育大学学报，2014，37（12）：1-6.
　　⑤ 杜晓菲. 印媒：莫迪此次访华将尝试推行瑜伽"软外交"[N]. 环球时报，2015-05-14.

相通。

前文已经论述，我国新时期体育观的核心思想是"体育强国梦"，要广泛开展群众性体育活动，大力增强国民健康，让人民共享我国体育事业发展成果。作为国家整体外交战略的一个环节，体育外交取得的丰硕成果同样也是一个国家体育事业发展成果的重要表现形式。瑜伽是中印体育外交的主要载体之一，其音乐舒缓、技术动作单位时间内变化频率不快、肢体动作数量不多、运动负荷相对不大、一些节奏感或协调性及运动基础较差的人也比较容易上手操练，对习练者的运动心理压力较小，并且它不过于强调锻炼者必须严格按照韵律节拍习练，成套或单个动作均可以练习，在运动实践中已逐步融入了某些中国特色。因此，瑜伽在健身休闲与体育消费文化中的大众普适特征，与我国新时期体育观存在多层次、多维度的契合性。

本章小结

本章首先讨论了我国全民健身上升为国家战略的历史演进过程与现实动因，继而对瑜伽与推动全民健身上升为国家战略五个现实动因的契合度进行深入论证。研究结果表明，瑜伽与全民健身国家战略发展需求的内因高度契合，它不仅能够为广大群众提供新的普适性健身项目选择，而且也有助于积极引导大众增强体育健身意识、促进体育消费、丰富体育外交手段、共享我国体育事业发展成果。为了早日实现全民健身国家战略发展目标，基于国家层面的政府行为策略势必在其中发挥至关重要的引领作用。

第六章 瑜伽在当代中国的传播特征解析

瑜伽在中国的传播是指人与人、人与社会之间通过有意义的符号和媒介，在国内进行的瑜伽信息传递、接受、反馈活动。这个活动既是各种因素合力作用的结果，也是一种带有延续性、层累性的推进过程，属于一个极为复杂的文化现象，传播的内容包含物质和精神层面的各种文化信息。这种传播是双向的、动态的，呈现的是外来瑜伽文化与我国传统文化相互传递、接受、影响、融合的关系，具备复杂性、整合性、开放性、辐射性等特征。

第一节 拉斯韦尔"5W"传播模式的基本构成要素

系统是指彼此联系与制约的各个部分，组合成为一个具有特定功能的有机整体[①]。世界上所有事物都处于一定的系统中。同样，瑜伽的传播也具有系统性，并且不仅传播系统各要素之间相互作用、相互联系，还会受到社会这个大系统的影响。传播是人类社会关系内部的一种凝聚力，是社会成员交换信息相互作用的过程，导致传播现象和传播过程非常复杂[②]。因此，解析瑜伽的传播过程和传播现象，势必需要借助简化的形式再现传播现象，继而分析传播者、传播媒介、传播内容、传播效果等诸要素，以及这些要素之间的相互关系。传播模式指研究整个传播过程、性质及效果的公式。传播模式分析通过间接的方法提炼信息，可以对复杂的传播现象、过程和环节给予高度的概括和抽象，并揭示传播过程各要素之间的顺序与相互关系，从而避免运用

---

① 林之达. 传播学基础理论研究[M]. 成都：西南交通大学出版社，1995：182.
② 戴元光. 传播学通论[M]. 上海：上海交通大学出版社，2006：17.

其他方法可能造成的信息更加烦琐或模糊化状况出现①。

1920年以来，西方传播学界先后产生了代表不同学术观点或研究方法的诸多传播模式，并由单向线性模式向双向循环不断完善的方向发展，其中较典型的代表性传播模式有：香农-韦弗模式、两级传播模式、施拉姆模式、德弗勒模式、韦斯特利-麦克莱恩式、波纹中心模式、一致性模式和"5W"模式等。例如，哈德罗·拉斯韦尔的"5W"模式明确提出了传播过程与基本构成要素主要包括：谁（Who）、说什么（What）、通过哪些渠道（in Which channel）、对谁说（to Whom）、取得怎样的效果（with What effect）。并由此引申出传播者（控制分析）、传播信息（内容分析）、传播媒介（媒介分析）、传播受众（受众分析）、传播效果（效果分析）等五个分析内容。"5W"传播模式因其概括性强，对大众传播的研究起了很大的促进作用，被认为是传播学的奠基之作与经典模式，成为分析传播规律较为标准的理论范式②。本章力图借鉴"5W"传播模式，结合专家访谈所获信息和实地调研，解析传播者、传播内容、传播渠道、传播受众、传播效果等诸变量对瑜伽在中国传播产生的积极影响，探讨瑜伽在国内传播的基本规律，具体分析流程如图6-1所示。

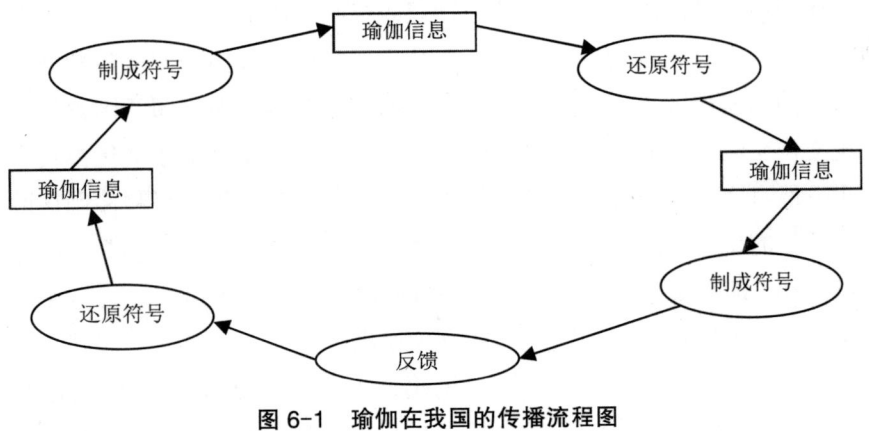

图 6-1　瑜伽在我国的传播流程图

---

① 张国良. 现代大众传播学[M]. 成都：四川人民出版社，1998：24-28.
② 拉斯韦尔. 社会传播的结构与功能[M]. 何道宽，译. 北京：中国传媒大学出版社，2013：24.

第二节 "5W"模式下瑜伽在当代中国传播的基本要素内涵

一、传播主体的多元性

传播者是瑜伽传播的首要环节,是瑜伽传播行为的发起人。其主要任务包括选择传播内容,并对之进行加工、处理,以何种方式传播,向谁传播等四个方面。拉斯韦尔从信息控制角度,揭示"谁"是信息的传播者,并指出传播者是瑜伽传播活动的主导者,对瑜伽传播过程产生直接影响,决定传播内容的数量和质量①。纵观现代瑜伽传入我国三十多年的时间,瑜伽由最初的个人传播发展到企业和社会组织(包括校园)传播,其后政府部门期望将瑜伽纳入管理范畴,瑜伽传播者队伍不断发展壮大,逐渐形成了政府、企业、社会组织和个人传播的多元性主体。

(一)以政府为传播主体

由于瑜伽内涵的繁杂性特征,致使20世纪80年代之后其在我国传播的很长一段时期内,都处于管理职权归属不清状态。虽然在这个时期瑜伽没有明确的管理部门,但是它已经成为我国与印度各种外交活动的主要内容之一。例如2011年,温家宝总理出席中印两国青年传统文化交流活动时,着重讲述中国太极拳文化和印度瑜伽文化都具有东方健身文化的特征,两国传统文化的交流应该重视太极和瑜伽这两个项目的切磋。同年,中印建交60周年举行"中印思想峰会"系列论坛活动,瑜伽峰会成为其中的一个重要组成部分。2014年,习近平主席出访印度时指出我国太极与印度瑜伽高度相似。2015年,印度总理莫迪访华期间,与李克强总理在北京天坛一同欣赏"太极瑜伽相会"——中印两国太极、瑜伽爱好者组成2个方阵,用同一段配乐,同时进行24式太极拳和拜日式、立式等瑜伽动作的表演。李克强总理

---

① 林之达. 传播学基础理论研究[M]. 成都:西南交通大学出版社,1995:182.

指出,太极和瑜伽都有对美的追求,既有对稳定地区环境的祈愿,又有对世界和平的持久渴望①。他称赞这是太极与瑜伽的"合奏曲",是"世界上独一无二的景象"。

作为国家外交手段的瑜伽,奠定了其在中国得到官方认可和后续各部门参与推动瑜伽普及行为的基础。2009年,国家人力资源和社会保障部推出瑜伽师职业认证。2016年1月,隶属于国家体育总局社会体育指导中心的全国瑜伽运动推广委员会成立,宗旨是立足于瑜伽服务和推广,引导行业健康发展,对瑜伽行业行使政府职能部门负责的瑜伽项目全国性管理、监督、服务和业务指导工作,具有官方色彩的权威性。该委员会成立之后,就着手研究制定行业自律标准和办法、健身瑜伽发展管理法规,如《全国健身瑜伽导师资格标准》《全国裁判员等级管理方法》《全国健身瑜伽教练员等级管理办法》等。但由于上述政府管理部门的管辖范围、任务属性不同,到底由谁来牵头认证瑜伽师的职业资格,目前仍存在一些争议。

(二)以企业为传播主体

中国瑜伽企业主要包含综合性健身房、美容院和专业性的瑜伽馆等。瑜伽企业传播是一种商业性行为,属于营利性的社会组织。受经济利益驱使,企业通过广告、宣传等方式对外推销瑜伽产品、服务和技术,它们推动了瑜伽行业的市场化与商业化,促进了瑜伽的全民化和服务化。

当前,专业性的瑜伽馆已经遍及我国各省、市、自治区,但因经济水平、全民健身活动热度和频次的差异,存在地区发展不平衡现象。中国瑜伽企业主要集中在江苏、浙江、广东、上海、北京等经济较发达省市。例如,上海市举办的市民运动会已将瑜伽纳入正式运动项目,活动内容包括瑜伽表演、瑜伽竞赛、瑜伽公益公开课程,充分体现了"全民参与、全民运动、全民快乐、全民健康"的瑜伽健身精神。

(三)以社会组织为传播主体

我国的瑜伽传播社会组织是指除政府和企业之外的非营利性组

---

① 付聪.李克强与莫迪在天坛:观太极瑜伽,玩自拍[N].新京报,2015-05-15.

织，包括以下两类：第一类是行业性、专业性的团体、组织，如各种瑜伽协会、瑜伽联合会、瑜伽研讨会、瑜伽企业诚信联盟以及学校、医院等事业单位；第二类是国家性的以文化交流为基础的各种社会团体、组织，比如中国国际贸易促进委员会、中印学会等。其中，学校和瑜伽协会是社会组织推广瑜伽的核心成员。这些社会组织在瑜伽身体教育、健身认知、健身方法和文化宣传、瑜伽师资培训和技术指导、瑜伽健身休闲及文化娱乐活动服务、瑜伽艺术表演等方面起了重要的助推作用。例如，根据本研究初步统计，我国已有23个省、市、自治区成立了各级各类的瑜伽协会；瑜伽已被一些医院疼痛康复科作为康复性恢复的辅助疗法，部分女性专属医院和医院妇产科把瑜伽作为缓解孕妇孕期不适症状和产后恢复的常用性手段，孕妇瑜伽改变了孕期只能静养的国人传统理念。此外，在上述第二类社会组织中，由中国国际贸易促进委员会主办的中国国际瑜伽产业博览会，既有瑜伽学习，还有瑜伽用品展览。该博览会通过建立瑜伽行业上下游产业链，整合各类资源，将相关产业融合到瑜伽中，助力瑜伽行业健康、有序发展。

（四）以个人为传播主体

20世纪80年代，受中央电视台播放的《跟蕙兰练瑜伽》节目影响，现代瑜伽最初主要以个人的人际传播为主。一些瑜伽爱好者利用自己在当地的影响举办形式各异的瑜伽宣传活动，并组织展开各种教学指导和技术交流活动。由于个人传播的分散性和随意性缺陷，个体传播效果势必不及企业和社会组织等其他传播者。但我们不可否认，也正是因为这一个个分散的个体，聚少成多凝聚为一股巨大的传播力量，他们同样对瑜伽在我国的普及推广发挥了不可替代的促进作用。其中的代表性人物有林敏、矫林江等。而一些欧美瑜伽教练、印度知名瑜伽导师先后来中国讲学，让国人初识了国际上比较流行的各个瑜伽技术流派，进一步丰富了我国瑜伽的传播内容。

二、传播内容的拓展性

瑜伽的传播内容是整个传播过程的桥梁，是传播者作用于受传者的主要根据。在整个传播过程中，传播内容处于不断变化的状态。印度传统瑜伽属于一种个体生命觉悟方式，1893年辨喜最初把瑜伽带入西方国家，但实际上他所传播的是以哲学内容为主的瑜伽，并不包含体位练习。然而当西方人初识瑜伽之后，他们却偏偏对瑜伽体位练习感兴趣，以体位练习为标志的健身瑜伽在西方国家得到空前发展。西方人弱化了印度传统瑜伽中的宗教、玄学等内容，使现代瑜伽远离了印度传统瑜伽的观念，凸显以瑜伽体位为主的健身、娱乐价值。这种瑜伽价值的多元化发展，是瑜伽在全球化发展传播的基础。纵观瑜伽在世界各国的推广传播历程，可以看出，瑜伽的健身、娱乐、竞赛等技术价值的传播效果要远远好于其灵性、宗教哲学的文化价值传播效果。现代瑜伽在传入我国的三十多年历程中，在不同的发展时期同样体现出不同的传播形式、功能和价值。

20世纪80年代初期，传入中国的瑜伽在教学内容、传承方式和教学手段等方面，亦是以西方健身理论思想去解读瑜伽的价值功能，即模仿西方国家以体位法为主要内容，从体育的视角阐释瑜伽，使瑜伽向运动项目本质化转变。例如在传播形式上，打破传统师徒传承，转向团体教学方式，从而扩大了瑜伽的接触人群和传播范围。21世纪以来，随着以体位法为主的瑜伽在我国初步普及，人们逐渐认识到体位只是瑜伽的表层，瑜伽的强身健体功能、与我国传统文化非常相似的文化内涵等都应该得到进一步发掘。采用运动生理学、运动解剖学、运动生物力学等体育学科原理论证瑜伽的健身功效、瑜伽与我国传统文化有机融合、参照西方瑜伽比赛模式的瑜伽技能竞赛等问题日益受到关注。瑜伽在我国的传播内容，逐步由最初单纯模仿西方国家的体位法练习，过渡到出现了很多与我国本土体育文化相互融合、渗透的形式，例如太极瑜伽、中医养生瑜伽、道瑜伽、气脉瑜伽等。形成了由三个层次组成的传播内容，瑜伽在我国的传播形式、功能与价值得以拓展，具体表现为：（1）表层：瑜伽体位法；（2）内层：设计具有本土文化元素瑜伽练习内容的原则；（3）核心层：形成这种内在原则的价值系统。如今，越来越多的人们认识到，瑜伽在我国必须由单纯的模仿走向与本土文化融合之路，以有别于印度传统瑜伽和西方西式瑜伽，形成具有自身文化特色的瑜伽传播内容体系。

三、传播媒介的多维融合性

传播媒介即指传播渠道、信道或传播工具，它是传播过程的物质中介和传播内容的载体，其性质和特点在很大程度上决定传播的速度、范围和效率。瑜伽在我国的传播媒介主要包括印刷媒介、电子媒介和新媒体媒介等。在传播过程中，这几种媒介并存而非相互取代。因此瑜伽的传播是上述几种媒介共同作用、相互交融的过程，由此形成了多媒体、多渠道、多方位的立体化传播结构。传播媒介对现代瑜伽在我国的发展主要起到了进一步延展和演化作用。

（一）印刷媒介

图书、杂志等印刷媒介属于传统传播媒介，具有图文并茂、易于收藏保存、长期阅读等优势，但也受到传播速度和范围的限制。我国有关瑜伽健身的书刊曾经非常匮乏。2000年以前能够查阅到的国内瑜伽专著，只有柏忠言和张蕙兰编著的《瑜伽：气功与冥想》一书，这也是我国瑜伽的经典著作，曾持续20年以上位居畅销书籍行列。此外就是寥寥数本国外瑜伽译著，如《瑜伽入门》《瑜伽大全》《印度气功——诃陀瑜伽健身术》等瑜伽的初学入门书籍，它们大都是在对瑜伽进行简单介绍的基础上，偏重瑜伽体位练习传授。2000年之后，与我国瑜伽热持续升温特征相吻合，国内瑜伽书籍出版数量激增。截至2016年5月，在"当当网"图书栏目搜索有关"瑜伽"的中文书籍，出现1636条结果，在体育运动、保健养生、时尚美妆等39个主题栏目上架销售，内容涵括运动养生、时尚美容、医学、心理、孕产、饮食、文化、经济等。很多学者意识到，要想让瑜伽更好融入中国文化特色，必须首先帮助人们真正认识印度瑜伽的本质，从印度瑜伽的源头引入瑜伽经典著作。例如，浙江大学王志成教授主编了"瑜伽文库"，对印度瑜伽一系列重要典籍进行中文翻译、诠释和注疏论述，目前该文库已出版14本书籍。

杂志是除了图书之外瑜伽在我国传播的又一重要媒介。现代瑜伽最初以气功为载体在国内传播,当时几乎所有的气功杂志都刊载瑜伽健身的相关内容,如《中国气功》《中华气功》《中国气功科学》《气功》《气功与体育》《气功与科学》等。20 世纪末,作为中国运动健身的主流杂志,《健与美》开始刊登有关瑜伽的内容,并于 2006 年开设了瑜伽专栏。2005 年我国唯一的一本瑜伽专业杂志 Yoga Journal(《瑜伽》)创刊,该杂志在原汁原味地呈现《瑜伽》专业性、前沿性优势的同时,独立制作了大量有关瑜伽在中国传播的本土资讯和专题,分享适合中国人健康快乐的"瑜伽生活方式"。由于具备信息量大,专业性强等特征,该杂志一经发行就迅速成为国内瑜伽爱好者的必读刊物。此外,诸如《时尚健康》《健康之友》《精品购物指南》《孕味》等时尚、健康、购物类杂志,都相继刊登了一些瑜伽健身的相关文章。

(二)电子媒介

电子媒介指应用电子设备、电子技术以及与它们相关的产品,进行信息传播的媒介。它可以进行信息的远距离传输,具有传播速度快、范围广、影响大等特点[①]。瑜伽传播的电子媒介主要包括电视、音像制品(如电影、广播、录音、录像和光碟)等。1985 年,现代瑜伽走入中国的千家万户正是依靠电视媒介的传播,从而改变了我国只有寥寥可数的学者知道"瑜伽"这个词的状况。2002 年,中央电视台体育频道播放由科雯主持的《闻鸡起舞》健身瑜伽教学栏目。此后,各种养生或综艺类节目、各类电视广告都充满了瑜伽的身影,海量的瑜伽音乐唱片、教学 VCD 等音像制品也随之层出不穷。

(三)新媒体媒介

新媒体是伴随传播新技术的发展及传媒市场的进一步细化,形成的一种新型传播媒体。相比于传统的广播、报刊、电视等大众传播媒体,它主要指宽带互联网络和手机两大类别下的博客、手机媒体、数字交换电视(IPTV)、移动电视、播客等。目前我国的新媒体传播条件已大大优于其他媒体,这给瑜伽带来了不同于以往的传播方式。据中国互联网络信息中心调查,截至 2023 年 6 月,我国网民规模高达 10.79

---

① 〔美〕约翰. 维维安. 大众传播媒介[M]. 顾宜凡,译. 北京:北京大学出版社,2010:24-50.

亿，互联网普及率为76.4%，中国在世界互联网发展指数中的得分排名第2位，移动设备越来越成为人们的主要上网工具。本书在实地调研中也发现，大部分瑜伽练习者都是通过网络途径开始接触瑜伽，尤其是18—35岁的女性群体。这类群体大多有热爱分享的社交习惯，并能熟练使用互联网，由她们形成了移动消费和社交软件分享习惯的中青年消费者群体，通过社交分享成为瑜伽传播的新途径。

由于新媒体传播具有迅速性与即时性的效果，以互联网和移动网络为媒介的信息传播方式穿越了时间和空间的阻碍，瑜伽受众在接收海量信息的同时，能够在线对这些信息进行即时反馈和用户评价。尤其是自从"互联网+"概念推出之后，许多科技公司也开始关注瑜伽行业，制定"互联网+瑜伽"方案，以此来促进互联网和多样化的瑜伽服务互相融合，创建用户身边的瑜伽健身指导专家，努力开创既贴心又便利的全民参与的瑜伽运动时代。瑜伽网络培训、网络教学加入国内瑜伽新兴行业领域，网络授课形式有微博、网站、QQ群、微信群、公众号、微电台等，瑜伽人越来越习惯用网络来进行培训。例如"随心所瑜"的微信瑜伽课，以视频加文字和音频的辅导形式，已经可以实现五万人同时在微信群听课。"中国瑜伽在线"和"安伽丽瑜伽"实行独特的线上+线下模式。线上商城为广大瑜伽爱好者搜罗全国各地多样化瑜伽课程，提供时尚美丽的瑜伽用品和百分之百正品的海外尖货，还有瑜伽达人分享瑜伽体式和健身心得；线下体验中心配以瑜伽名师和资深瑜伽教练的瑜伽课程。"瑜伽魔方""随心所瑜"等各种瑜伽应用程序，可以同步帮助瑜伽名师与学员实时链接，识别每一个瑜伽爱好者，从而建立起广泛的会员体系，并利用多种移动互联网工具，推动瑜伽场馆便民化全渠道建设。网络新媒介已成为国内瑜伽行业整合的关键推动力量之一。

四、传播受众的普遍性

瑜伽受众是瑜伽传播信息的接收者，包括瑜伽印刷媒介的读者、电子媒介的听众和观众、网络新媒介关注瑜伽信息的网民，以及各种瑜伽课程、瑜伽活动的参与者，涵盖从体力劳动者到都市白领，从大中小学生到中老年人等最广泛的受众群体，具有空前的广泛性和复杂性。瑜伽信息的传播是双向的，一次完整的传播过程以瑜伽信息经过传播者到达受者的传通为标志，传而不通是无效的传播，因此受者在传播过程中占有极其重要的地位。在实际生活中，很多受者最终都成为传播的主动者，他们积极获取自己所需的各种信息，并没有消极、被动地接收信息。20 世纪 50 年代，印度瑜伽大师艾扬格根据对西方人健身需要的深入调研，通过剔除印度瑜伽的灵性与哲学层面，以西方人易于理解的身体语言把瑜伽知识传播于西方国家。虽然在艾扬格之前，印度的辨喜和瑜伽难陀也曾到西方传播瑜伽，但是他们只按照自己对瑜伽理解的习惯性方式给高层知识分子作演讲和报告，因此瑜伽受众只拘泥于非常有限的人群。正是通过艾扬格对瑜伽的适应性变化，使用西方大众可接受的教学习练方式，最终让瑜伽流行于西方国家，进而掀起全球瑜伽热。美国《瑜伽》杂志对此评论："如果没有艾扬格的卓越贡献，那么我们现在的瑜伽世界将难以想象。"

（一）细化瑜伽受众，有利于不同受众都可以找到适合自己的瑜伽类型

瑜伽受众的细化是根据相似的特性和需要，识别具有不同需求的受众，并按照一定的方式加以分类，将他们分为更小的群体。因为受众更倾向于对适合自己并且与自己相关的讯息作出回应。因此，对目标受众分类越细，就越能获得更多的信息，通过设计更有针对性的传播内容和传播媒介，达到更好的传播效果。

瑜伽伴随着我国健身行业的发展而市场化，2003 年"非典"之后曾经被国内媒体评为最热门的运动。但由于当时瑜伽馆或开设有瑜伽项目的健身馆主要分布在一二线城市，且瑜伽消费较高，因而瑜伽受众几乎都集中在这些城市的白领或社会中高层人士群体。并且，一些传播媒体对瑜伽女性化趋向的宣传误导，再加上国内更多的女性越来越关注自我形象的完善，练习瑜伽的女性越来越多，该时期健身瑜伽的女性受众比例高达 95%以上，男性人群的参与非常罕见。

随着我国瑜伽的市场化和商业化进程加快，近些年人们对瑜伽的认识越来越深入，瑜伽不断吸收、形成新的风格和流派，出现了针对不同年龄、性别、职业等社会群体适合练习的瑜伽类型。例如：以年龄段区分的亲子瑜伽、老年瑜伽等；以性别区分而设计，特别针对女性的舞韵瑜伽、孕妇瑜伽、阴瑜伽，以及针对男性的力量瑜伽、流瑜伽、阿斯汤加瑜伽等；针对特殊人群设计的艾扬格辅助瑜伽（主要适合身体柔韧性较差、受伤需要恢复，以及残疾人士等练习），办公室瑜伽（针对缺少运动、需要减压与健身的办公室上班族），双人瑜伽（适合于夫妻、情侣、朋友共同练习），瑜伽呼吸、唱诵和冥想课程（适用无法进行运动强度太大的人群习练），等等。任何人都能够在其中找到适合自己的瑜伽类型。瑜伽开始进入三四线城市，很多乡镇也有了专业瑜伽馆。虽然瑜伽种类繁多，但殊途同归，不同的瑜伽练习类型都是以实现身心健康为终极目的。

当然，瑜伽受众的细化标准并非一成不变。例如，在瑜伽练习的初级阶段，很多练习者从身体技能学习开始之后，随着练习的深入，自身体质有了深层的提升，可能会更喜欢呼吸冥想的课程。对瑜伽受众进行细化，尊重每一个练习者的习惯，根据个人的特点满足个体的差异化需求，有利于做到因材施教，而不是对每个练习者都是施以千篇一律的教学内容，传播效果势必更佳。

（二）传播过程中重视反馈机制，不断调整传播内容

瑜伽传播的一个重要目标，是希望受众理解并积极介入瑜伽的传播内容中，借此依靠受众的参与来进一步提高传播效果。

瑜伽在我国的传播是双向交流的回路，通过传播者和受众在传播过程中的相互影响、传播者的自我反馈，形成传播者不断调整传播内容的循环系统。在这个过程中，传播者既传递瑜伽信息，也借助面对面交流、受者评价等传播反馈通路，接收到各种反馈信息。他们会经过选择加工处理，不断调整传播内容和传播媒介，从而把新的瑜伽内容或信息传播出去。

瑜伽在我国市场化良好发展前景，已成为一种多主体分工合作的

行业①。瑜伽传播者意识到，一种瑜伽流派如果不被大众所接受，脱离群众的健身实际需求，其结果必将造成该技术流派曲高和寡。瑜伽在我国的传播过程中，许多传播者成立了专门的团队搜集瑜伽受众的各种反馈信息。同时，新媒体媒介也让受传者拥有多样化的反馈渠道，受者的反馈变得更加直接、及时和易于收集。通过调研发现，在我国校园瑜伽和瑜伽健身市场领域，比较普及的反馈渠道有问卷调查、QQ群、微信群、瑜伽网络论坛、瑜伽网站在线主持实时交流，等等。传播者对反馈信息进行收集、整理和分析，可以帮助他们获得启示或灵感，进而不断调整传播的内容和形式。很多专家和瑜伽资深教练认为：由于受众在不同阶段的需求具有可变化性，对各类瑜伽受众反馈信息的收集既要常态化，同时也要分清楚理性反馈和感性反馈，可以通过跟踪累积性反馈意见，以实现对反馈信息更加准确、客观的评价。

五、传播效果的层次性

传播效果是指传播者发出的信息通过传播媒介到达受众，引起其内在行为方式、思想观念等方面的变化②。因此，瑜伽的传播效果就是传播者以瑜伽为信息的交流，对瑜伽受众所产生的影响。这是一种从瑜伽身体练习开始，以意识关注为纽带，最终触及内心的身心健康改善过程，包括体形、情感、态度、行为等方面产生的积极变化，以衡量瑜伽传播者信息传递的有效性。传播效果主要体现在瑜伽受众方，以瑜伽受众的主观评价为基本依据。

瑜伽的传播效果具有累积性，需要瑜伽受众通过一定时间的努力和坚持练习的累积。瑜伽传播效果的积极影响也是多边的，不但涉及个人层面，还涉及社会层面。2004年，四川省绵阳市新华劳教所和禅悦瑜伽绵阳会所联合开展了把瑜伽融入戒毒工作的课题试验研究。研究结果显示，瑜伽有助于缓解戒毒人员的紧张及焦虑情绪，调节心肺

---

① 刘兰娟，刘成，蔡皓. 瑜伽在当代中国的传播特征研究[J]. 体育文化导刊，2017，(11)：54-58.

② 〔美〕约翰. 维维安. 大众传播媒介[M]. 顾宜凡，译. 北京：北京大学出版社，2010：24-50.

功能，提升他们的自信心，加快身心恢复，瑜伽以其独特的效果可以在戒毒工作中发挥重要作用。相关研究成果被中央电视台等主流媒体报道，并在全国范围内示范推广。此后北京、上海、武汉、吉林、内蒙古、河北等多个省市开始引入瑜伽作为毒品依赖治疗的一种辅助方式，已被广泛应用并取得了积极的效果[①]。

传播效果依据发生的逻辑顺序或表现阶段，可以分为认知、情感态度和行为三个层面，三者相互影响，相互作用，构成一个整体[②]。瑜伽认知层面的传播效果是指信息作用于瑜伽受众，引发受众对自我身体、思想、能量状态、周围社会和自然环境等方面感知和洞察能力的提高。这可以用身体状况、敏锐度、感知能力等指标衡量，属于瑜伽练习较为浅显层次的认知度，通过瑜伽的体位练习，聆听身体的声音，使人体拥有一个正确的身体姿态，从而建立健康的良好生活习惯。情感态度层面的传播效果指通过认知的外层渗透至内层，引起情绪或感情的变化，使瑜伽受众拥有一颗平和的心态，达到身心和谐的状态。这可以用抗压能力、幸福感、自信心等指标衡量，瑜伽受众在认知层面获得外在平衡的同时，改善其内在呼吸过程、血液循环等方面的机能状况，实现稳定的情绪和心理水平上的整体健康。行为层面的效果指瑜伽受众在认知效果和情感态度效果的基础上，将瑜伽的传播效果内化为行动力而延伸至生活的方方面面，让瑜伽真正成为一种生活方式。这可以用自控力、生活规律等指标衡量，属于瑜伽习练的更高层次，它能够深度触发受众认知层面和行为层面效果的显现。因此，就瑜伽传播的内在和外在表现而言，认知层面产生内隐效果，情感态度层面产生内隐性及部分外显性效果，行为层面兼具内隐性与完全外显性的双重特征。

本章小结

本章以哈德罗·拉斯韦尔的"5W"经典传播模式为指导，依据文

---

① 陈春艳. 练瑜伽，戒毒瘾[N]. 内蒙古日报，2013-07-17.
② 罗莹，刘冰. 网络信息传播效果研究[J]情报科学，2009，27（10）：1487-1491.

献资料、专家访谈和实地调研掌握的信息，深入解析传播者、传播内容、传播渠道、传播受众、传播效果等诸变量对瑜伽在当代中国传播的影响，探讨瑜伽在当代中国的传播特征。研究结果显示：1985年至今，瑜伽在当代中国呈现出传播主体多元性、传播内容拓展性、传播媒介多维融合性、传播受众普遍性、传播效果层次性等传播特征，传播者、传播内容、传播渠道、传播受众、传播效果等诸多传播要素与变量对瑜伽在国内的传播产生了积极影响。

第七章　国内校园瑜伽组织管理与课程体系建设的实态调查

我国校园瑜伽是伴随着瑜伽在国内大众健身人群中的传播发展而萌芽的。21世纪初，瑜伽市场的风靡受到国内教育界关注，很多人对瑜伽进入高校体育课堂的可行性展开了理论与实践研究，结果表明，瑜伽无须花费巨大的教学场地设施经费投入，动作简单易学，有益于增进学生身心健康，满足学生多层次体育学习的需求，丰富学校体育教学内容，具备引入学校体育课堂的独特条件，高校开设瑜伽体育课程完全可行[①]。瑜伽教学内容逐渐融入我国高校体育课程教学。2004年，南方医科大学将瑜伽纳入高校体育课堂运动项目，成为较早设置瑜伽课程的国内高校。此后全国其他高校竞相在体育基础课或俱乐部教学中开设瑜伽。受瑜伽进入高校的影响，我国中小学瑜伽教育得以开展。瑜伽从最初作为中小学课间操的一种练习形式，逐渐归于体育教学课程内容，部分学校甚至把瑜伽视为缓解高三学生考试前身心压力的减压利器。瑜伽以体育教育的形式全面进入学校，成为我国学校体育课程的一个门类，既提升了瑜伽作为一种运动形式在中国社会的认可度，也拓宽了瑜伽自身的普及范围。我国校园瑜伽如今已演化为以青少年学生为教学对象、以校园为传播范围、以瑜伽体位为练习手段的一种体育教育过程，成为国内瑜伽实践推广的主渠道及重要基石之一。基于组织化程度、普及规模和开发深广度与中小学比较，高校是我国校园瑜伽的主阵地。因此，下文将以高校为主要研究对象，对国内校园瑜伽的组织管理与开发展开实态调查研究。

---

① 倪腊贵. 论瑜伽运动规律及其在高校体育教学中的推广[J]. 贵州体育科技, 2005, (4): 53-56.

第一节　国内高校瑜伽的组织管理

本研究对 8 所高校的问卷调查发现：74.4%的大学生已经认可瑜伽是一种体育运动项目或运动健身形式，72.7%的大学生认为瑜伽文化与我国传统文化的"天人合一"等思想非常或比较相似。随着大学生群体对瑜伽的认知度越来越高，不仅全国各普通高校以及上海体育学院、武汉体育学院、首都体育学院、广州体育学院、南京体育学院等专业类体育院校相继开设瑜伽课程，而且吉林体育学院、沈阳体育学院还招收了瑜伽方向的本科生。与此同时，很多高校以学生体育社团的形式积极成立各种瑜伽协会、瑜伽俱乐部或瑜伽兴趣小组。2014年11月，由中国大学生体育协会（FUSC）批准，中国大学生体育协会健美操艺术体操分会（CSARA）主办的"第10届中国大学生健康活力大赛"在西南交通大学举行，瑜伽第一次成为该项赛事的正式比赛项目，分普通院校与体育院校2个组别，设置了男子单人、女子单人、混合双人、集体（4—6人）4个小项，进行预赛（规定动作比较）、决赛（自选套路展示）的较量。本届瑜伽比赛竞赛规程特别强调整套体式应该符合瑜伽体式的规范性、风格的流畅完整性和动作编排的科学合理性，不可出现危险体式动作（即自己不能完成的体式），比赛内容要区别于其他体育项目。2015年4月，浙江大学亚太休闲教育研究中心与该校人文学院中国瑜伽文化研究中心联合招收首届休闲学专业（瑜伽休闲方向）同等学力硕士研究生。同年6月，云南民族大学与印度文化关系委员会（ICCR）共建云南民族大学瑜伽学院，填补了国内高校无专门瑜伽学院的缺陷。以体育课堂教学、课外运动竞赛、体育社团、体育科研和体育专业培养为主要形式的高校瑜伽多位一体人才培养模式正在形成。本研究调研表明：82.6%的被调查高校瑜伽教师认为学校领导对本校开设瑜伽课程持支持态度。

一、国内高校瑜伽的宏观组织管理形式

综合专家访谈、实地调研和问卷调查等方法，本研究构建出图7-1：从宏观上看，目前我国高校瑜伽的组织形式属于一种行政和社会相结合型模式，即接受国家教育部的直接领导，教育部体卫艺司→各省市自治区教育厅或教委→全国各高校层层逐级向下延伸，对瑜伽教学、群体活动、科学研究和专业人才培养等进行组织管理，监管职能下放至各省市自治区教育厅（教委）下属的体卫艺处承担具体的领导管理职权；全国性大学生瑜伽竞赛则由中国学生体育联合会总体负责组织，各省市自治区大学生体育协会承担本区域相关赛事。教育系统对高校瑜伽的这一宏观组织管理形式，与学校体育其他运动项目类似。但在体育系统内部，除国家体育总局与各省市自治区体育局作为瑜伽的体育行政主管部门外，还新增国家体育总局2016年初成立的全国瑜伽运动推广委员会，它们共同承载协助教育部门对高校瑜伽竞赛和瑜伽市场化开发进行相关业务培训和专业指导的职能，这一点瑜伽与其他运动项目的组织管理形式略有差异。

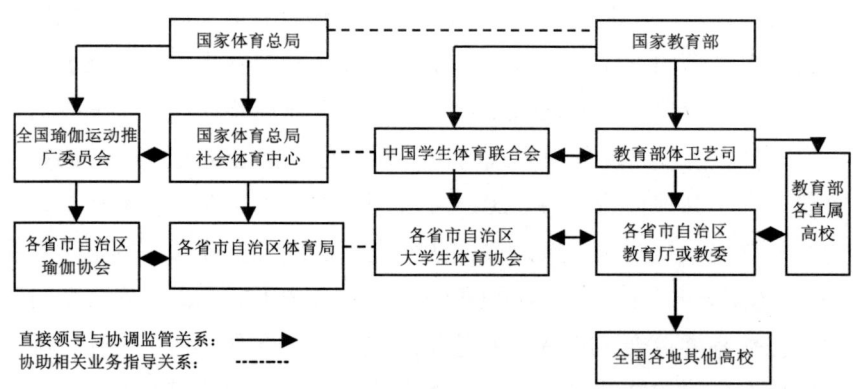

图7-1　国内高校瑜伽宏观组织机构形式构架

二、国内高校瑜伽的微观组织管理形式

从微观上看，非体育专业类高校对校园瑜伽的教学、竞赛、课外

活动等内部管理工作主要由学校体育部（学院、系、教研室）具体负责展开，专业类体育院校则由下属的二级学院（系）负责，例如吉林体育学院的体育艺术表演系、沈阳体育学院的社会体育学院等。在全国性大学生运动竞赛的组织领导方面，中国大学生健康活力大赛是由CSARA每年定期举办的国内高校单项体育赛事，比赛分为健美操、艺术体操、啦啦操、健身健美、体育舞蹈、校园健身舞等大类，包括健身健美、瑜伽、街舞、排舞、中国风健身舞蹈、节奏体语、健美操、艺术体操、啦啦操、体育舞蹈、竞技健身操等众多比赛项目，它们都属于体育艺术类项目。自2014年以来，中国大学生体育协会健美操艺术体操分会把瑜伽归于健身健美大类，组织开展每年的全国大学生健身健美、校园健身操舞锦标赛。一些省市大学生体育协会相继下设了瑜伽分会（如云南省学生体育协会瑜伽专业委员会，以及2015年6月在中华女子学院成立的北京市大学生体育协会瑜伽分会等）。很多省市和高校也将瑜伽纳入健美健身类比赛范畴，例如2015年8月河北工业大学举办大学生瑜伽体位大赛、10月江苏省举办首届大学生健美健身比赛、12月山西省举办瑜伽大赛，以及2016年5-6月新疆农业职业技术学院举办校园瑜伽比赛、华东理工大学举办"盛政"杯健美健身高校邀请赛，等等。然而在高校瑜伽师资、教练员专业培训方面，教育系统的组织管理功能却相对薄弱，国家体育总局和瑜伽社会团体主要承担了该部分的功能。本研究的问卷调查表明，这些高校的瑜伽教师非常有必要经常参加瑜伽专业知识的正规培训。但目前仍有17.4%的被调查高校瑜伽教师从未接受过瑜伽师资（教练员）专业课程培训，高校瑜伽教师参加过相关培训的主要组织机构分别是国家体育总局、江苏省体育局、上海体育学院以及亚洲瑜伽学院、上海CTF国际健身俱乐部、江苏南京明道瑜伽、北京蝉舟瑜伽、广州亚美瑜伽、湖南郴州九天国际健身俱乐部等社会瑜伽团体。在江、浙、沪、湘的8所高校中，有43.5%的教师参加过2次及以上此类业务培训。

第二节　国内高校瑜伽的课程体系建设

一、国内高校瑜伽的教育价值开发

沙吉难陀阐述修炼瑜伽的最终目标是：身体健康强壮，思路清晰敏锐，意志坚韧，心中充满爱与同情，生活中充满奉献，进而达到自我实现。这些都是当代青少年学生应该具备的品质。吉林体育学院毛娟 2005 年提出"瑜伽教育"的概念，认为瑜伽教育是健身与育人相结合的养生教育，属于瑜伽与教育相结合的产物，以瑜伽为手段，有利于增进身体健康、心理健康和个体社会健康[①]。

表 7-1　部分高校体育教师对学校瑜伽课程教学目标的认知统计（n=23）

教师问卷题号和内容 12. 您所在学校瑜伽课的教学目标是	频数	百分比（%）	排序
（1）传授瑜伽知识、技能	22	95.7	1
（2）提高学生身体机能、改善身体素质	20	87.0	2
（3）塑造优美的身体姿态和正确的审美观	18	78.2	3
（4）培养体育学习兴趣	15	65.2	4
（5）培养学生的运动实践能力	14	60.9	5
（6）发展学生个性、完善学生人格	13	56.5	6
（7）强身健体，增进健康	12	52.2	7
（8）帮助学生排除负面情绪，以达到一种身心平衡的状态	12	52.2	7
（9）缓解学习压力	11	47.8	9
（10）其他	1	4.3	10

表 7-1 对上海、浙江、江苏和湖南等部分省市高校的调研统计结果显示，以上高校的体育教师已非常认可通过有计划、有步骤地对大学生进行瑜伽理论与体式传授，有助于实现身体、体式、道德、人格

---
① 毛娟. 论瑜伽教育的健身育人价值[J]体育学刊，2005，12（6）：84-86.

上教育塑造的体育教学目标。在国内这些设置瑜伽体育课程的高校中，85.7%的学校在开课之后选修瑜伽课程的大学生人数有明显增加。相比于其他运动项目，我国校园瑜伽在道德规范、生态意识、自我认知和审美礼仪等方面开发出的教育价值具有本身独特的属性。

（一）对大学生的道德规范教育

习练瑜伽必须首先修行道德规范。印度的古典著作《瑜伽经》将瑜伽修习过程分为八个连续的阶段（即瑜伽的八支），其中前两个阶段主要是对思想、语言、行为的规范与控制。第一阶段禁制（Yama），主要指人对外在的控制，在处理外在事物时遵循规律，借外在约束净化心灵，其内容包括非暴力、不说谎、不偷盗、不淫欲、不贪婪等，属于生命修为的基石；第二阶段劝制（Niyama），主要指人对自身内心的控制，通过对心性的自我规范，进行自我约束和心灵净化，以达到锻炼身心的目的，包含净化、知足、自习等[1]。上述两个阶段是人们练习瑜伽的基本准则，道德不好、心意不正，很难使内心平静就很难达到瑜伽的最终目的。如果大学生能做到以上述"善"的境界练习瑜伽，变得更包容和接纳他人，必将有利于社会公德心的形成，还能促进人与人，人与自然，人与社会的和谐[2]。本研究调研访谈发现，高校瑜伽体育课程对大学生的道德规范教育主要涵盖以下内容，如表7-2所示。

表7-2 国内部分高校瑜伽体育课程道德规范教育的遵循原则与主要内容

遵循原则	高校瑜伽体育课程道德规范教育的主要内容
友善	不伤害他人和自己，不用消极的态度去看待他人和自己，确保我们所做的和我们如何做都是为了和谐，而不是伤害。不强迫自己的身体，不强迫自己去做力所不能及的事情。在身体、精神、语言上都要遵循非暴力原则，感受瑜伽真正的能量。爱好和平，在日常思想、交流和行动上履行友善。
诚实	不对自己的身体和内心说谎，不偷不拿不属于自己的东西。不仅身体诚实，还要心灵诚实。心诚则安，安则生慧，慧则入心。
知足	知足自我，知足环境，知足常乐。不贪婪的人不会感到恐惧，内心充满力量。

---

[1]〔印度〕斯瓦米·帕拉瓦南达，〔英〕克里斯多夫·伊舍伍德. 现在开始讲解瑜伽《瑜伽经》权威阐释[M]. 王志成，杨柳，译. 成都：四川人民出版社，2006：135.

[2] 毛娟. 全析瑜伽演变历程——创建瑜伽教育的思想基础[J]. 北京体育大学学报，2008，31(3)：387-389.

续表

遵循原则	高校瑜伽体育课程道德规范教育的主要内容
洁身自好	忠于情感，忠于身边的人，洁身方能自好。
乐观	内心平和，无论是顺境还是逆境，都保持乐观的生活态度。用自己的付出换来的结果充实自己，脚踏实地地努力创新，不去想天上的馅饼。不知足的可怕之处不仅在于摧毁有形的东西，而且能搅乱内心世界。
心无杂念	在思想、言行与行动上纯净。通过对个人卫生、饮食的控制，在练习中内心澄明、心无杂念。
正视人生	把生活中的苦难看作成长的机会。真正的快乐源自对痛苦的领悟，只有正确地面对它，理智地剖析它，学会以苦为乐，才能迎来乐中乐。

（二）对大学生的生态意识教育

瑜伽体位的创立是印度瑜伽大师们与大自然朝夕相处而得来的灵感，他们根据动植物的"物竞天择，适者生存"法则，通过自身多年的运动实践探索，感受到身体发生的有益变化，从而创造出树式、风吹树式、鱼式、花环式等一系列与动植物相似的瑜伽象形动作。印度瑜伽从创立理论到实践操作层面一直践行的生态和谐观，主要体现在人与自然的关系上，和谐是瑜伽追求的终极目标和价值取向。在现代社会的生态文明建设中，生态意识起着先导性作用[1]。浙江大学王志成教授提出了"生态瑜伽"理念[2]，他认为在现代消费主义时代，人们倡导一种简洁、充满生机的瑜伽，过一种自然环保的瑜伽生活方式，通过瑜伽锻炼会使人身心洁净、自内而外地让人和环境的关系更生态、更绿色。国内高校体育教师十分赞同"生态瑜伽"理念，他们会在课堂上对学生灌输练习瑜伽应该考虑时间、环境、季节等因素的思想，让学生逐渐认识到如果想达到最佳身体锻炼效果，必须顺应季节气候的变化，根据自己的体质类型选择不同的习练内容。与此同时，本研究也注意到，我国高校体育教师对印度瑜伽推崇素食主义的思想并非照单全收，他们大多是从生态保护视角教导学生因时、因地、因人有

---

[1] 吴灿新. 论"天人合一"的生态和谐观[J]. 广州行政学院学报，2016，3: 1-5.
[2] 王志成. 走向全球时代的瑜伽[EB/OL]. http://www.yinduabc.com/yoga/2527.htm，2011-08-06.

(三) 对大学生的自我认知教育

瑜伽以道德为约束和准则，注重体悟和理解。《瑜伽经》指出：控制心灵的变化就是瑜伽，如果能控制心灵的变化，就可以达到瑜伽的目标，印度瑜伽的所有知识都以此为基础①。我国当代大学生活泼好动、兴趣广泛，但学习压力大，自控能力差，缺少吃苦耐劳的精神。学习瑜伽体式通过对肌肉动作的控制，可以培养学生坚韧不拔的品质，使自身内在潜能充分挖掘出来，进而帮助他们有效约束自身行为，做到遇事不冲动，三思而后行，逐步建立"控制"健身理念，将思想与身体更好地结合。瑜伽没有外在的统一标准，而是每个人都有属于自己的目标，在练习中更加注重以自我感觉作为判断的依据，以自身作为比较对象，不过于看重与其他人相互比较。因此，瑜伽练习因人而异、因材施教。每个人在练习时虽然有项目本身的统一规范，但每个人的身体状况不同，只需要根据自己的身体情况尽力做就是完美的。调研发现，8 所高校瑜伽教师对学生的练习动作只有方向与方法的要求，而没有效果统一的设置，他们不会强求每个同学都要做成某一标准动作样式，比较看重学生的自主努力与内在感受。体育教师虽然会鞭策学生认真努力练习技能，但每个学生的身体练习过程并不是十分辛苦的事情，因为课堂考试的合格标准并未过度追求技术动作的极限。高校瑜伽课程教学既不强调苦练，也不追求外在身体练习立竿见影的效果，而是更看重学生愉快地参加身体锻炼所带来的内在愉悦体验，追求静中有动、动中有静、内外兼修。从表 7-3 可知，当前国内部分高校瑜伽课程技术考试评判标准中，学生的学习态度是体育教师非常看重的一个环节，瑜伽课程考核弱化了很多运动项目外在的统一动作标准，更希望学生通过自己最大限度的努力带来身体舒适与愉悦，自主、自愿而不强迫，注重学生体育锻炼进步的潜移默化和循序渐进。这与国内高校其他一些运动项目体育课程制定的既有激烈身体活动及统一

---

① 陈景圆. 沙吉难陀大师讲述：巴坦加里的瑜伽经[M]. 北京：商务印书馆国际有限公司，2013：3.

动作技术要求,又必须达到同一动作考核效果的评分标准,形成了鲜明对比。

表7-3 国内部分高校瑜伽课程技术考试评判标准(n=23)

教师问卷题号和内容	频数	百分比(%)	排序
30. 您对学生瑜伽技术考试依据的评分标准			
(1)根据学生动作的完整性	21	91.3	1
(2)根据学生动作的准确性	20	87.0	2
(3)根据学生的学习态度	18	78.3	3
(4)根据学生动作的协调性	11	47.8	4
(5)根据学生动作的新颖性	8	34.8	5

(四)对大学生的审美礼仪教育

美育作为体育教育的重要组成部分,已越来越受到人们的重视。瑜伽既包括体位变更的动态身体活动,也包含静坐、冥想等静态体姿,瑜伽的美通过人体的各种形式展现出动静相宜、对称均衡,恰似"静若清池、动如涟漪"。体位练习中的展臂、提臀、转体等动作舒展大方,伴随着音乐和肢体语言融为一体,给人以美的感官和冲击。瑜伽中的拜日式由一系列体式组成,在动作的编排上,后弯体式之后安排前倾动作,表现出人体的对称均衡美。由八体投地蓄势待发的蛇,然后气灌全身,脊柱一节一节伸展到蛇击式,动作舒展自如,体现出动态活力美。"这节奏、这旋律、这和谐等,它们离不开生命的表现,它们不是死的,机械的、空洞的形式,而是具有丰富的内容,有表现有深刻意义的具体形象。"[1]伴随瑜伽动作中的静坐、冥想,在音乐的引导下,练习者的肢体伸展至一定程度,感受心灵的气爽神怡。正如罗丹所言,运动中的人体肌肉会真实地表达出内心的变化[2]。此外,瑜伽还很看重日常行为礼仪教育。练习瑜伽的第一个基本礼仪是尊重,包括对他人和自己的尊重。虽然瑜伽课上大部分时间以姿势或肢体活动为中心,但练习过程中教师会强调尽量做到专注、认真。例如:上课时应该关

---

[1] 宗白华. 美学散步[M]. 上海:上海人民出版社,1981:81-82.
[2] 罗丹. 罗丹艺术论[M]. 北京:人民美术出版社,1978:90.

闭手机、不迟到，因为手机铃声和迟到既会打扰同学们练习的专注，也会影响老师的教学；提倡脱鞋进教室后光脚练习，有利于保持练习环境的清洁卫生；学生必须了解自己瑜伽的水平，如果教师教的是很难做到的高难体式而自己却又无法完成，可以选择老师给出的进阶的变体练习，以免对其他同学的学习产生误导，等等。表7-4显示，8所高校的大学生选修高校瑜伽课程的主要目的，除了增进身体健康之外，减肥塑形、培养气质和礼仪排名第2、第3位，说明他们对瑜伽的审美礼仪教育作用已经有了较为深刻的认识。

表7-4 国内部分高校大学生选修高校瑜伽课程的主要目的（n=667）

学生问卷题号和内容	频数	百分比（%）	排序
9、您选择上瑜伽课的目的			
（1）增进身体健康	452	67.8	1
（2）减肥塑形	372	55.8	2
（3）培养气质和礼仪	362	54.3	3
（4）减缓精神压力	292	43.8	4
（5）获得学分	252	37.8	5
（6）提高艺术修养	235	35.2	6
（7）个人兴趣爱好	162	24.3	7
（8）增加人际交往	52	7.8	8
（9）追求时尚运动	29	4.4	9
（10）其他	28	4.2	10
（11）拓宽就业途径	18	2.7	11

二、国内高校瑜伽的课程资源状况

（一）高校瑜伽师资队伍的开发

瑜伽进入我国高校尽管只有短短20年时间，但它已经成为当前大学校园内比较普及的运动项目。从表7-5可知，8所高校的瑜伽教师以40岁以下中青年教师为主，学历结构层次较高（69.6%的教师具有硕士及以上学历学位），91.3%的教师瑜伽教学年限超过3年（有34.8%的教师教学年限甚至在7年以上），有21.7%的教师至少参加过

4 次校外瑜伽专业课程培训。受高校对体育教师"一专多能"的运动技能要求影响，占总数 82.6%的瑜伽教师还兼任了健美操、啦啦操、街舞、排舞、武术和游泳等其他体育课程教学，其中的很多运动项目与瑜伽类同，都归属于体育艺术类项目。没有兼项的人仅占教师总数的 17.4%。令人可喜的是，男性教师开始加入高校瑜伽师资队伍。有调查发现，2008 年武汉市部分高校瑜伽课程授课教师均为女性[1]。有研究者在 2014 年对国内 50 所开设瑜伽课程的高校（东部和华北 21 所、东南和华南 15 所、中西部 14 所）进行的调查显示，这些高校的 50 位瑜伽教师仍然全部为女性[2]。本研究对该结果持质疑态度。从表 7-5 的不完全统计可以看出，高校瑜伽教师中男性占比已达 26.1%，主要来自江苏省和浙江省，并且这些男性教师从事瑜伽教学的年限均在 3 年以上；高校瑜伽授课教师男女之比为 1:2.8，说明瑜伽正在逐步渗透入男性教师群体。随着男教师加入瑜伽师资队伍，校园瑜伽势必吸引更多男大学生积极参与。本研究的调查统计发现，有 13.3%的男生在大学就读期间选修了学校设置的瑜伽课程，选择参加瑜伽课程学习的男女生之比为 1:6.5。

表 7-5　国内部分高校瑜伽课程师资队伍基本情况（n=23）

数量	年龄结构		文化程度结构			职称结构				瑜伽教学年限结构		
	≤40 岁	>40 岁	本科	硕士	博士	助教	讲师	副教授	教授	1-2 年	3-6 年	7 年及以上
男教师	4	2	1	3	2	1	3	2	0	0	4	2
女教师	12	5	6	9	2	1	10	5	1	2	9	6
男女合计	16	7	7	12	4	2	13	7	1	2	13	8
男女合计所占%	69.6	30.4	30.4	52.2	17.4	8.7	56.5	30.4	4.3	8.7	56.5	34.8

（二）高校瑜伽课程教学条件的开发

国内高校主要是以体育俱乐部或选项课的形式开设瑜伽，各高校

---

[1] 邢立香. 武汉普通高校瑜伽课程的开展现状调查及对策研究[D]. 华中师范大学，2008: 20.
[2] 王嵘. 我国普通高校开设瑜伽课程的现状调查与分析[J]. 嘉应学院学报（自然科学），2014，32（11）: 97-100.

瑜伽课程拥有的教学大纲、教学计划、教学进度和教案等系列教学文件比较完备，使用的教材包括学校指定的体育课教材、瑜伽专业教科书或自编教材，尚未有全国统编的高校瑜伽课程通用教材。

表7-6是对目前国内部分大学教师或社会资深瑜伽导师自编出版的高校瑜伽教材的统计。通过查阅这些公开发行的自编教材内容，本研究发现，上述教材内容的编排缺乏以学生为本，从大学生的兴趣爱好、运动需要和身体条件基础来编写的整体考虑。由于目前高校瑜伽课程还没有提炼出人们公认的、值得推广的教学经验，创编出一些符合大学生年龄特征，并与我国太极、健身气功等传统体育文化相融合的瑜伽体位、呼吸、唱诵、冥想等形体动作，致使校园瑜伽与市场健身瑜伽教授的内容差异化不大。前者在教学方法和教学原则方面也只是一些普适性的方法和原则，没有充分彰显高校瑜伽教学的本质特征；一些高校教师对校园瑜伽课程结构内容设置呈现出较大的随意性，个别编者甚至不能区分瑜伽呼吸与瑜伽调息的差异，把两者混为一谈。早在2009年国内就出现了公开发行的高校瑜伽自编教材，但这些教材被各高校使用的热度明显弱于人民体育出版社2007年发行的《瑜伽：气功与冥想》（张蕙兰、柏忠言编著）和化学工业出版社2011年发行的《生活瑜伽》（林敏著）两本书。为此，有些学校也会提供一些以体位练习为主的瑜伽学习网站或其他瑜伽专业类参考书目作为补充教材，供学生课后自习。

表7-6 近年来部分自编出版的高校瑜伽教材情况

教材名称	编者	单位	教材主要内容	出版日期	出版社
瑜伽	姜桂萍	北京师范大学	（1）瑜伽导言：瑜伽特点、练习注意事项；（2）呼吸：原理、方法、特点；（3）姿势：姿势介绍并归类，提供简化和加难体位、瑜伽冥想。	2009年	高等教育出版社
普通高校瑜伽教程	冯永丽	南开大学	（1）基础理论：瑜伽起源、发展、分类、特点、功能、价值与注意事项等；（2）实践：瑜伽调息、入定、体位、冥想。	2009年	南开大学出版社

续表

教材名称	编者	单位	教材主要内容	出版日期	出版社
大学瑜伽教程	魏云花	贵阳学院	（1）总论：瑜伽的重要法、三脉七轮，（2）瑜伽体式：综合课、热瑜伽、瑜伽动作创编等。	2010年	浙江大学出版社
瑜伽教学与实践	宋雯	首都体育学院	（1）瑜伽动作：调息、冥想、放松；（2）瑜伽教学：课程编排、竞赛组织与裁判、瑜伽饮食。	2011年	北京体育大学出版社
大学瑜伽教程	李顺英	东华大学	（1）总论：瑜伽典籍、神话与传播、作用与医疗价值；（2）修炼：流派、瑜伽饮食生理观。	2012年	东华大学出版社
瑜伽教程	郑先红	北京东方瑜伽学院	（1）瑜伽概述：意义、作用；（2）练习方法：呼吸调控法、体位法、休息术、冥想术。	2012年	高等教育出版社
学校瑜伽教程	朱恺琳	广州梵桦瑜伽俱乐部	（1）瑜伽理论：练习注意事项、身体能量中心；（2）呼吸与调息：体式、冥想、疗愈。	2012年	广东高等教育出版社
大学生瑜伽健身指导	王小波	温州医学院	（1）瑜伽健身概述：起源、发展、流派；（2）瑜伽健身指导：呼吸、冥想、坐姿、体式等。	2012年	中国原子能出版社
瑜伽教程	元昕	社会资深瑜伽导师	（1）瑜伽概述：瑜伽基本理念、生理/心理理论；（2）瑜伽体式：调息、冥想、饮食、瑜伽实效。	2013年	北京大学出版社
瑜伽普拉提形体训练	杨萍	首都体育学院	（1）瑜伽概述：动作、调息、冥想与放松；（2）瑜伽课程：动作编排、教学方法。	2013年	高等教育出版社

（三）学生参与瑜伽学习的运动兴趣开发

随着高校瑜伽教育价值和课程资源的深入开发，越来越多的大学生对瑜伽有了进一步的认识。在调查的 8 所高校中，除了体育课堂和课外瑜伽社团以外，电视、网络、图书、杂志、亲朋好友、校外健身俱乐部等都是大学生了解瑜伽的主要途径；72.1%的学生在完成了一个学期瑜伽课程的学习之后,仍能完整演练自己在课堂上学到的动作;36.4%的学生练习瑜伽的频次在2—4次/周;只有2.1%的学生在瑜伽体育课程学习之后对其喜爱程度有所减弱。

表7-7显示,不仅增强柔韧性和缓解精神压力是其主要功效,高校瑜伽体育课程给学生带来的积极影响还涉及改善体型、保持良好精神状态、获得从容平和的心态等更多方面,仅有5.1%的学生表示对自己没有什么积极影响。与此同时,本研究发现,"关心学生、平易近人"是自己最喜欢的瑜伽教师类型以80.7%的学生选择比排名第一,远高于排名第二的"专业水平高、示范能力强"瑜伽教师类型的学生39.4%选择比。这一现象与人们对高校体育教师的普遍评价标准存在某些差异,原因应该与瑜伽项目本身蕴含的平和、放松、自然等练习引导方式、动作幅度要求、学习心态特质不同于其他运动密切相关。

表7-7 国内部分高校瑜伽体育课程对大学生的积极影响（n=667）

学生问卷题号和内容	频数	百分比（%）	排序
10. 瑜伽课程对学生的积极影响			
（1）柔韧性增强	454	68.1	1
（2）缓解精神压力	367	55.0	2
（3）体形改善	219	32.8	3
（4）保持良好的精神状态	186	27.8	4
（5）获得从容平和的心态	170	25.5	5
（6）提升了个人气质	118	17.7	6
（7）增强了体育学习兴趣	117	17.5	7
（8）体重减轻	113	16.9	8
（9）增强了自信心	97	14.5	9
（10）提高了肌肉力量和耐力	73	10.9	10
（11）改善了心脑血管功能	61	9.1	11
（12）更加热爱生活	52	7.7	12
（13）没有什么其他变化	34	5.1	13
（14）社交能力增强	22	3.3	14
（15）其他	8	1.2	15

通过表7-8对8所高校大学生的瑜伽课程满意度调查发现,从学生评教评学的角度上看,他们对当前高校瑜伽教师的整体满意度还是

比较高的,均值都在 4 分以上(满分为 5 分)。然而,尽管很多同学都表示对瑜伽有浓厚学习兴趣,但他们在选择瑜伽课程之前对其了解程度并不太高,均值仅为 2.71 分。大学生们认为目前校园瑜伽在不同层次瑜伽俱乐部课程设置(3.85 分)、教学场地设施条件(3.83 分)、教师授课内容形式多样化(3.91 分)、校园瑜伽认知度的普及(3.92 分)以及减轻其他文化课程学习负担、增加授课时数等方面都还有完善与提升空间。

表 7-8 8 所高校大学生对本校瑜伽课程的满意度调查(n=667)

学生问卷题号与内容	5 分		4 分		3 分		2 分		1 分		得分均值
	频数	占比(%)	频数	占比(%)	频数	占比(%)	频数	占比(%)	频数	占比(%)	
23. 你认为瑜伽教师教学中讲解的清晰度	226	33.9	344	51.6	80	12.0	10	1.50	7	1.05	4.17
24. 你对瑜伽教师教学方法和手段满意度	213	31.9	345	51.7	99	14.8	5	0.75	5	0.75	4.13
8. 上瑜伽课前,你对瑜伽的喜爱程度	135	20.2	359	53.8	159	23.8	11	1.65	3	0.45	3.92
你对瑜伽教师教学内容的感兴趣程度	129	19.3	373	55.9	146	21.9	14	2.10	5	0.75	3.91
15. 高校是否应该开设初、中、高级不同层次的瑜伽课程	133	19.9	364	54.8	124	18.6	31	4.65	15	2.25	3.85
31. 贵校现有瑜伽教学场地条件是否充足	176	26.4	255	38.2	192	28.8	37	5.55	7	1.05	3.83
7. 选修瑜伽课以前你对瑜伽了解程度	10	1.50	78	11.7	317	47.5	237	40.9	25	3.75	2.71

将上述男女大学生对本校瑜伽课程的满意度进行异同比较,表 7-9 的调查数据表明,虽然学生总体上对校园瑜伽课程资源开发现状的看法具有很多一致性,但经 T 值检验,男女大学生之间在"上瑜伽课

前,您对瑜伽的喜爱程度""高校是否应该开设初、中、高级不同层次的瑜伽课程""选修瑜伽课以前您对瑜伽了解程度"3 个问题上的差异分别达 0.001、0.05 的显著水平。这应该与此前分析的瑜伽在我国发展过程中形成的社会性别文化构建有关,当前女大学生对瑜伽的熟悉了解程度必然远高于男生。也正是由于怀有想参与瑜伽练习却担忧自己初学瑜伽基础太弱的心理,形成了男生对瑜伽课程进一步细致分层次教学的学习渴望没有女生强烈,致使男女生两类人群对高校开设初、中、高级不同层次瑜伽课程的需求表现出 0.05 的统计学差异显著性水平。另外,表 7-9 还发现,在对瑜伽教师在课堂上的讲解是否清晰、教师教学方法与手段、教师教学内容等 3 个选项的满意度认知上,男生得分均值甚至还要高于女大学生,这从一个侧面反映出高校瑜伽在男生中的推广普及前景应该是大有潜力的。

表 7-9   8 所高校的男女大学生对瑜伽课程满意度的性别差异比较

学生问卷题号与内容	女大学生均值	男大学生均值	T 值	P
23. 您认为瑜伽教师教学中讲解的清晰度	4.1505	4.2022	0.455	0.650
24. 您对瑜伽教师教学方法和手段满意程度	4.1107	4.2809	1.718	0.089
8. 上瑜伽课前,您对瑜伽的喜爱程度	3.9619	3.6292	-3.436	0.001***
22. 您对瑜伽教师教学内容的感兴趣程度	3.8997	3.9775	0.917	0.360
15. 高校是否应该开设初、中、高级不同层次的瑜伽课程	3.8270	3.5730	-2.032	0.045*
31. 贵校现有瑜伽教学场地是否充足	3.8581	3.7528	-0.970	0.334
7. 选修瑜伽课以前您对瑜伽了解程度	2.7457	2.5281	-2.269	0.025*

注:显著性水平:* P < 0.05,   * * P < 0.01, *** P < 0.001。

三、国内高校瑜伽的教学模式建构

教学模式是为了实现教学目标而设计的、组织调控教学活动的一整套方法论体系[①]。因此,体育教学目标是指导、评价体育教学活动的

---

① 徐文慧. 依据教学目标,选择教学模式[J]. 教育科学. 1993,(3):27-30.

行动指南，以及选择、制定体育教学模式的客观依据。我国学校体育将瑜伽定位于新兴的、时尚性体育项目的趋势正在形成。实践课程教学内容涵盖形体瑜伽、呼吸和冥想瑜伽、哈他瑜伽、流瑜伽、球瑜伽等多种形式，并由初始阶段单纯的瑜伽实践教学演变为当前的瑜伽实践与理论教学相结合，目的是希望大学生迅速进入学习状态，掌握瑜伽的基本姿势及练习要点。在被调查的8所高校中，91.3%的教师教学内容包含瑜伽理论知识传授，具体包括瑜伽发展概述、瑜伽动作的创编、运动损伤的防范等。技术动作以瑜伽体位兼顾呼吸法、冥想、放松术、休息术和身体素质等整套练习的教学模式为主，主要运用讲解示范、完整与分解、重复与循环、讨论与比赛等教学方法，仅有5.1%的学生表示教师在授课时只进行肢体动作教学。绝大多数教师依然采用的是传统的教师主讲、学生跟着练习这种程序化教学方式授课，但也有43.5%的教师会注重结合运用录像、现场视频等多媒体电化教学手段。此外，由于我国瑜伽从业者的培训基本都属于职业培训模式，教学目标大多是针对今后进入市场化瑜伽馆的瑜伽教练来设计，致使我国瑜伽培训机构中对学校瑜伽教师和对瑜伽健身教练员培训的区分度不大，两者在教学方向、教学目标、教学设计、教学方式等方面混淆较严重。前文已经指出，大多数高校教师参与的专业培训大都是由国家体育总局、各省市体育局或社会瑜伽团体组织进行，高校瑜伽教师掌握的基本上都是瑜伽职业培训出来的市场化瑜伽教学模式，其中很多人在教学过程中能承担的也只是市场化模式下的教学内容和教法。因此，当前高校瑜伽课程涉及的瑜伽科学健身机理、瑜伽动作创编等教学内容还不太多，这就极易让学生忽视瑜伽的本质，难以使他们更深刻理解"将瑜伽运动融入生活"，即只学到"势"而无法领会"魂"。

表7-10发现，8所高校的瑜伽教师认为，语言提示、动作规范、学生自我纠错能力、学习态度和服装是瑜伽教学中的重要因素，音乐属于次要因素。实地调研也发现，学生普遍反映教师课堂上选用的几乎都是相同的几首音乐曲目。而实际上在瑜伽课堂中，音乐不仅是瑜伽练习中的背景音乐，它还能起到稳定心性、放松肢体、辅助瑜伽动

作练习的良好效果。很多专业瑜伽导师认为:"如果瑜伽是良药,那么瑜伽音乐就是这味良药的药引子。"因为好的音乐是一种精神的情感,它可以引领我们走向内心世界,找到属于自己的体式而更快地融入瑜伽境界。同时,在放松与调息阶段除了采用闭目调息以外,唱诵、冥想等放松方式都可以结合不同的音乐进行。所以,这就需要教师根据教学内容的变化来选择不同的背景音乐,有效培养学生的"瑜伽意识"(Yogic Mind,或称瑜伽心),激发学生的情感共鸣,使课堂练习达到事半功倍的效果。

表7-10 国内部分高校的瑜伽教师认为瑜伽课教学中的重要因素(n=23)

教师问卷题号和内容	频数	百分比(%)	排序
19. 您认为瑜伽课教学中的重要因素			
(1)语言提示	23	100	1
(2)动作规范	21	91.3	2
(3)学生自我纠错能力	16	69.6	3
(4)学习态度	13	56.5	4
(5)服装	12	52.2	5
(6)音乐	10	43.5	6
(7)与学生沟通能力	6	26.1	7
(8)其他	1	4.3	8

四、国内高校瑜伽的其他支持条件

校园瑜伽还受到高校教职工健身人群的青睐。1994年世界卫生组织指出,静坐少动是全球慢性疾病发生的第一危险因素,运动不足严重威胁着人们的健康。2007年美国医学会与运动医学会推出"运动是良医"(或称"运动是良药")健康促进项目,认为运动是预防及治疗疾病的一种不可或缺的、有效的低成本医疗保健干预策略。随着我国全民健身上升为国家战略,"运动是良医"健身新理念在国内也更广泛推行。高校教师的工作性质决定了他们长期伏案勤勉工作,带来精神压力大、颈椎、腰椎等方面的健康问题。瑜伽蕴含的健身效应为解决这些现实问题提供了突破口。

其一，瑜伽不仅是单纯的体育运动，还是一种文化及生活方式，重视个人道德修养、讲究礼仪、和谐与尊重。瑜伽动作节奏舒缓，训练过程既强调呼吸之间对肢体的控制，也强调生命的活力和对生命的感悟，注重自然渐进及在安详、宁静中体会自身潜意识，最终实现提升自我、挖掘人体潜能的健身目的。因此，任何人都可以通过瑜伽运动得以强身健体、净化心灵，并在运动中感受静谧和平衡，以提升机体与心灵的统一，体会的是一种锻炼个体与自己内心的对话。

其二，瑜伽的主要练习方式是呼吸法与体位法。运动中有目的地吸气、呼气、屏气和延长呼吸等对呼吸的控制，能够有效按摩全身内脏器官，提升机体心脑血管健康程度。体位练习中的各种坐、卧、立、跪和倒立等姿势，可以锻炼肢体关节的弯曲和扭转，有利于改善身体形态，提升肢体柔美度，塑造轻盈身态和苗条体型。

其三，整洁安谧的环境、详和柔美的音乐是瑜伽运动必不可少的元素，再结合练习本身舒展缓慢的韵律节奏与肢体语言，有益于放松肌体、平静心态、降低焦虑情绪、提升精神愉悦度和缓解思想压力，从而产生既健身又养心的效果。

其四，推广瑜伽运动对所需的场地器材资源要求并不太高。与轮滑、攀岩、帆船等其他一些时尚性运动项目以及篮球、足球等高强度身体对抗性传统项目相比，练习瑜伽的潜在运动风险性比较小，它不仅是一项低成本、高效益的健身项目，而且其"内在修心、外在塑形"的保健作用，也迎合当今社会流行"以瘦为美"的审美风潮。

正因为如此，在全民健身大背景下，瑜伽文化吸引了越来越多高校女教职工的关注，很多高校相继成立教职工瑜伽协会，由校工会牵头，与体育部（学院、系、室）联合，在每周上班期间的午休或晚上开设教职工瑜伽培训班，通过开展系列知识讲座、沙龙表演、训练辅导和校内外瑜伽交流活动，鼓励大家积极参与运动健身，缓解职业压力。2014年10月，上海市教育系统妇女工作委员会与上海市教育工会女教职工委员会联合举办了"校园瑜伽——上海女教师健身展示活动"，来自全市教育系统45个单位近500名女教师参加本次比赛，产生了非常好的社会效果。瑜伽在高校女教职工群体的兴起，既极大地丰富了教职工业余文体生活，又进一步拓宽了瑜伽健身人群的适应层面，还扩大了瑜伽在高校的知名度与影响力，并间接支持了瑜伽在大学校园的宣传倡导和文化建设。瑜伽正在作为一种重要的文化教育资源贯穿于学校体育领域。

本章小结

本章从宏观与微观视角，基于教育价值、课程资源、教学模式、其他支持条件等多个维度，对我国高校瑜伽的组织管理形式和课程体系建设状况展开分析探讨和实地调研。研究结果认为，我国校园瑜伽如今已演化为以青少年学生为教学对象，以校园为传播范围，以瑜伽体位为练习手段的一种体育教育过程，成为国内瑜伽实践推广的主渠道及重要基石之一。随着我国"瑜伽热"辐射范围持续延伸，瑜伽的教育价值受到高校广大师生一致认可。在国内高校，以体育课堂教学、课余运动训练和竞赛、课外体育社团、体育专业后备力量培养等为主要形式的多位一体瑜伽人才培养模式正处于发展的初级阶段。

第八章　我国瑜伽健身市场的供需特征与技术创新能力分析

尽管 1939 年茵蒂拉·代维在上海建立了我国现代史上第一个以健身为宗旨的瑜伽馆，但前文已经多次论述，1985 年中央电视台连续播放的《跟蕙兰练瑜伽》系列节目，是人们公认的瑜伽在国内真正意义上普及推广的重要起始节点。由于瑜伽最初是以健身的形式在现代社会不断被国人熟悉，因此大家又把其称为"健身瑜伽"，期望能更好地清晰定位瑜伽作为一个运动项目在我国的发展。全国瑜伽运动推广委员会把健身瑜伽定义为：健身瑜伽是以促进身心健康为目的，通过自身体位、气息和心理调节等练习手段，以实现改善体姿、增强身体活力、延缓机体衰老等功效的一项运动，是体育养生的重要组成部分。健身瑜伽不是印度瑜伽的一个流派或一个分支，而是在涵盖了印度瑜伽调身、调息、调心等内容基础之上的中国本土化融合产物。世界运动健身领域近年来积极提倡"身体建设与国家建设同等重要"，随着全民健身上升为国家战略，人们对我国瑜伽健身市场规范化管理和专业化引导的呼声日益高涨。面对当前国内深入探讨我国瑜伽健身市场运营状况相关研究很少的现状，非常有必要对我国瑜伽健身市场的供需特征与行业技术创新能力进行细致分析。

第一节　我国健身瑜伽的市场化发展历史变迁

健身瑜伽在我国市场化发展走过的三十多年历程，出现了一些促使其被国内民众广泛认知、普及发展的重要事件节点，如表 8-1 所示。

表 8-1 健身瑜伽在我国市场化发展的部分重要事件节点（节选）

时间	具体内容	产生的积极影响
1985 年	中央电视台早晚黄金档播放系列节目《跟蕙兰练瑜伽》，并持续播放 15 年，张蕙兰被誉为"中国瑜伽之母"	健身瑜伽开始在我国逐渐发展
2004 年	在北京举办了"中国首届美容知识技能竞赛——'郭健瑜伽杯'瑜伽大赛"	瑜伽在健身美容行业引起巨大反响
2005 年	首届中国国际瑜伽健身博览会在北京举行	促进了中外健身文化的互动交流
2007 年	《瑜伽》专业杂志在国内首发，中国瑜伽日确立	瑜伽在女性人群的影响日益扩大
2009 年	国家人力资源和社会保障部推出《瑜伽师》职业认证，制定瑜伽教师专门培训教材	瑜伽在国内的发展受到政府行政管理部门的关注
2011 年	第一届中印瑜伽峰会在广州举行，中国瑜伽节启动	瑜伽成为中印体育外交的主要载体之一
2014 年	在杭州举行瑜伽中国化国际论坛	人们开始关注瑜伽的本土化发展问题
2014 年	联合国确立每年的 6 月 21 日为国际瑜伽日	中国数十个城市随之在 2015 年举办各种首届国际瑜伽日活动
2015 年	莫迪访华，中印两国总理联合组织了一场"太极瑜伽相会"活动	莫迪通过亲身练习，向中国人民推广瑜伽
2016 年	由国家体育总局发起成立全国瑜伽运动推广委员会	瑜伽纳入政府体育行政部门管理范畴，并在全国推出系列瑜伽比赛
2016 年	913 位孕妇妈妈在安徽合肥奥体中心集体练习瑜伽	刷新了吉尼斯世界纪录

我国健身瑜伽的市场化运营在改善投资环境、促进经济发展、提供就业机会等方面做出了卓越贡献，并带动了人才教育与培养、瑜伽器材制造、健康食品生产、瑜伽旅游、瑜伽摄影、房地产开发、瑜伽传媒等关联行业的发展，成为我国体育产业的一个重要支撑。健身瑜伽在我国的市场化进程可以分为初步引入期、逐步发展期和快速发展

期三个阶段。

一、基于健身气功为载体的初步引入期（1985—2000 年）

20 世纪 80 年代初期，瑜伽已在西方国家流行。由于外国人只重视瑜伽体位的影响，注重强身健体的功能因而瑜伽在西方国家成为一种单纯的健身方式，瑜伽由此拉开运动项目化的序幕（这与我国目前倡导的健身瑜伽与印度瑜伽本质的区别是吻合的）。同一时期，气功在国内广受欢迎，出现了很多号称专业的气功医疗机构，社会性的集体练功形式到处可见，掀起一股全民"气功热"浪潮。部分气功爱好者积极到国外进行体育文化交流与授课学习，协助一些国家开设气功健身组织。由于中国气功与印度瑜伽都十分注重内在精神的锻炼，在运动形式上两者都强调身体活动、呼吸吐纳、心理调节等相结合，造成气功在国外被人们称为"中国瑜伽"的误解。受国内气功热的影响，中国一些学者、教练和习练者把在国外看到的瑜伽视为"印度气功"介绍至我国，瑜伽以气功为载体初步进入普通国民大众视野，但与瑜伽以佛教的形式在我国古代传播相类似，受众人群仍然不太多。

1985 年中央电视台连续播放《跟蕙兰练瑜伽》系列电视节目，瑜伽爱好者此后跟着光碟、电视和书籍练习瑜伽。20 世纪 80 年代末至 90 年代初，有人以气功爱好者的身份到中国香港地区、印度、欧美等地深入学习瑜伽，回来后再开设瑜伽教练培训班。例如史吏·特里·谭润华赴香港学习瑜伽，并于 1988 年在广东省成立瑜伽研究会，这是本研究查阅到的我国成立的第一个专门性瑜伽研究会，谭润华先生任会长。该研究会自 1989 年开始，在广州市海珠区的基督教女青年会每星期传授 2 次瑜伽术，弟子遍布大江南北，不少人成为国内外知名瑜伽老师。20 世纪 90 年代后期，林敏、郭建、高乘等人开始到我国各大中城市健身中心设置瑜伽课程，一些印度瑜伽教练也相继来中国推广瑜伽。该阶段的瑜伽教学内容主要以体位法、放松功、呼吸和静坐为主。由于此时期瑜伽被认为是气功的一种独特表达形式，因此在 20 世纪 90 年代末它也受到气功热衰退的影响而一度陷入发展困境。尽管在形成初期，瑜伽市场的概念并不明晰，它还只是健身房和美容院的学习课程之一，但依然为后两个阶段在我国的发展积累了一定的社会基础。

二、基于经济驱动和健康需求的逐步发展期（2001—2010年）

2003年由于"非典"时期长达半年多的户外运动受限，人们锻炼身体的渴望以后更加强烈，瑜伽健身等体育活动逐渐兴盛，瑜伽似乎在一夜之间迅速火了起来[①]。可以说21世纪瑜伽在我国兴起的一个重要因素，就是在特定的历史时期其较高健身价值及人文价值被发掘。该阶段随着专业瑜伽馆的出现，逐渐形成了由消费者、经营者和从业者等组成的瑜伽市场供需结构，三种具体存在形式包括美容院瑜伽美容课程、健身房的瑜伽课程和专业瑜伽会馆，彼此之间有着密不可分的转化关系。随着时间推移，三者的比例逐年发生变化，专业瑜伽馆的拥有比例步步增高[②]。综合对瑜伽业界资深人士的访谈、实地调研和文献资料，本研究总结出此阶段瑜伽市场以下主要特点：①接触瑜伽的人数大幅增加，但仍然以城市的女性职业人群为主，有些瑜伽馆甚至只接受女性；②出现了瑜伽师资培训市场，师资培训力度逐步加强，教师受训课时大多在70小时左右，但很多师资培训内容只重视体位法；③瑜伽社会交流活动增多，与海外瑜伽团体的联系加强，很多瑜伽教练自费赴海外参加学习；④教学内容逐渐拓宽，融入中国元素瑜伽教学萌芽，瑜伽辅助教学工具出现；⑤开展以瑜伽体位法为主要比赛内容的赛事活动。笼而括之，该时期瑜伽市场在我国的社会积淀仍不太雄厚，发展历程特征如图8-1所示。

---

① 韩玉. 北京市"瑜伽现象"的社会调查与研究——兼论对健身气功发展的启示[D]. 北京体育大学，2008：27-28.

② 陈玉青. 瑜伽网CEO陈玉青：让瑜伽发展多元化与专业化各行其道[J]. 健与美，2007，（3）：45-47.

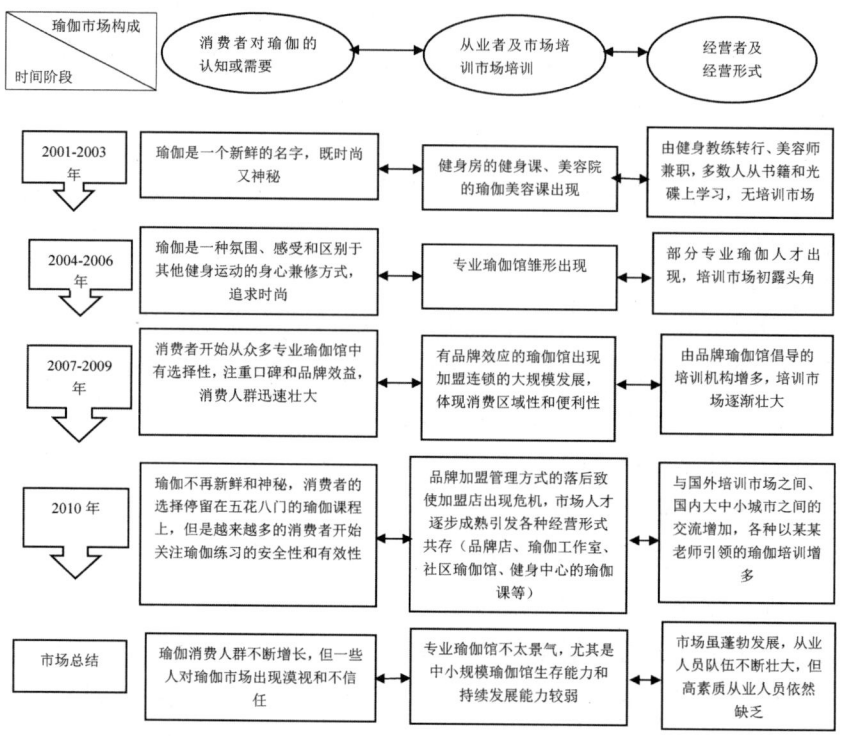

图 8-1　逐步发展期（2001—2010 年）瑜伽在中国的市场化发展历程特征

三、基于休闲时代的快速发展期（2011 年至今）

1999 年，《经济学家》杂志发表了未来学家格雷厄姆·莫利托撰写的文章，他预测人类在 2015 年将全面进入大休闲时代[①]。"休"指休整和放松身心，"闲"指闲暇、悠闲，休闲时代的来临是一个不可阻挡的国际性趋势。如今，该预言已经演变为现实，体育休闲、体育消费、运动保健、闲暇旅游等成为人们生活的重要组成部分。2011 年 6 月，中印建交 60 周年举行"首届中印瑜伽峰会"，世界著名瑜伽大师艾扬格应印度外交部和卫生部的邀请到中国参会，由此也吸引了 1000 余名国内瑜伽从业者、爱好者参加。这次峰会让国人进一步意识到真正

---

① 杜高山. 休闲时代下的体育审美初探[J]. 体育学刊，2015，22（2）：23-27.

的瑜伽并不只限于体位练习,也包括精神、情感、心理等的习练。2014年底联合国宣布设立"国际瑜伽日",中国积极响应,健身瑜伽在国内进入快速发展期。

(一)瑜伽市场课程形式更加多元化

该时期我国举办的各类大型瑜伽活动大量增加,开始引进已流行于国际的知名瑜伽流派,比如,B.K.S. Iyengar 的 Iyengar Yoga(艾扬格瑜伽)、K Pattabhi Jois 的 Ashtanga vinysa(阿斯汤加瑜伽)、Yogi Bhajan 的 Kundalini Yoga(昆达里尼瑜伽),以及高温瑜伽、力量瑜伽、阿奴萨拉瑜伽、阴瑜伽、寰宇瑜伽、流瑜伽和西藏心瑜伽。这些课程不仅讲授体位法,还融合了中医养生、推拿、经络学、纤体、塑形、亲子瑜伽、孕妇瑜伽、形体矫正、办公室瑜伽,等等,瑜伽课程的形式和名称趋于多元化。太极瑜伽、中医养生瑜伽、中国禅瑜伽、气脉瑜伽等与我国本土文化融合的、具有中国元素的课程逐渐受人关注,中国太极和瑜伽结合的产物——太极瑜伽成功推广至全国乃至世界。我国很多城市都开展了太极瑜伽的专题瑜伽大会,越来越多的年轻人加入练习太极瑜伽的行列。在印度的世界瑜伽节期间,太极与瑜伽进行了跨文化展示,进一步引起了全球对瑜伽和太极的关注。国内瑜伽界有提议将每年的12月21日定为国际太极日,旨在促进中印两国在瑜伽和太极方面的对话,并共同提炼东方智慧。

(二)瑜伽市场课程内容愈发多样化

基于瑜伽练习人潮的快速增长,2012年北京电视台播放练习瑜伽导致运动伤害的相关节目;2013年中央电视台《生活早参考》栏目对"瑜伽之争"进行报道,提出"练习瑜伽到底安不安全,应该怎样正确地练习瑜伽""因为练习瑜伽而引起了一些伤害事故的发生,瑜伽究竟是哪里出了问题"等思考,并对瑜伽练习的安全性与有效性提出质疑。国内各大新闻媒体的关注,促进了瑜伽在我国的科学化发展进程。国际上一些瑜伽研究团体给我国瑜伽界带来许多新理念,尤其是从医学保健的角度剖析瑜伽运动特质、既避免运动伤害又有效发挥出其对机体的康复作用、练习瑜伽的运动风险问题及瑜伽疗愈的课程愈发引起专家、学者们的重视。我国市场化瑜伽课程开始增加医学保健知识内容，人们对瑜伽在医学预防、运动理疗和疾病康复领域的作用展开了新的探索。例如：深圳出现专门性的医院式理疗瑜伽馆；广东的李哲老师将解剖学与瑜伽融合一起，让学习者不但了解人体生理功能以预防运动伤害，而且用瑜伽进行康复训练等；博来运动学院的创始人毕义明博士凭借自己多年以来的运动经验与康复理论知识，将肌筋膜链理论导入瑜伽课程，他讲授的筋膜链康复课程形成的"评估诊断、手法治疗、功能训练"三维一体康复模式，在国内医学界和体育界引起很大轰动。国内外均有公司注册的联合运动医学机构在河北、湖南和浙江等地设置了多个研究中心，培养出数千名瑜伽运动康复培训师、私人瑜伽教练等专门技术人才。

此外，健身瑜伽在引入我国之初，由于其与气功非常相似而比较看重呼吸，却并没有专门针对如何更有效呼吸的瑜伽课程。2011年至今的快速发展期，体式练习在健身瑜伽中的地位愈发凸显，呼吸对身体的疗法、瑜伽静心冥想等课程受到大家关注，孕妇瑜伽、瑜伽唱诵、瑜伽私教等教学内容逐渐出现。同时，运营效益成为越来越多瑜伽馆的关注点，催生出瑜伽馆销售管理和策划行业等新的市场急缺行业课程内容，它们主要围绕瑜伽馆销售、经营、人才培养等主题设置一系列课程，结合当前瑜伽馆等机构市场特点进行详细的分析与讲解。

（三）政府权威认证瑜伽教练员执教资格的需求增加

为繁荣瑜伽市场、推广瑜伽运动及健康生活理念，近年来在国内召开了各种不同主题、不同类型的瑜伽大会或高峰论坛，它们与更广泛层面的境内外瑜伽营销机构合作，为瑜伽行业搭建起了一个极佳的沟通展示平台，给业界人士及练习爱好者带来了全新的锻炼体验与学习感受。本研究2015年的不完全统计发现，当年我国就召开了国际性或全国性瑜伽大会30余场，瑜伽行业国内外交流互动空前繁荣丰富，随之也引发人们对以往瑜伽教练员执教资格认证存在乱象问题的忧虑。虽然早在2003年中国就有瑜伽社会团体举办了全国或区域性瑜伽师资班的培训，颁发过各种瑜伽教练员资格证书；但在当时的社会环境下，是否拥有一纸正规的教练员资格证书并不是那么重要，能够成为一名瑜伽教练更多的是看重专业技术水平或对顾客的亲和力，很多教练员的培训证书基本上是由各社会团体或培训机构自主办理，政府权威认证程度不高，证照的收费标准差异较大。伴随瑜伽国际专业化发展道路和国内瑜伽市场的不断拓展，更多人单独或集体到国内外参加各类瑜伽学习课程，一些较早出国研习瑜伽的个人陆续回国开设艾扬格瑜伽、阿斯汤加瑜伽、流瑜伽等瑜伽教室，或在较大型的健身中心教授学员，拥有"国际性200小时瑜伽教练员（教师）证"的教练员执教资格理念得以强化。

（四）瑜伽运动竞赛市场培育力度加大

作为一项运动，瑜伽比赛在我国社会层面的起步时间要略早于校园学生瑜伽体育竞赛的开展。2011年，国内一些社会团体与江苏省连云港市人民政府、印度大使馆联合发起主办了带有半官方性质的首届"中国瑜伽节"。它以瑜伽健身为主题，除了举办瑜伽文化高峰论坛、瑜伽时装秀、瑜伽图书展、瑜伽展示汇等系列活动之外，中国瑜伽节瑜伽大赛是其中的最大亮点，参赛选手分为爱好者组、专业组与明星组等3个组别进行预决赛，此后每年举行一届。2014年9月，国家体育总局社会体育指导中心和中国健美协会联合主办2014年全国健身锦标赛，女子健身瑜伽首次成为5个正式比赛项目之一。2016年5—11月，国家体育总局社会体育中心确定在部分省市举办12场全国健身瑜伽公开赛分站赛，比赛分社会组和院校组2个组别，包括男子单人、女子单人、男子双人、女子双人、混合双人和集体类（3—8人）6个小项，年底在安徽池州进行全国健身瑜伽总决赛。这也是由国家体育总局和全国瑜伽运动推广委员会举办、具有政府官方性质的首次全国性瑜伽体育单项赛事。此外，不仅全国性瑜伽比赛如火如荼进行，各省市自治区主办的此类比赛也在层层推进，例如江西省体育竞赛管理中心举办2012年全省瑜伽大赛、2013年惠州市首届瑜伽健美艺术大赛、2014年西安市第三届瑜伽舞蹈大赛、2015年海口市健身瑜伽大赛、2015年深圳市首届国际瑜伽大赛、2015年广西壮族自治区东盟国际瑜伽交流大赛以及福建省建宁县承办的2016年世界瑜伽大赛中国区总决赛、2018年粤桂健身瑜伽邀请赛、2021年北京健身瑜伽公开赛、2023年浙江省健身瑜伽邀请赛，等等。

社会层面健身瑜伽与校园瑜伽的运动竞赛之间相似之处在于,两者起初都归属于健身健美大类,每年举办一次全国性比赛,均允许男女选手参赛,但前者的比赛设项覆盖面更广。并且,自2016年初国家体育总局成立全国瑜伽运动推广委员会这一政府官方管理机构之后,社会层面的健身瑜伽正在逐步从健身健美类体育比赛项目中脱离出来,已被国家体育总局列为独立设置的单项全国性体育运动赛事,意味着中国官方正试图将瑜伽纳入我国正式开展的体育运动项目管理推广范畴。

第二节　我国健身瑜伽的市场化供需特征

一、我国瑜伽健身市场专业人才培训结构的主要特征

(一)参加瑜伽教练员培训人员区域来源

根据中国产业信息数据网的不完全统计,截至2014年12月,全国31个省市自治区都开设有专业的瑜伽馆,拥有瑜伽教练员总数22.5万人,其中有60.5%的人参加过各种教练员专业培训。按人数比例大小排列,国内参加瑜伽教练员培训人员来自的主要区域依次为:长三角地区、环渤海地区、珠三角地区和其他地区,如图8-2所示。说明与国内其他省市相比,北京、上海、天津、江苏、浙江、广东、福建、河北、辽宁、山东、安徽等省市健身人群对瑜伽市场的需求应该相对更大一些。

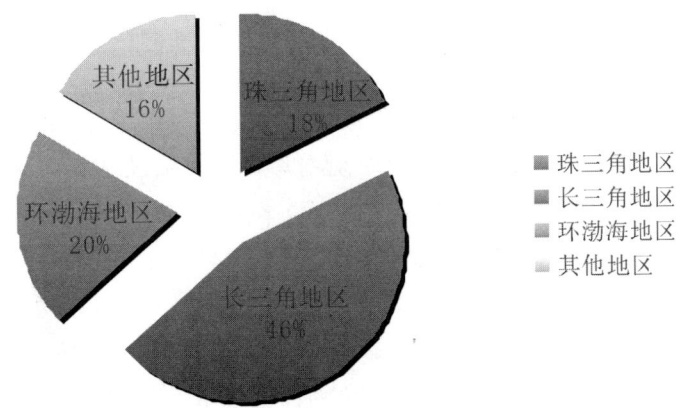

图 8-2　2014 年国内参加瑜伽教练培训人员区域来源分布特征

注：数据来自中国产业信息数据网，图 8-3 和图 8-4 同。

（二）我国专业瑜伽教练员培训机构数量基本特征

至 2014 年底，我国专业瑜伽教练员培训机构约有 1400 家（不包括健身房、塑体中心等），主要由国家体育总局、国家人力资源和社会保障部、各省市自治区体育局等官方机构以及各省市自治区瑜伽协会、社会团体、民间瑜伽培训学校等非官方机构组成，如图 8-3 所示。

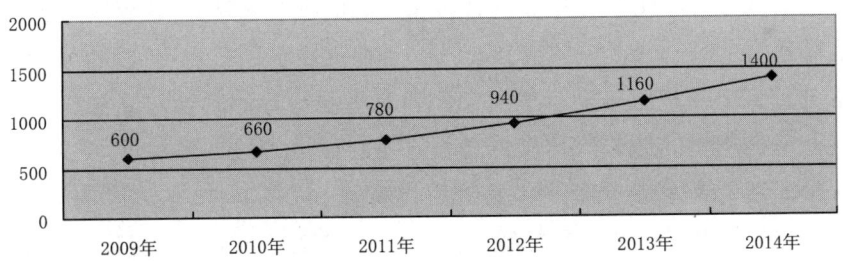

图 8-3　2009-2014 年我国专业瑜伽教练员培训机构数量（单位：家）

通过对学员进行一定学时的系列培训，培训机构均给学员发放各种类型、种类或课程的培训合格证书。由于国内专业瑜伽教练员培训机构种类繁杂，培训学时长短不一，造成一些教练员的瑜伽专业水平参差不齐。本研究调研发现，后者中的很多非官方机构在国内专业瑜伽教练员群体中的认可度甚至要大大高于前者中的一些官方培训机构。

(三) 我国健身瑜伽教练员构成特征

1. 教学年限与性别、年龄构成

本研究通过对所获得的132名健身瑜伽教练员及918名瑜伽会员（涉及全国12个城市的15个瑜伽馆）基本信息分析发现，132名健身瑜伽教练员都积累了一定的教学经验，教学年限从2—10年以上不等。其中，男性24人（占总数的18.2%）、女性108人（占总数的81.8%），男女之比为1:4.5，我国与印度的教练员状况（男性教练比例高达85%以上）正好相反。究其原因，正如本书在第三章中所言，这是20世纪80年代瑜伽以气功和健身的形式传入我国后，较长一段时间内其社会性别观念建构的结果。在很多国人的印象中，瑜伽被认为是一种与女性有关的塑形、瘦身和提升气质的运动项目。

近年来，随着人们对瑜伽健身价值的深入了解，国内男性瑜伽教练逐年递增，男女教练员群体均呈年轻化趋势，132名健身瑜伽教练员中，40岁以下的占总数的76.5%。这与我国高校瑜伽课程师资队伍教学年限、性别结构、年龄特征趋于类同。然而，由于上述教练员大多来自社会各阶层，整体的学历层次偏低。其中，大专及以下学历占总数的52.3%，具有研究生学历的人数比例仅有6.8%，这应该与瑜伽运动蕴含的普适性"低门槛"入门标准本质要求存在一定关联。并且，部分教练员是由健美操、啦啦操、体育舞蹈等专业改行，或在参加了某些瑜伽机构的速成式培训或自学之后转而成为瑜伽教练员。

2. 专兼职教练员比例及薪酬待遇特征

132人中有瑜伽兼职教练82人（占比62.1%），瑜伽专职教练50人（占比37.9%），说明我国瑜伽健身市场中的教练员组成以兼职者为主。访谈中发现，很多瑜伽教练选择兼职的主要原因在于，兼职教练在时间和课程安排上有很大的自由度和自主性，兼职教练一般以课时为收费标准，授课时数多则薪酬待遇高，很多人同时兼职多个瑜伽馆。这些教练员的收入依教学内容、资历、知名度和城市地域的差别而具有较大差异性。63.4%兼职教练员群体处于80—150元/课时的水平，一些业界知名度较高的教练员在150—200元/课时之间，个别明星级

教练员甚至可以达到 200 元/课时以上，但该类人群人数比例不超过 10%。部分教学年限不长或三线城市瑜伽教练员的课时费偏低，基本在 50—80 元/课时。相比之下，专职瑜伽教练员的工作较为稳定，他们基本固定在某个瑜伽馆、每天承担一定工作量的教学，工资待遇大致在 3000—7000 元/月之间，一些瑜伽馆在年底还有额外的奖金。此外，一些国内比较知名的教练员也经常会在全国各地举办短期的瑜伽工作坊，一期时间 3—15 天不等，集中一个或几个主题对一些新入行瑜伽教练员或资深瑜伽会员进行授课，很多人的薪酬待遇在每期 1 万元以上。

二、我国瑜伽健身市场消费人群的主要特征

（一）我国经常参加瑜伽锻炼人数特征

中国产业信息数据网统计显示，截至 2014 年底，中国约有 1000 万瑜伽人口，如图 8-4 所示。近几年，瑜伽馆在全国各地如雨后春笋般相继成立。由于很多瑜伽馆、瑜伽会所开设在住宅小区，有些并没有在民政部门报备登记，致使国内瑜伽馆实际存在数量远远高于登记在册的数量。本研究通过对一些专家、官员、瑜伽从业者等访谈并结合实地调研发现，大家认为这个数字可能远远低于国内目前瑜伽实际锻炼人数。如果以进行体位练习或瑜伽静心冥想每周 1 次及以上或者参加各类瑜伽活动每周 1 次及以上且每次锻炼（活动）时间不少于 30 分钟来计算，我国经常参加瑜伽锻炼人口初步估计在 3000 万以上。例如，湖南省并非属于国内瑜伽市场化供需旺盛排名比较靠前的省份，但访谈中得知该省现在已有瑜伽企业 600 多家，仅长沙市经常参加瑜伽练习的人数就应该超过 10 万。

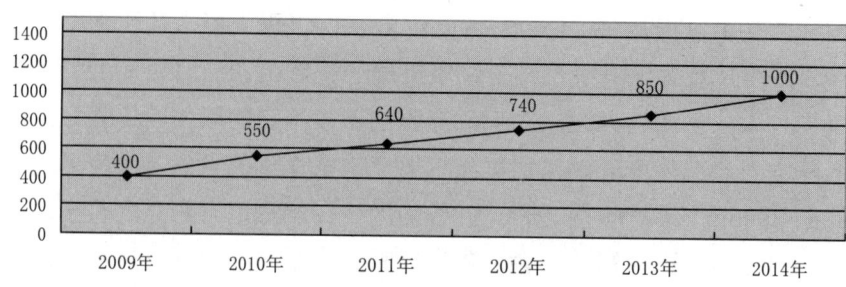

图 8-4　2009-2014 年我国经常参加瑜伽锻炼人数统计（单位：万）

（二）消费人群的性别、年龄和知识背景特征

我们的调研结果显示，15 个瑜伽馆的 918 名会员中，有女性 779 人、占总数的 84.9%，男性 139 人、占总数的 15.1%，男女之比为 1∶5.6。体现出我国健身瑜伽参与者尽管依然以女性为主，但相较于其在我国逐步发展期时女性人群占比 90% 以上[①]，男性健身瑜伽参与人群比例已有一定程度上升，说明更多的男性正在加入瑜伽健身行列。其中的一个主要原因应该在于随着瑜伽市场的扩大，衍生出了一些更适合男性练习的瑜伽流派，如阿斯汤加瑜伽、力量瑜伽等。并且本研究在实地调研中还发现，一些瑜伽教练基于瑜伽文化内涵解析，致力于对男性健身人群的"瑜伽是女性专利"误读思想进行答疑解惑，从而让部分男性对练习瑜伽产生了兴趣。同时更多男性健身瑜伽教练员的出现、以及一些男性参与者由于亲身见证自己身边的妻子或女性朋友练习瑜伽发生的良好改变而激发了练习热情，这些对壮大男性瑜伽健身人群队伍数量都起到了良好的引导作用。

虽然 918 名会员的年龄构成大多集中在 25－45 岁的中青年人群体，他们均有一定的经济收入来源，是国内瑜伽健身市场的主要消费人群。但从图 8－5 可知，瑜伽其实已经渗透到社会各阶层年龄段人群，年龄跨度非常大。本研究调研发现，亲子瑜伽的课堂上就有从刚出生数月至 10 岁年龄不等的婴幼儿及儿童参与者。特莱斯（1993）等

[①] 孙琴. 北京市瑜伽馆会员练习行为研究[D]. 北京体育大学，2007：19-20.

也早已研究证明①,瑜伽练习可以提高儿童的手部动作稳定性及运动速度,健身瑜伽不受年龄的限制,老幼皆宜。而且在图 8—5 中,25 岁以下年龄段占调查总数的 11.5%,但并没有把第七章中校园瑜伽的绝大多数大学生和中小学生健身人群统计在内。如果算上这类人群,瑜伽在国内 25 岁以下青少年人群的习练人数比例必将远远高于图 8—5 的 11.5%比例。同时图 8—5 还显示,56 岁以上老年人群体练习瑜伽的人数比例已达 10.5%,来自上海的退休机械工程师沈维德从 62 岁退休后开始修炼瑜伽,至今已坚持了 20 多年,被誉为"中国第一瑜伽老人",来自江西的雷霆在 2005 年以 61 岁高龄去北京参加培训,最终考取了专业瑜伽证书而成为一名瑜伽专业教练,被人们尊称为"瑜伽奶奶",等等。这些人练习瑜伽强身健体的事迹鼓舞了更多的老年人加入瑜伽健身人群。国内外很多研究表明:瑜伽有助于老年人稳定情绪、调节心境、改善睡眠模式②,以及降低血脂水平、防治慢性腰疼、提高肌体敏锐性③。正因为如此,老年人群体已经成为当前国内瑜伽健身市场开发的重要目标消费人群之一。

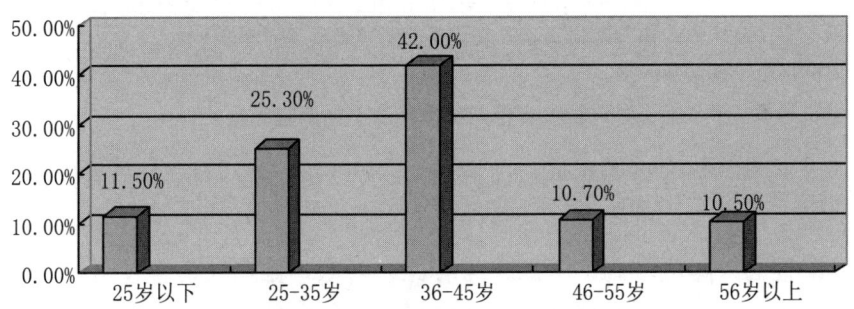

图 8-5 健身瑜伽会员年龄构成情况

分析 918 名健身瑜伽消费人群的知识背景可知,70%以上的人具有本科及以上学历,工作单位属于企事业编制。这与此前部分研究者

---

① 任园春,赵琳琳,程嘉. 瑜伽与儿童青少年身心健康研究进展[J]. 中国运动医学杂志,2011,30(12):1145-1148.

② 孟建平. 瑜伽锻炼对老年人情绪及睡眠质量的影响[J]. 中国老年学杂志,2013,33(18):4568-4569.

③ 汤静. 瑜伽对老年人身心健康的影响[J]. 中国老年学杂志,2012,32(14):3127-3128.

在 2008 年①、2010 年②、2013 年③的调查结果差异性不大。这应该与稳定的经济收入与生活状态是影响人们运动健身消费观念的最主要因素密切相关。国内已有调查显示，收入越高的家庭，对健康的投资越多④。然而本研究也发现了这样的现实，国内健身瑜伽消费人群较高层次的知识背景与瑜伽教练员学历水平整体性较低的状态并不太相匹配。

（三）消费人群的健身动机

图 8-6 表明，国内市场最受消费者欢迎的瑜伽馆开设课程是瑜伽体位和疗愈瑜伽。这应该与大部分瑜伽练习者都是从瑜伽体位开始接触瑜伽锻炼以及瑜伽可以较好地预防和缓解疾病已得到很多人的认可有关。

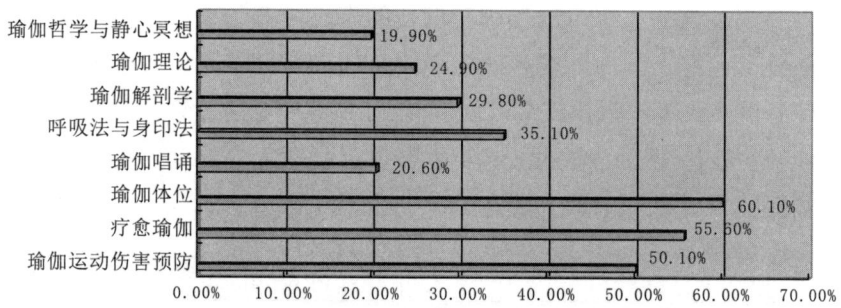

图 8-6 瑜伽消费人群选择的瑜伽课程类型统计

很多消费者会选择多门课程学习。但一般而言，练习年限不太长的城市白领对瑜伽呼吸法与身印法、瑜伽哲学与静心冥想、瑜伽唱诵等课程的兴趣度较高；资深参与者比较喜欢瑜伽运动伤害预防、瑜伽解剖学和瑜伽理论等课程。上述各类课程能够满足人们的不同健身需求。并且由于近年来各种媒体对瑜伽伤害问题时有报导，瑜伽教练和参与者开始重视瑜伽的运动安全问题。心理学认为，需要触发动机，

---

① 张燕红. 参与瑜伽锻炼女性人群的特征研究[D]. 苏州大学，2008：11-12.
② 公卉. 广州市开展瑜伽运动的现状调查与分析[D]. 广州大学，2010：23-24.
③ 万丽芳. 武汉市城区瑜伽馆会员锻炼行为研究[D]. 华中师范大学，2013：11-13.
④ 李凌. 中国居民健康白皮书[N]. 天津日报，2013-06-18.

动机决定行为①。也就是说,人们的消费动机产生于自身的实际需要,他们的消费动机决定了各自的消费行为方式。本研究通过与部分健身者的实时交谈并结合对消费人群在瑜伽馆的选课类型分析,提炼出他们的健身动机。大体上看,人们参与瑜伽锻炼的健身动机主要包括修身养性、减轻压力、强身健体、减肥瘦身、防治疾病、追求时尚运动体验、休闲养生、结交朋友以及个人爱好等。其中既涵盖了心理、生理健康需求,也包含了社交需求,人们选择在瑜伽馆健身消费基本上是两种或两种以上多种动机交织而产生的结果,呈现出多元化特征。大部分健身消费人群已经认识到瑜伽是一种有效的减压方式,当然也有部分女性仅把瑜伽当成减肥瘦身的形式。虽然在练习之初教练就会向练习者传授"瑜伽是一种生活方式"的思想,但也有少数健身者表示他们还比较难以理解瑜伽如何成为生活方式,不知道怎样将瑜伽与生活融合在一起,尚未能真正理解其中的内涵。

三、我国健身瑜伽市场化经营的主要特征

除了校园瑜伽以外,当前人们练习瑜伽的主要方式有三种:成为市场化瑜伽会馆的会员、参与户外免费瑜伽课程学习、在家自己进行锻炼。国内市场化瑜伽会馆主要以专业瑜伽馆、运动健身+瑜伽、美容+瑜伽三种形式并存,以中小型专业瑜伽馆居多。经营场所大多以租赁为主,健身服务和瑜伽运动推广是它们的主要营销理念,并有从传统型商业模式(被动等待客户上门的营销)向新型商业模式(采取各种主动出击的方式向目标人群推介)转变趋势。部分早期美容+瑜伽会所正逐步过渡到其他项目运动健身+瑜伽会所,更加注重服务质量、规范服务品质。个性化和新颖性专业瑜伽会馆营销模式越来越成为经营者的普遍共识,各大城市也相继出现了一些品牌式连锁经营的专业瑜伽会所,但自主经营模式的瑜伽会馆依然占据市场主流。

上述瑜伽会馆一般以会员制的方式经营,依据年卡、半年卡、季卡、月卡、次卡等会员类别配以不同的收费标准,以满足自由支配锻

---

① 〔日〕松井三雄. 体育心理学[M]. 杨宗义,张春,译. 北京:人民体育出版社,1985:15-16.

炼时间的会员需求。与专业瑜伽馆相比，运动健身+瑜伽和美容+瑜伽两种会馆的优势和劣势兼备，后两者的优势在于对自己现有的健身顾客的引导方面，如果营销方式得当，这部分健身会员非常容易受其影响，继而吸引他们将瑜伽也作为自己新的健身方式或练习手段，更容易扩充瑜伽新会员的人数；劣势则是在瑜伽教练员的专业化程度、练习场馆的环境舒适度等方面，与专业瑜伽馆相比略逊一筹。从经营效益上看，当前瑜伽会馆以微盈利或持平者居多，但亏损者也不在少数。这与当前我国体育产业市场消费结构仍以"实物性消费"为主、"体育服务性消费"滞后、健身人群"花钱买健康"体育消费观念尚需强化，以及部分健身会馆经营者出于对瑜伽运动的无限热爱，视自己为"瑜伽人"而把其看成公益事业，认为瑜伽营销不能以盈利为目的、致力于推广瑜伽的经营方略相关。为了让更多人加入瑜伽锻炼的队伍，一些瑜伽教练员还会选择在公园或绿地等户外场所免费教授瑜伽，人们可以通过朋友介绍、微信公众号或现场直接报名参与。同时，每日瑜伽、瑜伽你好、Wake 瑜伽等一批综合了瑜伽教学视频、在线预约瑜伽私教、分享自身瑜伽练习心得等其他增值服务的"互联网＋瑜伽"创业公司也应运而生。例如，Wake 瑜伽自 2015 年 12 月上线以来，注册用户已突破 100 万。用户可以在这些瑜伽在线教学平台的应用程序上，自主选择适合自己的瑜伽课程进行练习，记录习练成效，从而形成属于自己的瑜伽锻炼人群朋友圈。

第三节 我国瑜伽行业技术创新能力的实证分析

一、运用专利信息评估技术创新能力的国内外概况

技术创新的概念，最早是在 1912 年著名经济学家约瑟夫·熊彼特（Joseph Alois Schumpeter）出版的《经济发展理论》一书中提出。他把技术创新能力纳入经济学研究范畴，认为发展是创新的函数与结果，

明确指出"创新"应该包括产品创新、技术创新、市场创新、资源配置创新、组织创新五种情况，生产技术、生产方法的革新与变革对推动社会经济的发展起到至关重要的作用[①]。作为现代创新理论的开山鼻祖，熊彼特此后于 1942 年将竞争、垄断与创新等内容联系在一起阐述现代竞争理论，继续完善自己的学术思想体系[②]，其中的核心观点如：无论从时间序列或内部结构来看，竞争都是一个创新与技术进步的动态演进过程；竞争是持续创新与经济发展的必要条件，即使有创新也不能缺乏竞争，没有竞争必将造成创新限制在局部甚至停滞等观点，迄今仍被学术界推崇备至。技术创新的核心要素是科学技术的发明、创造与价值实现，技术创新能力与企业核心竞争力之间的关系问题，逐步引起世界各国的高度重视。伴随全球化的知识经济时代来临，创新被放在了很多国家发展全局层面的核心位置，众多学者对技术创新能力的内涵、影响因素、评价方法、与产业国际竞争力的相关性等进行了积极探讨，呈现出方兴未艾的研究态势。由于技术创新能力是一个综合了技术研发、成果应用、科学管理、组织决策、市场开发、产品营销等多方面的复合概念，属于一种复杂的、累积增值的智力创造过程，不同人对其内涵与构成的认识理解各有差异，至今国内外学术界仍没有形成统一、公认、标准化的技术创新能力综合评价指标体系[③]。

专利信息是所有专利活动中产生的各种相关信息总和，属于科技信息门类，主要储存于专利文献或专利数据库中，包括专利说明书、文摘、索引、公报以及各种专利分类资料等。这些文献涵盖的大量技术信息可以帮助人们及时评估出创新活动的价值[④]。无论是技术发明还是学术研究，专利文献都是科学发现的重要组成部分。作为记录发

[①] 谢光亚,李明哲. 基于专利信息的中国风电产业技术创新能力评价[J]. 工业技术经济,2013,238（8）：3-10.

[②] 陈志广. 熊彼特的竞争理论及其启示[J]. 中南财经政法大学学报, 2008, 167（2）：16-20.

[③] 鲍志彦. 高校技术创新能力评价实证研究-基于专利信息的测度分析[J]. 农业图书情报学刊，2016，28（8）：5-10.

[④] 李娜，李建华，王静敏. 基于专利信息的技术创新能力研究[J]. 情报科学, 2010, 28（4）：611-615.

明创造成果的重要产出指标，国外早在 20 世纪 80 年代开始就有专家将专利视为技术创新领域研究的丰富信息源。例如法格伯格·J.（1988）对国家专利拥有量、研究与发展经费投入增长量与人均国内生产总值之关系进行了系统分析，认为技术创新能力和国际竞争力两者之间高度正相关[1]。哈格多鲁（2003）依据一些专利指标测度了创新活动绩效[2]。如今，专利数据具有的稳定性、完整性、信息发布权威性、出版及时性和易获得性等特点被进一步挖掘，它已成为国际上通用的衡量国家、地区、组织或行业领域科学技术创新产出能力、技术创新优势和技术竞争实力的一个重要度量指标[3]，甚至被人们认为是快速判断识别技术变革的唯一数据。专利与技术创新相互依存、相互支撑关系在学界已达成较为普遍的共识。国内外学者们运用多种专利量化指标对区域、企业、高校、战略性新兴产业及行业技术创新能力展开了一系列细致研究[4-5]。随着科学技术水平日益提升，知识经济发展步伐日趋加快，以发明创造为代表的知识产权已成为国家经济发展的主要因素。作为技术创新战略性资源的专利，既是产业（行业）核心竞争力的构成要素，又是建设创新型国家的有力保障[6-7]。因此，本研究试图借助专利信息，对我国瑜伽行业技术创新能力进行细致探讨。

---

[1] Fagerberg J. Why Growth Rates Differ[M]. Technical Change and Economic Theory，1988：432-457.

[2] Hagedoorn, Cloodt. Measuring Innovative Performance: is there an Advantage in Using Multiple Indicators? [J]. Research Policy, 2003, 32(8): 1365-1379.

[3] 马兰. 基于专利产出的京津冀技术创新能力比较分析[J]情报探索，2015，217（11）：74-78.

[4] 田雅娟，杨志萍，方曙等. 从专利量化角度分析西部地区技术创新能力[J]. 情报杂志，2008，(11)：91-93.

[5] C L Benson, C L Magee. Quantitative Determination of Technological Improvement from Patent Data[J]. Plos One，2015，10(4)：1-23.

[6] 杨浩明，樊凌雯，张保彦，张佰鹏. 全球和中国橡胶机械产业专利情报分析[J]. 情报杂志，2014, 33（6）：53-58.

[7] 汪守霞，汪张林. 基于专利信息的新能源汽车及驱动电机发展现状分析[J]. 中国科技论坛，2016，(4)：63-69.

二、基于专利信息的我国瑜伽行业技术创新能力实证分析

从本书第三章对研究方法的阐述,我们基于技术创新规模、技术创新质量、技术创新效率三个维度,运用国际专利申请量、国家专利申请增长率、国家专利竞争指数、专利申请类型比率、发明专利授权率、发明专利有效率、有效发明专利平均年龄、发明专利被引用频次、专利权利要求、专利技术范围、专利强度、专利密度、专利合作状况、专利技术转让等多种参数,绘制瑜伽专利地图,结合中外比较,进行专利信息可视化分析,从科技创新层面,直观展示现阶段国内瑜伽行业的技术创新能力。

（一）技术创新规模分析

1. 国际瑜伽专利申请量

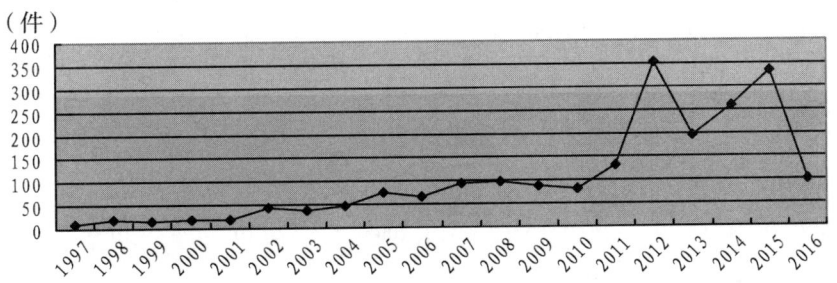

图8-7　国际瑜伽1997—2016年专利申请量示意图（注：2016年的数据截至本研究检索日期）

从全球范围来看,通过图8-7可知,世界各国瑜伽行业的专利申请数量逐年上升。1997—2016年,共有中国、美国、韩国、日本、英国、巴西以及印度等26个国家（地区、组织）先后申请了瑜伽专利2091件,这也与前文论证的瑜伽在世界的影响力与日俱增、科研人群关注度日益扩大的特征呼应。具体到各国情况,表8-2发现,排名世界瑜伽专利申请量前10名的国家主要来自亚洲、欧洲、美洲（均各有3个国家）,以及1个世界组织,合计申请瑜伽专利2016件。根据巴雷托截取法进行A、B、C类优势划分,排名第一的中国和排名第二的

美国位列 A 类集团，中美两国瑜伽专利申请量合计占全球总数的 75.94%。韩国属于 B 类，其他 7 国（组织）排在 C 类，归属于 A 类集群的优势国家数量尚不太多。

表 8-2　国际瑜伽专利申请量排名前 10 位的国家（地区、组织）统计（1997-2016 年）

国家（地区、组织）	瑜伽专利申请量	占国际瑜伽专利申请总量百分比（%）	瑜伽专利申请量累积百分率（%）	全球瑜伽专利申请量排序	2016 年全球创新指数排名
中国	1110	55.06	55.06	1	25
美国	421	20.88	75.94	2	4
韩国	228	11.31	87.25	3	11
世界知识产权组织	79	3.92	91.17	4	—
日本	46	2.28	93.45	5	16
英国	41	2.03	95.48	6	3
巴西	34	1.69	97.17	7	69
俄罗斯	20	0.99	98.16	8	43
加拿大	20	0.99	99.15	8	15
德国	17	0.85	100	10	10
合计	2016	100	—	—	—

我国瑜伽专利申请量排名全球首位这一特征，应该与国家近年来充分意识到加强创新是一个经济体充满活力、提高竞争力的关键，正力求由"中国制造"向"中国创造"转型的发展方向相关。联合国在 2015、2016 年两次发布全球创新指数（GII），作为世界第二大经济体的中国 2015 年排第 29 位，在 2016 年第一次跻身世界创新前 25 强，这标志着我国在创新方面已加入到世界高度发达经济体行列。也是在这一大环境影响下，近年来中国创新企业的专利申请活动大幅增长。2016 年 3 月，世界知识产权组织发布公报指出，2015 年全球在该组织《专利合作条约》框架下提交的专利申请数共计 21.8 万件，美国（约 5.74 万件）和中国（约 2.98 万件）分别位列本年度申请数量的第 1 和

第 3 位,但专利申请数量增长最快的国家是中国(年增长率为 16.8%),我国已成为国际专利申请增长的主要推动力[①]。从表 8-2 也可以看出,美国和韩国的瑜伽专利申请量排名世界第 2、第 3 位,他们的创新指数分别位居全球第 4、第 11 位,均属于世界上创新指数排名高位国家。而作为瑜伽起源国的印度,至今仅申请瑜伽专利 16 件。这应该与当前印度的国家整体创新能力还不太强(2016 年该国创新指数排名全球第 66 位)、体育竞争力较弱(在 1980－2016 年历届奥运会上仅获金牌 1 枚)、印度传统文化中存在轻视体力活动的观念等有关[②]。

2. 国家瑜伽专利申请增长率

专利申请增长率(Patent Growth Rate,简称 PGR)主要度量专利的申请数量随时间变化增长(或减缓)的百分率,计算公式为:PGR=$(PN_1-PN_0)/PN_0 \times 100\%$。其中,$PN_1$ 指近期专利数,PN_0 指前期专利数量,周期介于 2－5 年之间。表 8-3 对排名前 10 位国家(地区、组织)的瑜伽专利申请增长率统计可知:2006－2015 年,我国瑜伽专利申请量呈井喷式上升,增长率同样排名世界首位。排名前 10 位中其他 9 个国家(地区、组织)在 2011－2015 年瑜伽专利申请的总数、瑜伽专利申请增长率分别为 356 件、24.04%,均远不及同一时期我国的 890 件申请数量、709.09%的申请增长率。美国也属于增长率较迅速国家,达 51.43%。但韩国、日本、巴西、加拿大等部分国家出现了负增长。这应该与这些归属于全球瑜伽专利申请量 B、C 类的国家,在 2006－2010 年、2011－2015 年两个周期内的总体数量均不是太多有关。

[①] 陈建. 世界知识产权组织:中国是国际专利申请增长主要推动力[N]. 经济日报,2016-03-22.

[②] 佚名. 法媒:印度 12 亿人 36 年获 1 枚奥运金牌,举国无所谓[N]. 参考消息,2016-08-23.

表 8-3　排名前 10 位国家（地区、组织）的瑜伽专利申请
增长率统计（2006-2015 年）

国家（地区、组织）	2006-2010 年专利申请数	2011-2015 年专利申请数	国家专利申请增长率（%）	排序
中国	110	890	709.09	1
美国	140	212	51.43	4
韩国	60	56	-6.67	6
世界知识产权组织	30	36	20	5
日本	21	13	-38.10	8
英国	7	15	114.29	2
巴西	15	2	-86.67	9
俄罗斯	0	8	—	—
加拿大	10	7	-30	7
德国	4	7	75	3
以上 9 国（地区、组织）合计（中国除外）	287	356	24.04	—

注：由于 2016 年数据尚不完整，因此对增长率的统计选择截至 2015 年底，以 5 年为一个周期，表 8-5 同。

3. 国家专利竞争指数

世界各国对专利类型的分类存在一定差异。中国大陆与日本、韩国、德国、丹麦、西班牙、巴西等大部分国家类似，分为发明、实用新型、外观设计三种专利类型，美国分为发明、外观设计和植物专利三种，中国台湾地区则包括发明、实用新型、新式样专利三种。在这些专利种类中，发明专利的研发价值最大、技术含量最高，最能体现自主创新的能力。实用新型专利和外观设计专利的创新价值依次递减。

表 8-4 首先对中、日、美三国的瑜伽专利申请类型及发明专利授权率进行统计比较，可以看出，尽管 1997 年至今，我国瑜伽行业的专利申请数量要远高于美国和日本，但专利类型结构不太理想，科技含量较弱的外观设计专利申请率过大（占比已达总数的 59.09%），发明专利申请率过低，仅为 13.27%，而美国和日本的发明专利申请比重均超过了 65% 以上。并且，我国瑜伽发明专利的授权率也非常低，只有 9.59%，而美国和日本瑜伽发明专利授权率分别高达 37.99%、35.48%。

这从一个方面表现出我国瑜伽行业虽然从整体上看专利申请数量大、但发明专利授权量太小，很多较低质量的专利申请充斥其中。我国瑜伽行业无论是在专利申请类型结构的合理性还是在发明专利创新思维上，都要落后于美、日两国。

表 8-4　中、日、美三国的瑜伽专利申请类型及发明专利授权率统计比较（1997-2016 年）

国家	专利申请类型及数量			专利申请类型比率			发明专利授权数量和比率	
	发明专利申请数	实用新型或植物专利申请数	外观设计专利申请数	发明专利申请率（%）	实用新型或植物专利申请率（%）	外观设计专利申请率（%）	发明专利授权量	发明专利授权率
中国	146	304	650	13.27	27.64	59.09	14	9.59
美国	279	95	47	66.27	22.57	11.16	106	37.99
日本	31	10	5	67.39	21.74	10.87	11	35.48

注：发明专利授权率是指发明专利授权量与发明专利申请量的比值。

本研究继续运用国家专利竞争指数（M_{ci}）展开讨论①，它反映的是一个时段内国家专利竞争地位的高低。计算公式如下：

$$M_{ci} = \frac{AN_i(j)/AN_{n-1}(j)}{AN_i^{9}/AN_{n-1}^{9}}$$

其中：$AN_i(j)$ 指某年一国获得的授权专利数，$AN_{n-1}(j)$ 是该年其他国家获得授权的专利数，AN_i^{9} 指除了该年的其他 9 年中某国获得授权的专利数，AN_{n-1}^{9} 指除了该年的其他 9 年度中其他国家获得授权的专利数。M_{ci} 数值越大，说明某国在该年度的国家专利竞争实力越强。表 8-5 选择了发明专利授权量对 2006－2015 年中国、美国、日本的瑜伽专利授权竞争指数进行对比分析。

---

① 谢光亚，李明哲. 基于专利信息的中国风电产业技术创新能力评价[J]. 工业技术经济，2013，238（8）：3-10.

表 8-5　中、日、美三国的瑜伽发明专利竞争指数统计比较（2006—2015 年）

国家	2006	2007	2008	2009	2010	2011	2012	2013	2014	2015	发明专利申请总数	发明专利授权量（授权率）	M_{ci}均值
中国	0	5.67	0	1.44	1.12	0.66	0.46	3.23	0.38	0	118	14/11.86%	12.96
美国	1.52	0.09	8	0.53	1.27	2.09	3.02	0.45	3.68	1	235	73/31.06%	21.65
日本	4.5	11.42	0	2.89	0	0	0	0	0	0	22	4/18.18%	18.81

表 8-5 显示，相比于 1997—2005 年，2006 年以来我国瑜伽发明专利申请量成倍数快速增长，这应该与此时期瑜伽热逐步在我国兴起的态势密切关联。但与美、日相比，虽然 2006—2015 年期间，美国和日本的瑜伽行业发明专利授权率（31.06%、18.18%），与表 8-4 中他们各自从 1997 年至今的总体授权率（37.99%、35.48%）相比均有一定程度下降，而我国在这 10 年中的瑜伽发明专利授权率相比 1997 年至今的总体授权率（9.59%:11.86%）则略有提升，却依然低于美、日两国。同时，从国家瑜伽专利竞争指标来看，我国瑜伽行业的整体技术创新能力（M_{ci}值为 12.96）也低于美、日发达国家水平（M_{ci}值分别为 21.65、18.81）。不过我们还是欣喜地看到，2010—2015 年期间，中国有 8 件瑜伽发明专利获得授权，尽管仍低于美国同时期的 49 件瑜伽发明专利授权总量，但日本在该阶段的瑜伽发明专利授权数为 0。近年来在国家政策引导、国内校园瑜伽和瑜伽健身市场急速扩张的刺激下，我国瑜伽行业技术创新活动已在储备赶超日本之势。

（二）技术创新质量分析

1. 我国的瑜伽发明专利有效率与有效发明专利平均年龄

《中华人民共和国专利法》明确规定：从申请日起计算，发明专利权的有效期限为 20 年，实用新型、外观设计专利权的有效期限则为 10 年[1]。专利权人应当在专利被授权的当年开始每年缴纳一定金额的年费，以维持专利有效权，否则视为失效专利。保护专利有效权的费

---

[1] 应璇, 孙济庆. 基于专利数据分析的高校技术创新能力研究[J]. 现代情报, 2011, 31（9）: 165-168.

用随维持时间的延长而增加,对于一些创新水平和经济价值度不高的专利,较长时间去维持的必要性肯定不大。因此,有效年龄越长的专利大多属于技术创新价值与经济价值均较高,也通常被人们视为核心专利①。

发明专利有效率是指有效发明专利数量占发明专利授权量的比例,有效发明专利平均年龄是指所有的有效发明专利的平均有效时长(有效期是从申请之年度算至 2015 年 12 月 31 日)②。与申请量、授权量、授权率相比,发明专利有效数量、有效率和有效平均年龄更能反映专利的应用状况、市场价值和技术创新质量,也更能体现技术创新的核心竞争力。从表 8-4 可知,1997 年至今,国内瑜伽行业共有 14 项发明专利得到授权,包括目前仍有效的发明专利 11 件,失效发明专利 3 件,发明专利有效率为 78.57%。同时,本研究以发明专利有效数量和专利申请距今时间的加权平均值,计算出瑜伽有效发明专利平均年龄,得知:我国瑜伽行业 11 件有效发明专利的平均年龄为 5.2 岁,既低于美国的 12.6 年、日本的 9.5 年、德国的 8.8 年、韩国的 8.4 年等世界发达国家各种专利平均维持时间总体水平②,又低于国家知识产权局发布的"2015 年全国发明专利为 6 年、国外来华发明专利为 9.4 年的平均维持年限"③。这说明国外普遍更注重专利布局,更加善于利用专利为企业的激烈市场竞争服务,而我国瑜伽发明专利的有效寿命较短、有效维持率较低,一定程度上反映出专利技术创新质量和社会效益都有待进一步提高。

2. 我国高被引用频次瑜伽发明专利

专利被引分析的客观、量化特征,使之成为技术影响和专利质量评价的国际通用做法。专利的被引用频次反映的是自身被其他后续专利引用的水平。专利被引需要一定的时间积累,一件专利从最初被引

---

① 李文辉,贺浪萍,林卓玲. 从国内专利角度分析华南师范大学的技术创新能力[J]. 华南师范大学学报(自然科学版),2011,(2):138-142.
② 乔永忠,肖冰. 基于权利要求数的专利维持时间影响因素研究[J]情报科学,2016,34(5):678-681.
③ 龚亚麟. 国家知识产权局 2015 年发明专利申请授权及其他有关情况新闻发布会[EB/OL]. www.sipo.gov.cn. 2016-01-14.

直至大量被引用，大多需要 5 年以上时间①。被引用频次越高的专利，说明它被当成技术参照的次数越多，也就可能意味着该专利包含着一些关键核心技术或技术优势的重要性程度越大，从而成为引用该专利的其他后续专利研发基础。表 8-6 对国内高被引频次排名前 10 位的瑜伽发明专利特征进行统计，可知我国高被引瑜伽发明专利的研发重点主要集中于瑜伽运动（健身）器材设备、瑜伽运动服装及其制作（使用）方法、瑜伽教学领域。例如，被引用频次排名第 2 位的发明专利"调节和改善生物生长生存状态的方法及设备"（专利号：CN1070580A），通过使人体中的分子、原子、电子的能级发生谐振跃迁，单一细胞系统获能量激发组织器官、系统、体液和神经中的谐振反应，在机体内形成以感觉为主的信息能量通道，可以帮助练习瑜伽、瑜伽信息治疗及保健、气功、模拟气功，有利于东方对精神、系统、信息、气畅的研究探索科学化与标准化。被引用频次排名第 5 位的发明专利"适应多种身体姿势的可调式椅子及其使用方法"（专利号：CN101534678A），主要设计了一种座椅设备及方法，以帮助人们在操作计算机、进行文字或办公室工作间隙，利用该座椅设备进行短暂的瑜伽身体锻炼、放松。然而，表 8-6 也显示，我国瑜伽发明专利的高被引频次均不太高，单件专利的最高被引用频次仅为 22，前 10 名高被引发明专利的平均被引用频次为 5.5。

表 8-6　我国排名前 10 位高被引用瑜伽发明专利特征统计

排序	发明专利名称（专利号）	被引频次	涉及 IPC 类型数	研发人员人数	是否转让	申请不同国家数	权利要求项数	合享价值度
1	锻炼设备（CN101443083A）	22	1	1	否	8	34	10
2	调节和改善生物生长生存状态的方法及设（CN1070580A）	12	3	1	否	4	64	10

---

① 万小丽. 专利质量指标中"被引次数"的深度剖析[J]情报科学，2014，32（1）：68-73.

续表

排序	发明专利名称（专利号）	被引频次	涉及IPC类型数	研发人员人数	是否转让	申请不同国家数	权利要求项数	合享价值度
3	一种用于识别被检测对象动作的设备、系统及方法（CN102368297A）	5	1	1	否	3	34	7
4	PVC塑胶发泡瑜伽垫及其制备方法（CN102000412A）	4	5	2	否	1	10	9
5	适应多种身体姿势的可调式椅子及其使用方法（CN101534678A）	3	5	2	否	2	58	8
6	波能共振按摩磁气疗效瞬间重心稳定橡胶和或塑料鞋垫（CN101156720A）	2	7	1	否	1	7	9
7	用于使用自由旋转球进行锻炼的装置和方法（CN103635237A）	2	1	1	否	2	28	8
8	人机互动式电子瑜伽教学系统（CN101564584A）	2	1	1	否	1	4	4
9	瑜伽垫制作方法（CN103810910A）	2	2	1	否	1	6	8
10	一种瑜伽垫的制作方法（CN103205074A）	1	7	1	否	1	9	6
	平均值	5.5	3.3	1.2	—	2.6	25.4	—

再进一步分析美国排名前10位的高被引用瑜伽发明专利特征，表8-7显示，美国高被引瑜伽发明专利的研发重点除了主要集中在瑜伽运动（健身）器材设备、瑜伽教学以外，还涉及瑜伽训练方法、运动生理监测系统及方法的研发领域，这与国内瑜伽专利的主要创新关注点存在一些差异，同时又与本书在第二章国内外文献综述中发现的国际瑜伽学术研究更加重视对瑜伽健身功效、瑜伽医学辅助疗法和运动训练后恢复手段等应用性实证探索的特征，是相互吻合的。例如，

被引用频次排名第 2 名的发明专利"瑜伽垫与身体接触部位的标记"（专利号：US20010034288A1），通过在一种矩形状、细长瑜伽垫上设计图案化纵、横向轴线划分的本体导向装置，限定四个相等的象限，帮助在垫上的瑜伽练习者及时对照并纠正身体姿势。被引用频次排名第 4 位的发明专利"用于运动分析和反馈的系统和方法"（专利号：US20040077975A1），通过发明一种方法、系统和软件，运用计算机或电子编程接收机准确分析人体瑜伽练习姿势，并为用户立即反馈包括显示图形、休闲声音等在内的基准动作效果。

表 8-7　美国排名前 10 位高被引用瑜伽发明专利特征

排序	发明专利名称（专利号）	被引频次	涉及IPC类型数	研发人员人数	是否转让	申请不同国家数	权利要求项数	合享价值度
1	用于促进健康的系统和方法（US20060111944A1）	180	3	2	否	1	21	9
2	瑜伽垫与身体接触部位的标记（US20010034288A1）	73	3	1	否	1	22	9
3	步法训练的系统和方法（US20080258921A1）	69	3	2	是	3	50	10
4	用于运动分析和反馈的系统和方法（US20040077975A1）	57	2	1	否	1	73	9
5	肢体防滑覆盖物及其方法（US20050091729A1）	53	2	1	否	1	22	9
6	多层防滑瑜伽垫（US20040250346A1）	53	3	1	否	1	20	9
7	用于瑜伽教学的方法和设备（US20050181347A1）	50	3	4	是	2	28	10
8	瑜伽垫（US20070275827A1）	42	2	1	是	1	21	9

排序	发明专利名称（专利号）	被引频次	涉及IPC类型数	研发人员人数	是否转让	申请不同国家数	权利要求项数	合享价值度
9	用于自动监测和跟踪移动受动者的中心重力的方法和装置（US20060293613A1）	37	2	2	是	1	28	9
10	复合瑜伽垫（US20050192158A1）	37	4	1	否	1	20	8
	平均值	65.1	2.7	1.6	—	1.2	30.5	—

3. 我国瑜伽发明专利权利要求数量

除了以上有效专利维持时间和被引用次数，长冈·S（2007）还认为权利要求的数量也可以作为专利质量评估指标[①]。权利要求以精练的科学术语或图形界定该专利授权（申请）需要给予的保护范围。一件专利在权利要求中包含的限制内容（数量）越少，它的技术方案垄断范围越窄，技术特征保护范围必将越小，被后来者超越或技术更新的机会越大。专利的权利要求是专利制度的核心基础，其范围大小决定了专利的受保护范围大小[②]。因此，中国、美国和欧洲对专利申请的权利要求内容审查标准都非常严格[③]。整体上看，我国其他领域发明专利申请的权利要求数量介于1—10项之间的约占申请总量的98%，国外在华发明专利申请的权利要求数量为1—10项之间的约占全部比例的81%[④]。根据对1994—2014年国外最终被授权的各行业发明专利总体平均权利要求数量统计分析，美国13项、德国10项、法国11项、中

---

① Nagaoka S. Assessing the R&D Management of a Firm in Terms of Speed and Science Linkage: Evidence from the US Patents[J]. Journal of Economics & Management Strategy, 2007, 16(1): 129-156.

② 董涛. 论专利权利要求的法律属性[J]. 同济大学学报（社会科学版），2008，19（5）：78-85.

③ 金晓刚，陈立东. 浅论专利权利要求范围对我国科研成果保护的影响[J]. 科学管理研究，2011，（6）：173-178.

④ 陈朝阳. 从权利要求数量看中外申请人的专利策略[J]. 发明与创新（综合科技），2013，（6）：34-36.

国 8 项，发明专利维持时间和权利要求数之间存在正向影响[①]。表 8-6 和表 8-7 也发现，中、美两国排名前 10 位的高被引用瑜伽发明专利的权利要求项数量分别高达 25.4、30.5，已大幅超过两国其他行业授权发明专利的权利要求数量平均值。该特征既是上述瑜伽发明专利被多人次后续引用的重要原因，又说明权利要求数同样与专利被引用频次之间应该存在正相关，而且还反映出我国瑜伽发明专利具备了与国际接轨的部分特征。并且，这也是近年来我国瑜伽行业专利申请的权利要求项数有增加趋势的一个主要成因。

4. 我国瑜伽发明专利技术创新范围

根据《国际专利分类表》，国际专利分类号（International Patent Classification，即 IPC）是现在国际通用的一种专利文献分类、检索标准化方法[②]。IPC 按照等级分类，把技术领域分为 A（人类生活需要）、B（作业、运输）、C（化学、冶金）、D（纺织、造纸）、E（固定建筑物）、F（机械工程、加热、照明、武器和爆破）、G（物理）、H（电学）等 8 个部，下分大类、小类、大组、小组 4 级，基本包括了与发明创造有关的所有技术领域。专利的技术范围可以在一定程度上反映专利技术领域的广泛性。专利 IPC 分类代码越多，表明其覆盖的技术范围越广泛。因此，IPC 能够体现出专利的技术创新范围和重点关注领域[③]。我国申请的瑜伽发明专利 IPC 涵盖 A、B、C、D、G、H 等 6 个部，E、F 2 个部暂时没有涉及。由于部分申请的瑜伽发明专利 IPC 同时横跨 A、B、C、D 等部，因此表 8-4 显示的 1997—2016 年我国 146 个瑜伽发明专利申请总量，共涉及 IPC 的 A、B、C、D、G、H 部达 202 件。其中 A 部（132 件，占比 65.35%）的申请数量最多，其次是 C 部（50 件，占比 24.75%），再其次为 B 部（16 件，占比 7.9%）、G 部（2 件，属于 G09 教学指导方法大类，占比 1.0%）、D 部和 H 部也有个别

---

① 乔永忠，肖冰. 基于权利要求数的专利维持时间影响因素研究[J]情报科学，2016，34（5）：678-681.

② 丁海德，綦晓卿. 青岛产业行业专利技术创新能力分析与评价——基于 IPC 分类的视角[J] 青岛科技大学学报（社会科学版），2012，28（4）：79-83.

③ 栾春娟，郑保章. 全球专利强度计量分析与中国知识产权保护[J]. 科技与经济，2009（2）：55-58.

涉及（各 1 件，分属 D03 纺织大类、H04 多媒体技术大类，分别占比 0.5%）。与美国、日本比较，从图 8-8 可知，A 部（人类生活需要）都是中、美、日三个国家瑜伽发明专利的技术创新重点，相比 IPC 其他 7 个部均形成了较为明显、稳定的竞争优势。与美、日略有不同的是，C 部所占比例（24.75%）在我国瑜伽发明专利申请中的技术创新范围中排名第二，而美、日两国则是 G 部排名第二（分别为 14.44%、14.63%）。

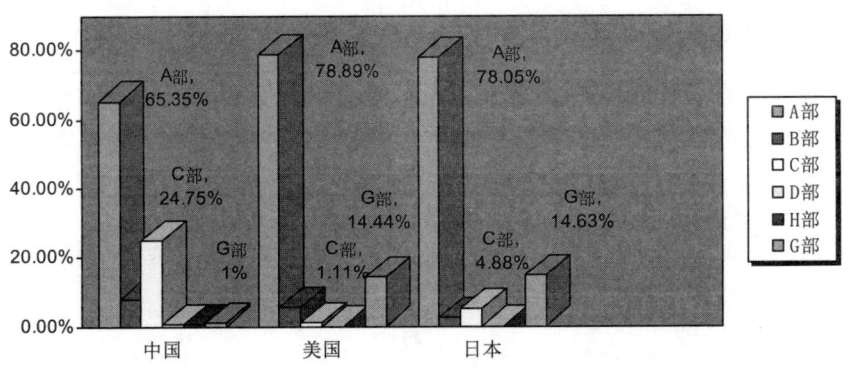

图 8-8　中、美、日三国瑜伽发明专利申请的技术创新范围（IPC）分布情况

对国内申请的瑜伽发明专利 IPC 大类进行分析，具体集中在运动和娱乐活动（如 A63 的瑜伽棒、瑜伽柱、瑜伽棍、各种瑜伽服、瑜伽练习保护装置等）、化学化工（如 C08 的瑜伽垫、瑜伽带、瑜伽球等制备及加工方法）、医学卫生（如 A61 的用于灸疗的瑜伽器具、瑜伽经络能量排毒方法及专用精油等）、家庭用品（如 A47 的便携式瑜伽旅行枕、瑜伽翻转床、瑜伽净鼻壶等）、层状产品等 9 个大类，前 3 个 IPC 大类是我国瑜伽发明专利最活跃的技术行业领域，如表 8-8 所示。

继续审视国内已获得授权的 14 个瑜伽发明专利，它们共涉及 11 个 IPC 大类，主要在 A 部（人类生活需要）。与我国类似，美国、日本已获得授权的瑜伽发明专利同样也主要分布在竞争性最强的 A 部，这与瑜伽已经成为人类预防疾病与愉悦精神的重要途径、继而和人们日常生活存在某些关联的时代特征是相匹配的。按照平均发明专利技术范围进行计算(所有发明专利申请的 IPC 总量÷发明专利申请总量),中、美、日三国平均瑜伽发明专利申请的技术范围观察值之比为 1.38∶1.24∶1.32,我国要略高于美国和日本。这也与表 8-6 和表 8-7 显示的"我国排名前 10 位高被引用瑜伽发明专利涉及 IPC 类型数量的均值(3.3 个)比美国的前 10 位均值(2.7 个)略高"是前后呼应的。尽管中国瑜伽发明专利的授权率(9.59%)要大大低于美国(37.99%),却也说明我国瑜伽发明专利涉及的 IPC 类目正在逐步增多,国人的技术创新意识、创新质量和创新能力在不断进步。

表 8-8 我国申请的瑜伽发明专利 IPC 小类数量前 9 位统计(1997—2016 年)

序号	IPC 专利大类	瑜伽发明专利申请数量(件)	占我国瑜伽发明专利申请总量百分比(%)
1	A63 运动;游戏;娱乐活动	72	35.64
2	C08 有机高分子化合物;其制备或化学加工;以其为基料的组合物	50	24.75
3	A61 医学;卫生学	49	24.26
4	A47 家庭用的物品或设备	11	5.45
5	B32 层状产品	9	4.46
6	B29 一般处于塑料状态物质的加工	7	3.47
7	G09 教育或演示用具	2	1.00
8	D03 机织织物	1	0.50
9	H04 图像通信	1	0.50
	合计	202	100

注:因有些专利同时涉及多个 IPC 大类,故该表的发明专利总数(202 件)要大于我国瑜伽发明专利申请量(146 件)。

(四)技术创新效益分析

1. 专利强度和专利密度

专利强度(Patent Intensity)揭示的是一个国家或地区的专利活动效率和专利知识产权保护的水平,专利密度(Patent Density)能反映相对于一个国家或地区人口的自主创新效率与发展潜力,两者分别可以用国家（地区）的GDP产值（十亿元）、人口数量（百万）与发明专利申请量之间的百分比值来进行计算①②。从理论上讲，专利强度越大，说明专利技术对地区经济发展的贡献率越高；专利密度更大，说明该地区专利保护意识更强、专利知识普及率更高。本研究通过对2006—2015年国内各省、市、自治区的瑜伽年均发明专利申请量、专利强度、专利密度进行计算，结果发现，江苏、浙江、广东、江西、山东、上海、北京、河南、福建等是国内申请瑜伽发明专利的9个热度较高省市。进一步审视表8-9发现，在上述国内瑜伽专利申请量排名较前的9个省市中，江苏、浙江、广东、江西、上海、北京等6个省市的瑜伽发明专利强度、专利密度也同样排名全国前列。

表8-9 国内排名较前省市年均瑜伽发明专利申请量、专利强度和专利密度统计（2006—2015年）

综合排序	省市名称	年均瑜伽发明专利申请量（件）	专利强度（件/十亿）	专利密度（件/百万）	2015年各省市人均GDP（万元）
1	江苏	37.1	0.642	46.751	8.85
2	浙江	11.9	0.322	21.652	7.64
3	广东	11.5	0.186	10.78	6.98
4	江西	5.2	0.352	11.431	3.71
5	上海	3.2	0.183	13.985	10.34
6	北京	3.2	0.172	15.348	10.58
7	福建	2.6	0.114	6.854	7.04
8	山东	3.6	0.076	3.715	6.58
9	河南	3.0	0.095	3.124	3.94

注：①因该表是对我国大陆省市分析，故略去2006—2015年排名中国省市前十名的台湾地区相关数据。②上述计算中所需的各省市年度GDP、人口总量数据，本研究查阅自2006至2015年《中国统计年鉴》。

结合各省市人均GDP来看，除了江西省略显偏弱以外，其余5个省市均属于经济发达地区，科学研究与试验发展（R&D）投入强度更

---

① 栾春娟，郑保章.全球专利强度计量分析与中国知识产权保护[J].科技与经济，2009，22（2）：55-58.

② 孙玮，陈燕，孙全亮.中国制造业专利密度的行业分布特征及影响因素分析[J].科学学与科学技术管理，2015，36（4）：95-104.

大，经济发展与知识产权保护的协同关系更好。国家知识产权局2014年12月发布的报告显示，北京、上海、江苏、浙江、广东这5个省市的基础科学研究与技术创新关系相对更紧密、基础研究对技术创新贡献度更大，他们位居全国前五强，属于国内技术扩散的源头，与国内其他省市形成了明显的技术势差，致使知识和技术是从这些技术高位势的省市流向中西部等技术低位势的省市[①]。而在国外，恩斯特（2014）已经研究证实R&D活动对专利研发有显著的积极影响[②]。因此，根据表8-9的数据分析结果，本研究同样认为，经济越发达，瑜伽发明专利的申请量相对越多，专利强度和专利密度也相对越大，瑜伽发明专利的产出与地区的经济发展水平之间存在较强的正相关关系。这又与图8-2显示出的"江苏、浙江、广东、北京、上海等经济发达省市的瑜伽教练员培训人员更多，瑜伽健身市场需求更大"的调研结果，相互印证。

2. 我国瑜伽发明专利的合作状况

专利合作可以反映出不同专利申请人（授权人）之间的技术合作状况与技术创新的协作效率。从我国瑜伽发明专利的申请机构来源情况看，通过表8-10可知，来源最多的是企业，占比54.36%，其次是个人，占比38.26%，而高校和其他科研单位所占比率仅为7.38%。这与我国发明专利申请量70%以上来自企业的总体特征相类似[③]。然而存在部分差异的是，个人在我国瑜伽实用新型及外观专利的申请机构来源中占比最高，达49.28%；其次为企业，占比42.11%；高校、其他科研单位和机关团体在这后两种专利的申请机构来源中同样占比也非常低，合计仅为8.61%。

---

① 国家知识产权局规划发展司. 专利文献引证统计分析报告[EB/OL]. www.sipo.gov.cn. 2014-12-30.

② 徐明. R&D投入强度与区域专利申请密度相关性研究[J]. 情报杂志，2015，34（7）：100-104.

③ 林亚茗. 发明专利申请量72%来自企业[N]. 南方日报，2013-04-24.

表 8-10　我国瑜伽专利的申请机构来源统计（1997—2016 年）

数量比例 机构 来源	发明专利 申请机构来源		实用新型和外观专利 申请机构来源		三种专利 申请机构合计	
	数量	所占比例 （%）	数量	所占比例 （%）	数量	所占比例 （%）
企业	81	54.36	411	42.11	492	43.73
个人	57	38.26	481	49.28	538	47.82
高校	8	5.37	81	8.31	89	7.91
其他科研单位	3	2.01	2	0.20	5	0.45
机关团体	0	0.00	1	0.10	1	0.09
合计	149	100	976	100	1125	100

注：因部分申请人标有多个单位，故申请机构来源总数（149 个）要大于我国瑜伽发明专利申请量（146 件）。

造成上述现象的原因应该在于：与个人比较，企业拥有更多的财力、物力和人力资源优势、他们对瑜伽专利经济效益和社会效益的追求目标使自己期望拥有(申请)发明专利的积极性相比其他群体要高[①]，企业在国内技术创新中仍居于主体地位、专利活动对企业的经济效益具有明显的促进作用等现实相关；也与我国校园瑜伽的开展时间还不是太长，高校和其他科研单位对瑜伽专利在教学、训练和健身等方面的研发重视程度需要提高等关联。进一步分析瑜伽发明专利申请人或授权人的合作情况，发现在这方面国内的合作紧密度尚不够理想。表8-6 和表 8-7 已显示，我国排名前 10 位高被引用瑜伽发明专利的研发人员平均人数仅为 1.2 人/件，低于美国的平均 1.6 人/件，体现出当前我国瑜伽行业对发明专利研发的合作量比较小，技术创新的合作力度较欠缺。如何充分发挥长三角、珠三角、环渤海地区一些省市相邻的地缘优势，进一步加强各区域间的瑜伽技术合作空间，营造良好的技术合作氛围，值得人们深思。

---

① 国家知识产权局规划发展司.2012 年我国规模以上工业企业专利活动与经济效益状况报告[EO/OL]. www.sipo.gov.cn. 2013.12.30.

3. 我国瑜伽专利的技术转让

众所周知，专利必须在市场运用过程中才能产生价值。专利转让是指专利权人将自己的专利所有权或持有权移转给受让方[①]。目前国内的专利应用方面，专利转让依然属于专利运营的主要类型，我国专利转让次数在 2015 年超过 11 万次[②]。本研究通过对专利的法律状态检索，对排名瑜伽专利申请量全球前两位的中国和美国瑜伽专利技术转让信息进行分析比较。从表 8-2 已知，中国和美国在 1997—2016 年申请的瑜伽专利总量分别为 1110 件、421 件。表 8-11 显示，中国近年来合计有 32 件专利（包括发明、实用新型和外观设计专利等三种类型）发生了技术转让，专利转让率为 2.91%。与之形成鲜明对比的是，美国共计有 138 件专利（包括发明、外观设计和植物专利等三种类型）发生了技术转让，专利转让率为 32.78%，专利转让数量与比率均高于我国。在 IPC 小类分布中，A63B（体育锻炼和训练器械）区域属于中、美两国瑜伽专利转让的重点技术领域，分别占各自专利转让总数比例的 1.36%、13.06%。在其他如 G06F、G01C、A41D、G06Q、G08B 等 IPC 小类中，两国专利转让比率虽有一些差异，但并不太明显。这体现出，国内多年来尽管在瑜伽领域研发创造了一定数量的新技术，但大量专利仍处于"沉睡"或"休眠"状态，"重创造、轻应用"现象依然存在，瑜伽专利转让在技术交易合同中所占比例及专利转让效率还不太高，瑜伽专利资源的利用率和创新成果的转移转化率也较低，没有发挥出高价值瑜伽专利在行业市场竞争和技术发明创造中的作用与效应。

---

① 郜志雄，朱占峰，严迎丹. 中国专利技术转让：状况与模式[J]. 特区经济，2013，(1)：145-147.

② 吴艳. 2015 年中国专利运营状况研究报告[N]. 中国知识产权报，2016-05-03.

表 8-11　中美两国瑜伽专利的技术转让情况统计（1997—2016 年）

IPC 专利小类	美国			中国		
	专利转让数量	占专利申请总量比率（%）	专利转让率排序	专利转让数量	占专利申请总量比率（%）	专利转让率排序
A63B（体育锻炼和训练器械）	55	13.06	1	15	1.36	1
G09B（教育或演示用具）	15	3.56	2	1	0.09	6
A61B（诊断、外科）	13	3.08	3	0	0	—
G06F（电数字数据处理）	12	2.85	4	0	0	—
B32B（薄层状产品）	8	1.90	5	4	0.36	2
G01C（测量距离方位；勘测）	7	1.66	6	0	0.00	—
A41D（外衣和衣饰）	6	1.43	7	0	0.00	—
A47G（家庭用具）	6	1.43	8	1	0.09	7
A47C（椅子和床等生活用具）	6	1.43	9	3	0.27	3
G06Q（预测、监督等数据处理系统或方法）	5	1.19	10	0	0.00	—
G08B（信号或呼叫装置）	5	1.19	11	0	0.00	—
A61H（理疗装置）	0	0.00	—	3	0.27	4
B29D（塑性状态物质生产的特殊制品）	0	0.00	—	2	0.18	5
A01H（新植物或方法）	0	0.00	—	1	0.09	8
A61N（电磁疗等装置或方法）	0	0.00	—	1	0.09	9
B60N（不包含其他类目中的家用设备）	0	0.00	—	1	0.09	10
合计	138	32.78	—	32	2.91	—

4. 基于瑜伽专利信息的中印两国技术创新特征比较

尽管瑜伽起源于印度，但到目前为止该国申请瑜伽专利的积极性并不太高，总数仅有 16 件。专利检索可知，印度最早出现的瑜伽申请专利是 2004 年的"瑜伽抗痔疮专利"。该发明申请涉及一种用于治疗痔疮的新型草药组合物及其制备方法，它指导人们通过倒箭式、卧瀑布式等头上脚下的瑜伽姿势和吉祥坐、拐杖式坐姿等各种扭转脊柱的瑜伽动作练习，并结合有效的药物疗法协同作用，对治疗痔疮产生意想不到的特殊疗效。此外，印度人申请的其他15件瑜伽专利除了主要涉及瑜伽运动器材设备类别（如可调式瑜伽椅、瑜伽床垫）之外，还极少量包含了瑜伽教学装置（如测量瑜伽呼吸控制法的可编程传感器）、瑜伽康复治疗替代医学辅助设备的制作及方法（如一种针对慢性疾病治疗、由健康恢复芯片等组合物共同构成的综合医疗设备）等。

由此可以看出：虽然本研究在第二章对国外瑜伽研究动态分析中发现"印度人在国际上发表较高质量的瑜伽科研论文数量并不少"，但由于受印度国家创新指数在全球排名靠后等因素的制约，印度人不太热衷瑜伽的专利研发，他们对瑜伽技术创新潜在发展方向的判断与掌控能力不太强，瑜伽知识产权保护意识较弱，专利创新成果有些滞后。而伴随现代瑜伽在欧美等国健身领域广泛流行，西方人敏锐地把握了瑜伽的商业化技术开发时机，很多瑜伽姿势和技巧在海外被申请了专利或注册为商标。从表8-4已知，美国从1997年至今，共获得了106件瑜伽发明专利授权。并且，美国相关部门还批准了2300多种瑜伽商标[1]。如今，西方人并不太关心印度古典瑜伽中的哲学或宗教意义，他们将创新作为推动力，主要从科学健身、医学保健的角度探讨瑜伽运动对人体生理、心理的积极作用，对印度瑜伽在自己国家的发展进行了很多本质性的改变，并已形成极具欧美特色的瑜伽健身主流产业。

与印度相比，当前我国瑜伽行业的技术创新意识及能力正在稳步提升，已初步形成了对印度瑜伽吸收、消化和科学技术再创新的本土优势。本研究检索到的国内目前第一个瑜伽专利申请属于实用新型专利，出现在2003年，即"瑜伽砖"（专刊号：CN2620567）。该专利申请运用塑料材质制成的中空块状芯材及包覆于该芯材外表面上的软木片层等复合材料合成的形式，制作出一种瑜伽砖，具有坚实的承压强度和良好的止滑性能。随后，国内最早的瑜伽授权发明专利出现在

---

[1] 杨孝文. 美国商人抢注瑜伽专利遭印度指责[N]. 重庆晨报，2007-06-03.

2004年,即"一种应用仿生态思路三位一体治疗近视等眼病的方法"(专利号:CN1700058A)。该授权发明专利把现代光学尖端技术和瑜伽动作、一些动物日常习性动作融合起来,并辅以内服与外用相应药物,使近视等眼病变成可治之症。它的三位一体具体指运动行为仿生矫治、器械仿生理疗、药物配合治疗,是一种药物、仪器及瑜伽动作相结合,以治疗近视等眼病为目标的运动方法。此后,我国各种瑜伽专利申请层出不穷。通过10多年的技术创新能力累积,瑜伽健身市场已得到初步开发,河南洛阳哈他网络科技有限公司拥有的瑜伽品牌"哈他"、北京远阳天地体育发展有限公司创建的"Sunyoga"及"Airyoga"品牌等,都是在努力跻身于世界瑜伽产品市场的国内知名品牌。与之相对应,近年来国内发明专利的申请和授权均主要集中在IPC的A部,重点是瑜伽运动器械、瑜伽用品及瑜伽休闲服饰领域的专利产品研发,除了前文提到的瑜伽训练器、瑜伽垫、瑜伽球、瑜伽训练服、瑜伽运动防滑套等之外,还包括瑜伽平衡脚踏车、瑜伽拉伸舒筋板、瑜伽鞋、瑜伽袜、瑜伽铺巾、瑜伽眼枕、瑜伽背包、瑜伽灯、瑜伽绳和各种可穿戴式瑜伽配件等数十个种类,基本覆盖了瑜伽日常练习生活的方方面面。

综上所述,可以看出:美国仍然是目前国际瑜伽行业技术创新实力最强的国家。与美国、日本、印度等国的技术创新能力比较,中国的瑜伽专利申请活动更加活跃,瑜伽发明专利申请量逐年递增,行业领域已形成一定的技术创新规模,在技术创新方向的选择上也在力求紧跟该行业的世界发展趋势,我国专利研发的整体创新规模、创新质量与创新效益已全面超过印度。并且在近年来,国内瑜伽专利知识产权保护意识日益加强,发明专利授权量已有赶超日本的趋势,瑜伽发明专利技术创新的范围也在努力向美国看齐。尽管国内在专利类型比率、国家专利竞争指数、发明专利授权量、专利创新质量、专利技术对外合作、专利技术转让等方面与美国依然存在一定差距,高校、科研单位与企业联合的产学研协同创新的动力也仍需增强,但毋庸置疑,我国处于正在追赶第一集团的第二集团领头地位,专利质量不断提高,中美两国的创新实力差距在逐步缩小,国内瑜伽行业目前在国际上已经具备了一定的产品技术创新竞争力。

本章小结

本章在剖析我国健身瑜伽市场化发展历史变迁的基础上，依据实地调研和用户访谈，对我国瑜伽健身市场供需方中的专业人才培训机构、消费人群、市场化经营等主要特征展开了细致分析。继而基于专利地图分析方法，以技术创新规模、技术创新质量、技术创新效率3个维度，借助本研究收集整理的国内外瑜伽专利信息，结合中外比较，对国际专利申请量、国家专利申请增长率、国家专利竞争指数、专利申请类型比率、发明专利授权率、发明专利有效率、有效发明专利平均年龄、发明专利被引用频次、专利权利要求、专利技术范围、专利强度、专利密度、专利合作状况、专利转让等多项指标进行可视化分析，实证探讨和全面评估我国瑜伽行业技术创新能力。研究结果发现：

第一，美国是目前全球瑜伽行业技术创新实力最强国家，中国处于正在追赶美国的国际第二集团前列位置，世界其他国家的瑜伽行业技术创新实力尚没有比我国展现出明显的科技竞争综合优势。近些年国内瑜伽专利申请活动日益活跃，中国瑜伽专利申请数量已排名全球首位，行业领域形成了一定的技术创新规模，瑜伽发明专利的产出与地区经济发展水平呈正相关。

第二，国内对瑜伽发明专利技术创新方向的选择能够紧跟瑜伽行业的世界发展趋势，瑜伽发明专利技术创新范围正在努力与国际接轨，并积极向美、日等国学习。近年来国内瑜伽专利知识产权保护意识日益加强，发明专利授权量、平均发明专利申请的技术范围等有赶超日本的势头。并且，我国瑜伽专利研发的整体技术创新规模、技术创新质量、技术创新效率已全面超过印度。

第三，我国瑜伽行业专利申请质量正在不断提升，国内瑜伽行业目前在国际上已具备一定的产品技术创新竞争力和比较优势，但在专利类型比率、国家专利竞争指数、发明专利授权量、专利创新质量、专利技术对外合作、专利技术转让等方面仍有较大提升空间。

第九章　全民健身视域下瑜伽中国化发展的动力机制及实施策略

动力机制理论从机制的视角，主要探讨系统和组织如何通过激励、引导、约束及控制调动积极性的问题①，国内外此类研究最初从一元论发展而起，之后过渡到二元和多元论，进而演化至将内外部各种要素相结合，充分考虑内在因素和外部环境之间关系的综合模式②，更加重视整体性思维。动力机制是指系统中各种内外部因素有机的联系在一起，彼此促进、支持、衔接、补充和制约的一种综合性作用机制。机制是因素之间的作用机理，结构是因素之间的相互关系，结构依靠机制产生功能。因此，动力机制受到自己所处的文化背景影响，在不同的系统、组织或社会文化中会拥有不同的动力机制。当前，我国正大力推行全民健身国家战略，新时期瑜伽在中国发展的动力机制决不会是由单一因素组成，而是由内外部多种动力和阻力因素相互影响、约束和冲突形成。从性质和类型上看，各种动力因素是推动瑜伽在我国向前发展的驱动力，起着促进、支持、衔接和补充的积极作用。阻力因素是动力的对立面与反作用力，对动力机制起着制约、阻碍的消极作用。

第一节　全民健身视域下瑜伽中国化发展的动力因素

基于全民健身视域，瑜伽在我国普及推广的主要动力因素可以分为基础动力、内源动力和外源动力三种类型。这三种动力因素组合的

---

① 郝英奇，刘金兰. 动力机制研究的理论基础与发展趋势[J]. 暨南学报（哲学社会科学版），2006，125（6）：50-56.

② 陈振权. 技术创新动力机制的理论发展及启示[J]. 现代经济探讨，2002，(8)：14-16.

力量强弱，决定了其动力机制运行轨迹的具体走向。

一、基础动力

（一）转变体育发展方式的大众广泛认同度，夯实了瑜伽在我国发展的社会基础

我国体育发展战略的重点调整在新中国成立后经历了"经常化与普及化—普及与提高相结合—控制规模、突出重点—竞技体育优先发展—群众体育与竞技体育协调发展—全面、协调、可持续发展"六个阶段①，这是由我国不同历史时期社会经济发展水平以及当时的国内外环境条件决定的。2007年10月，党的十七大报告强调要"加快转变经济发展方式"。2011年3月，国家十二五规划纲要提出"以加快转变经济发展方式为主线，深化改革开放"。随后，国家体育总局印发的体育事业"十二五"规划相应提出"以转变体育发展方式为主线"的指导思想。转变体育发展方式成为国内体育学术界的一个研究热点②。

尽管此后有个别研究者提出应该以"竞技体育发展方式的改革作为推进我国体育事业发展方式转变的突破口和重点"，但遭到其他学者的反驳③。专家学者们比较一致的观点认为，应该以党的十六届三中全会提出的"以人为本，全面协调可持续发展，统筹兼顾"科学发展观为统领，通过加大体育管理体制改革力度，转变体育供给结构、投入方式和价值导向，加快体育市场化进程，促进体育公共服务发展，改革政绩评价体系，推动体育科技创新，以实现由"以物为本"向"以人为本"、"国家体育"向"公共体育"、"功利体育"（或称"政绩体育""锦标体育"）向"人本体育"（或称"民生体育"）、"管理型"向"服务型"、"粗放型"向"集约型"、"赶超型"（或称"传统型"）向"可持续发展型"（或称"进步导向型"）转变。尽管人们对体育事业发展

---

① 田雨普. 新中国60年体育发展战略重点的转移的回眸与思索[J]. 体育科学，2010，30(1)：3-9.
② 刘兰娟，司虎克，刘成. 全民健身上升为国家战略的历史演进与现实动因分析[J]. 南京体育学院学报（社会科学版），2016，30（3）：17-25.
③ 贾文彤. 共生理念下体育发展方式转变研究[J]. 山东体育科技，2014，36（1）：6-9.

方式、转变形式定义的命名不尽相同,仍存在一些文字表述上的差异①,但大家对其转变内涵与目标的理解基本趋同②。转变我国体育事业发展方式必须以积极保障人民群众体育权益、促进人的全面发展为立足点,充分发挥政府的主导地位,努力构建政府、体育非营利性组织、社会力量等多元主体共同参与的运行管理机制,切实解决以往我国体育事业发展过程中存在的诸如竞技体育与群众体育非均衡发展、绩效考核评价指标单一等问题,推动群众体育、竞技体育、体育产业全面协调可持续发展。其核心是提高我国体育事业发展的质量与效益,增强可持续发展能力。

伴随政府和民众对我国体育事业发展的公共理性认识水平提升,运动健身逐渐进入社会生活新时尚,追求身体健康成为人们日常生活的必然选择。中国人对待体育的认识更加理性化。2016年巴西里约热内卢第31届夏季奥运会上,无论是我国运动员、普通观众的赛后反应还是国内各种新闻媒体的赛事报道,都让世人看到中国人对待金牌与比赛的态度比以往更加宽容,"唯金牌论"观念明显淡化。"洪荒少女"傅园慧率真的性格与她获得奥运会铜牌后的喜悦心情,代表了很多"90后"中国运动员参加世界体育大赛最直接、最真实的心声;面对一些"痛失金牌""遗憾摘取铜牌"的新闻报道,大部分观众或网友呼吁改为"喜获奖牌"。大家在观看比赛后表现出的"不拿金牌同样值得尊敬""胜败皆英雄"等评论观点,相比以往已有了很大转变。针对此现象《人民日报》连续撰文,"看了里约奥运会,才明白中国人彻底变了",赛场内外观众淡定从容地欣赏竞赛之美③;"比赛不在,体育仍在"④。2022年1月,我并不在意这一次中国运动员拿几块金牌奖牌,我更在意它给我们今后注入的动力和活力。习近平总书记的讲话指引着广大民众意识到体育的意义绝不仅限于比赛的胜负。近年来,国人

---

① 李圣鑫. 论经济发展方式转型中我国体育事业的转型发展[J]. 沈阳体育学院学报,2012,31(1):15-19.

② 杨桦. 转变体育发展方式,由"赶超型"走向"可持续发展型"[J]. 北京体育大学学报,2013,36(1):1-9.

③ 崔鹏、蒋波. 看了里约奥运会,才明白中国人彻底变了[N]. 人民日报,2016-08-09.

④ 李洪兴. 比赛不在,体育仍在[N]. 人民日报,2016-08-11.

对体育健身充满热情的背后是一次新的"自我发现",我国大众不是只重视体育比赛的金牌,同样也开始高度重视运动本身的意义,包括每一个公民自身的个体健康与活力。因此,当今中国社会日益增强的自信、自强、从容、平和心态与大国气度,以及对转变体育发展方式的更广泛群众认知,极大地夯实了瑜伽以健身形式在中国发展的社会基础。

(二)全民健身上升为国家战略,为瑜伽在我国的发展提供了多项政策支持

第四章已经论证,随着 21 世纪中国的国际地位显著提升,受多种现实动因综合作用影响,全民健身在 2014 年上升为国家战略,推广瑜伽在我国的发展与贯彻实施全民健身国家战略高度契合。为了切实推进全民健身国家战略进程,此后一年多,国家相继出台《体育发展"十三五"规划》《全民健身计划(2016—2020 年)》《体育产业发展"十三五"规划》《关于强化学校体育促进学生身心健康全面发展的意见》《青少年体育"十三五"规划》等文件。中央及各级行政管理部门在如此短的时间内如此接二连三发布有关体育的文件,尚属少见,深刻说明国家对体育事业发展和体育在国民经济与社会进步中特殊作用的高度重视,希望全民健身能够成为国际大众体育领域中极具东方文化特色的一部分①。这些号召性和引导性文件内容详实、重点突出、举措具体,为瑜伽在我国的发展提供了良好政策支持土壤。

全民健身文化是以提高国民体质和改善健康状况为目的,以运动、养生、保健、休闲、娱乐等活动为手段而构成的一种社会系统。它面向全体国民,渗入健康的社会生活方式,改变着人们的日常生活习惯,融入社会的文化大系统。2016 年 8 月,国际奥委会执委会(IOC Executive Board)一致通过棒垒球、冲浪、滑板、攀岩、空手道 5 个项目成为 2021 年日本东京举办的第 32 届夏季奥运会正式比赛项目,这些项目都是年轻人非常喜欢的时尚或极限运动,体现出吸引年轻人和顺应体育运动城市化潮流将成为未来奥运会设项的发展方向。当前中

---

① 卢元镇. 全民健身再上新台阶[N]. 中国体育报,2016-06-28.

国人的健身方式已发生巨大变化,人们不再满足于以前那些定位的、机械的、单调的、整齐一律的、比较枯燥的健身手段,更多倾向于参与融入时代气息的瑜伽、体育舞蹈、街舞、滑板、冲浪、攀岩等时尚运动。包括瑜伽在内的这些运动项目,都是构建我国全民健身文化的重要主体之一。

(三)我国领导人在公开场合的积极扶持,为瑜伽在我国发展积攒了旺盛人气

2010年12月,时任国务院总理温家宝在访问印度时说,"我的孩子也有练习瑜伽的",他还用"瑜伽是心灵与身体的结合"这一最简练的语言解释瑜伽[①]。2014年习近平主席在出访印度时谈及自己对瑜伽的深刻理解时说"中国太极与印度瑜伽有惊人的相似之处"。2015年5月,作为资深瑜伽爱好者的印度总理莫迪来访中国,时任国务院总理李克强与他一同出席在北京天坛公园举办的"太极瑜伽相会"交流活动,两人一起观看现场400多名中印太极、瑜伽爱好者的表演。两国总理在活动中先后发言,表达了对瑜伽和太极运动的相互欣赏。中国的太极拳和印度的瑜伽术是两国古代文化的瑰宝,也是两个东方文明的结晶,至今长盛不衰。虽然二者外在形式有所不同,但对"天"、"人"、"心"和谐一体的追求内在相通,都体现了文明与文化的传承和兴旺。希望太极和瑜伽不是各自"独放异彩",而是"交相辉映"。莫迪总理表示:"无论是太极还是瑜伽,都可以帮助人们平衡身体、精神和智慧,从容应对各种压力。两国青年人通过练习太极、瑜伽开展交流,增进了解。期盼这两种文化符号成为两国关系的桥梁。"[②]

概而言之,分别作为中印文明各自文化象征之一的太极和瑜伽,已成为两国领导人外交往来的热门话题之一。太极与瑜伽均重视调身、调心、调息相结合,希望依靠内功修炼,触及自身极限,追求一种"内觉与顿悟的直觉思维",两者实质上是中印两国文明均追求"和"这一东方文明核心的缩影("天人合一"与"梵我一如"思维方式中蕴含的

---

① 贾妙静. 温家宝访印度:我的孩子也练习瑜伽[EB/OL]. 新华网. 2010-12-17.
② 中央电视台. 李克强与印度总理共同出席"太极瑜伽相会"中印文化交流活动[EB/OL]. 央视网. 2015-05-16

"和")①。因此，习近平、李克强、温家宝等我国领导人多年以来在各种公开场合表达出对国内瑜伽热的积极扶持态度，既进一步推动了瑜伽文化与中国传统文化的现代融合，又为瑜伽在 21 世纪我国社会的发展积攒了旺盛人气，国人对瑜伽的接纳程度越来越高。

二、内源动力

人类社会数千年的体育思想史呈现出从强身、养生到健身（心）的交错渗透发展演化脉络②。人们"以动健身"（即通过身体活动来实现强健自己身体的目的），是体育运动最基本的特征③。所以，任何一项运动被民众追捧的重要内因就是其强身健体功效获得了科学证明，瑜伽也不例外。第二章的国内外瑜伽文献综述中已经比较清晰地阐述，三十多年来国内外大量学术文献通过长期追踪实验，对瑜伽强身健体的科学功效进行了认真探索与论证。并且近年来，此类研究文献依然层出不穷。瑜伽对治愈人体急慢性疼痛④、对老年人 BMI 体重指数和肌肉力量影响⑤、对儿童青少年的心肺功能及多动症等行为障碍⑥，都具有良好的疗效。

2014 年 9 月 27 日，印度总理莫迪在第 69 届联合国大会上发言，提议设立"国际瑜伽日"，理由是瑜伽不但有助于锻炼身体，而且有助于寻求"天人合一"⑦，它可以帮助人们改善生活方式、增强责任感及创新意识，为解决全球变暖问题提供新思路。此项提议最终获得联合国大部分成员国的支持。2014 年 12 月，联合国宣布将今后每年的 6 月 21 日设立为"国际瑜伽日"，旨在提升世界人民形成练习瑜伽能够

---

① 曹元龙. 从太极和瑜伽看"龙象共舞"[N]. 光明日报，2015-05-15.
② 邓迂良. 从强身、养生到健身一体育思想史初探[J]. 四川体育科学学报，1984，(3)：6-11.
③ 曹守诔. 我国古代以动健身的体育思想[J]. 体育文史，1986，(2)：30-31.
④ 朱洲，周冀英. 瑜伽治疗疼痛的相关研究[J]. 中国运动医学杂志，2012，31 (10)：931-934.
⑤ 阮小娟，朱洪竹. 规律性瑜伽运动对老年女性生活质量及健康体能的影响[J]. 中国老年学杂志，2015，35（10）：2764-2765.
⑥ Kaley-Isley LC, Peterson J, Fischer C, et al. Yoga as a complementary therapy for children and adolescents. A Guide for Clinicians. Psychiatry (Edgmont), 2010, 7(8): 20-32.
⑦ 曲恒. 莫迪呼吁建立"国际瑜伽日"，称能对抗气候变化[N]. 环球时报，2014-09-29.

带来诸多益处的意识,实际上这也是国际社会普遍认可瑜伽这一古老养生健身法有益于人体身心健康的最有力证据之一。早在2000年前,印度瑜伽就通过佛教传入中国,与我国古代文化实现了首次深度融合。如今,只需要一张简单的瑜伽垫并配以一首轻柔的音乐,男女老幼不受年龄限制均可以随时随地参与瑜伽运动,准入门槛非常低,瑜伽在国内大众的普及率持续增长。印度瑜伽大师艾扬格2011年到访中国后指出:"即使中国在瑜伽上超过印度,我也不会吃惊。"[1]以上分析真实体现出人们对瑜伽科学健身价值的广泛认知,正是推动瑜伽在我国现代社会持续发展的内源动力。

三、外源动力

2013年6月,中国医师协会、中国医院协会等机构联合慈铭体检共同发布《2012中国城市居民健康白皮书》,对全国20个城市和地区的居民健康发展水平进行抽样调查与综合评估(有效样本量:68万多人,年龄范围:18-80岁)。报告指出,随着中国经济发展提质增效,城镇化快速推进,我国城市居民慢性病居高不下且持续上升,不快乐感人群达70%以上,男性压力体验感整体高于女性,健康状况也不如女性,85%的城市职业女性患有不同程度的亚健康(尤其是白领职业女性),生活压力大成为致癌首因,骨质疏松位居老年人体检异常检出率之首[2]。2018年4月发布的《中国城镇居民心理健康白皮书》也显示,73.6%的人处于心理亚健康状态。现代人身体亚健康的常态化趋势愈发凸显。生活节奏快造成的工作压力激增、睡眠不足、过度疲劳、精神焦虑、不健康生活方式等都是造成亚健康的致因。

亚健康状态带来的免疫力下降、心烦意燥等负面影响,对人们的工作、学习和生活乃至社会秩序都会产生严重危害。长期处于快节奏生活状态下的人们渴望找到宣泄自己身心多重压力的有效健身途径。

---

[1] 三泰虎. 印度瑜伽大师:不吃惊中国在瑜伽上超过印度[EB/OL]. www.indiancn.com/indiaatt/. 2013-07-08.

[2] 李凌. 中国居民健康白皮书[N]. 天津日报,2013-06-18.

瑜伽运动倡导简单、崇尚自然的本质特征迎合了现代人的这种健康需求。瑜伽是一项生理上的动态运动与心灵上的静态练习，属于不分年龄、性别的大众普适性运动，每个人可以根据各自的情况选择不同的锻炼内容。瑜伽的拉伸、按摩及挤压等动作，实质就是一种生理性的发泄。锻炼者依靠瑜伽体式练习、感官、冥想与呼吸彼此配合，有效控制机体、平和内心。练习瑜伽就像是一个天平或平衡点，让人们在不断的锻炼过程中提升健康水平，学会控制情绪、缓解压力。很多习练瑜伽的人发现，该项运动不但有利于对肌肉与骨骼的锻炼以及强化神经系统和内分泌系统等主要器官功能，而且能够帮助人们学会忍耐、坚持、突破和友善，继而对生活质量产生潜移默化的积极影响，这样的多重健身效果是慢跑、骑行等运动所无法达到的。由此可见，瑜伽运动在我国发展的外源动力，来自现代都市人群迫切希望改善亚健康生活状态的强烈健身需要。

第二节　全民健身视域下瑜伽中国化发展的阻力因素

我国瑜伽运动发展动力机制体系中，与动力因素相对立的是其阻力因素。阻力是对动力的限制或制约，两者相互依存，没有动力就没有阻力。反之，没有阻力也就没有动力。本研究实态调研发现，尽管瑜伽在国内已拥有较好的群众基础，习练人群规模日渐壮大，发展前景光明，然而校园瑜伽和市场化健身瑜伽领域依然存在着一些限制性因素，也是不争的事实。及时发现并有效克服这些阻力，是推动瑜伽在我国良性发展的又一关键所在。

一、高校瑜伽普及推广存在问题的问卷调查分析结果

健身瑜伽与校园瑜伽均高度重视瑜伽运动的健康促进作用。但两者相比之下，我国校园瑜伽又比健身瑜伽承载着更多独有的教育价值开发和育人功能。在第七章中，本研究对我国高校瑜伽组织管理与开

发应用展开了实态调查分析。通过分析 23 位高校教师和 667 位高校大学生的 2 份问卷调查结果（主要涉及问卷一的第 38 小题，问卷二的第 32 小题），表 9-1 的统计数据表明，与高校教师一样，大学生也认为"（6）瑜伽课程结构内容体系建设比较薄弱"和"（8）尚未形成完善的校园瑜伽组织管理体系"是当前我国高校瑜伽发展过程中存在的 2 个主要问题，他们对这两项的评分均值都超过了 4.0 分（比较严重），严重程度明显偏高。与此同时，高校教师还认为"（2）瑜伽专业教师队伍建设匮乏"也是其中存在的一个比较严重的问题，其得分均值为 4.1304 分（比较严重以上），而大学生该选项的均值仅为 3.01 分。对两类人群在这个单项问题上的看法进行异同比较，经 T 值检验，彼此之间的差异达到 0.001 的统计学意义显著性水平。

表 9-1　8 所高校的教师与大学生对"高校瑜伽发展过程中存在的问题"看法之异同比较

高校瑜伽发展过程中存在的主要问题	教师均值	学生均值	T 值	P
（1）瑜伽练习场地器材设施不完善	3.6522	3.5562	0.375	0.708
（2）瑜伽专业教师队伍建设匮乏	4.1304	3.0135	4.197	0.001***
（3）练习瑜伽的人数有待增加	3.7391	3.3013	1.959	0.061
（4）各种校内外瑜伽交流、比赛等不多	3.4783	3.2759	0.723	0.470
（5）对瑜伽的宣传推广的重视程度有待提高	3.6957	3.4438	1.070	0.295
（6）瑜伽课程结构内容体系建设比较薄弱	4.0870	4.0540	0.344	0.733
（7）对瑜伽文化内涵的挖掘不足	3.3478	3.0660	0.976	0.339
（8）尚未形成完善的校园瑜伽组织管理体系	4.1739	4.0075	0.750	0.453
（9）瑜伽的科学健身价值尚未得到普遍认可	3.3913	3.6882	-1.294	0.196
（10）学校瑜伽与市场健身瑜伽衔接程度较弱	3.6087	3.2669	1.460	0.145

注：显著性水平：* P＜0.05，＊＊P＜0.01，*** P＜0.001。

高校教师和大学生属于两个不同层次、有不同社会阅历的群体。前者与后者相比，在对高校瑜伽发展的认识问题上，高校教师的工作经历、实践应用、承担教学的切身体会等势必比大学生群体更加丰富，他们对该问题的看法应该更接近于现实。因此，在表 9-1 列出的 10 种存在的问题排序上，虽然 8 所高校的教师与大学生这两类人群并未对"瑜伽专业教师队伍建设匮乏"这一问题的严重性程度形成共识。然而综合以上对调查数据的纵向、横向多重对比分析，本研究认为当前我国高校校园瑜伽发展存在的主要问题具体包括瑜伽课程结构内容体系建设比较薄弱、尚未形成完善的校园瑜伽组织管理体系、瑜伽专业教师队伍建设匮乏这 3 大方面。

二、我国瑜伽健身市场发展存在问题的质性分析

（一）扎根理论质性分析的具体研究过程

1. 访谈提纲与样本描述

从第三章对研究方法的解析可知：本研究通过对国内外文献资料的收集、整理和分析，形成初步的访谈提纲，在与国内瑜伽领域部分专家深入交流探讨的基础上，设计出正式访谈提纲（访谈主要内容见表 3-1）。本研究选取的访谈对象主要由全国 13 个省、直辖市、自治区的健身瑜伽行业管理机构人员、瑜伽教练、瑜伽馆主等瑜伽业界精英人士构成（具体情况见表 3-2）。他们都具有非常丰富的瑜伽管理和（或）教学培训指导经验，对瑜伽在我国的发展状况有较深入的了解。通过前期的一系列筛选，最终确立有效访谈者为 18 人（其中 11 人面对面访谈，7 人通过微信视频语音访谈），每次访谈时间都在 1 小时以上，以实现深入访谈的目的。采访对象来源广泛且具有一定的代表性，符合扎根理论对访谈者的基本要求，访谈者具体信息如表 3-2 所示。继而依据扎根理论的质性分析程序，运行 Nvivo8.0 软件，完成具体的编码过程。

2. 开放性译码

按照扎根理论原理，该阶段主要是汇总采访得到的原始资料，再进行切割、分解，建立初始概念和类属。然后对初始概念和类属加以整理，将交叉出现的类属进一步分解和提炼，把相关概念聚类，实现

概念范畴化。经过多次整理分析，删除出现频率少于 2 次的初始概念。最终在开放性译码阶段，从资料中抽象出若干个范畴，表 9-2 为开放性译码得到的 16 个范畴及初始概念。

表 9-2　开放性译码范畴化

原始访谈语句（初始概念）	范畴化
a03 虽然国家体育总局近期成立了全国瑜伽运动推广委员会，但管理细则和管理体系还属于待建中，其对瑜伽行业的监管需要进一步明确。 a08 我曾经想去获得北京、上海、广州等国内一些大中城市的瑜伽场馆数量，却因为没有政府相关管理部门的支持，感觉要实现这一想法确实非常困难。 a11 归属于政府管理职能部门的官方瑜伽师资认证机构还不多，大部分的此类师资认证基本上都是一些私人或民间培训机构组织的。 a12 虽然练习瑜伽的人很多，民间也成立了很多瑜伽协会，但有一些并没有获得政府管理部门的认证，存在一些"三无"民间协会。	A1 管理归属部门职权
a01 瑜伽作为舶来品，尽管与中国传统文化存在很多相似性，但其中的某些内容还是不太符合中国传统文化。 a13 国内有一些瑜伽爱好者只知道照单全收印度瑜伽的价值观和生活理念，却并没有从我国文化的实际出发，去思考过外来文化的融合或本土化等问题。	A2 简单的全盘移植
a02 最近两年特别强烈地感受到瑜伽行业陷入了行业标准混乱的局面。 a13 如果没有统一行业规范，最后就成一盘散沙了。 a14 我始终认为一个行业必须有规范，有自己的定位。	A3 行业标准定位
a02 有一次我在家里自己练习瑜伽，在做增延脊柱伸展式时，把腘绳肌给拉伤了。 a05 我曾经在国内一家知名瑜伽馆习练瑜伽，一位所谓的名师在指导我做后弯体位时，使我的背部受了伤。 a09 学员在锻炼时，由于瑜伽教练资质不一，而且有时"心慈手软"，不认真指导、纠正学员练习，导致个别学员在练习时姿势不正确、方式不规范，受伤的情况屡有发生。 a15 很多瑜伽锻炼者都是抱着减肥的目的，他们在练习中很想马上看到效果，有些体式做不到也强迫自己做，这并不符合瑜伽的练习原则，所以容易造成运动伤害。	A4 伤害事故

续表

原始访谈语句（初始概念）	范畴化
a18 在前期缺乏统一标准认证的情况下，瑜伽教练职业素养很难得到保证；很多瑜伽培训机构对培训教师的选择，不是看教学水平和师资认证资质，而主要是看教练员的为人。 a13 为了节省开支，赚取更多的利益，他们常常会聘用一些速成班的教练，有的所谓教练连如何呼吸都没有掌握，就出来带学生了。 a05 瑜伽体位模仿得好坏被看作成为瑜伽老师的条件之一。很多瑜伽教练是从健美操或舞蹈老师改行而来，也有一部人是被瑜伽教练的高收入吸引而加入到教练员的行列。其中的一些教练都是通过社会上办的瑜伽速成班培训出来的，还没有积累一定的习练经验就敢承担教学工作。	A5 教练专业化程度
a07 瑜伽师资的认证机构多种多样，有民间培训学校、瑜伽协会等，也有国家体育总局等官方机构，还有一些是国外培训机构，颁发的教练员证书种类也各式各样。 a12 国内一些民间瑜伽教练员培训机构声称与印度的瑜伽学院联合办学，培训合格后，教练员证书可以由印度颁发。但其实在这些培训机构中，几乎都是由国内导师授课，他们与印度瑜伽学院并没有什么联系。 a17 国内一些民间瑜伽教练员培训机构通过中介，在中国港澳台地区或国外获得了世界瑜伽协会等名称注册，吹嘘本机构颁发的证书国内外都认可。虽然有些证书确实是由一些国际瑜伽机构认证，但也有不少"山寨"证书。很多瑜伽馆在教学中都是使用自编的瑜伽教材。	A6 师资认证
a14 瑜伽只适合女性练习，是女性的专属。 a11 在中国，减肥健身和瑜伽之间被画上了等号。 a02 参加瑜伽锻炼的人必须要有好的柔韧性，能做高难度动作。许多人只要一听说你在练瑜伽，他们会习惯性地问："你可以把脚放到头上吗？"	A7 健身功效的宣传误导
a17 在我国，许多瑜伽馆都开在市区，场馆四周行驶车辆多，噪声大。而瑜伽练习需要内心平静、身心放松、意识专注。练习环境与瑜伽练习功效是密切相关的，选址在这样环境下的瑜伽馆，肯定容易让会员们产生不满情绪。 a09 某些瑜伽馆不经常清洗瑜伽垫，不注意室内环境的干净整洁，或者装饰风格过于追求时尚而显得浮夸。	A8 场地设施
a18 大部分瑜伽馆单次课程费平均150元左右。而在一些团购网站上，一些原价近200元的瑜伽单次课程，团购价不超过50元，有的甚至10元都不到就能上一次瑜伽课。 a04 对瑜伽教练员培训的时间与收费标准差别较大。由初级到高级教练员的培训，在时间上有从1—3个月不等，收费标准少的3000元左右，高的可以达到数万元。 a02 瑜伽价格到底多少合适，没有统一的标准。	A9 收费混乱

续表

原始访谈语句（初始概念）	范畴化
a08 有很多瑜伽馆，不到工商部门登记注册，工商部门很难监管。 a05 虽然国家没有特殊的证照或者特别的要求，但是开设专门的瑜伽馆或者瑜伽工作室还是需要取得营业执照，走正常的个体商户的注册流程。	A10 非法营业
a16 瑜伽界像个江湖，尤其是一些瑜伽大会，各路门派聚集犹如华山论剑，各家新老掌门卖力推广课程。 a02 原本美好的瑜伽大会，慢慢地就变了味，有的导师想出名，就热衷于去各类大会客串跑场，希望在大会上混个脸熟；有的导师因培训人气不足，不断在各类大会上卖力推广自己的课程。	A11 健身瑜伽过度商业化开发
a06 有些人把中医按摩、足疗套装在瑜伽培训时，市场就诞生出来了，按摩的叫作按摩瑜伽，足疗的名为足疗瑜伽。 a09 当敲打与瑜伽结合，就出现了胆经瑜伽；当解剖结合瑜伽，就出现了解剖瑜伽。可笑的是，当瑜伽与哈哈结合时，市场出现了大笑瑜伽。诸如此类的瑜伽命名，搞的瑜伽已经没有了自身内容，全是其他类结合法。	A12 流派定位的科学依据不足
a11 不重视营销人员能力的提高，导致好课程卖不出去、成交率不高。 a09 瑜伽馆的定位不清。 a13 对于场馆的投资数额，会员容积率，周边市场调查，竞争对手判断，费用开支核算，未来回收成本的周期，人员培训管理的科学性，都毫无明确的了解。	A13 营销因素
a05 部分瑜伽馆不关注会员练习的有效性，随时调整教学模式，造成会员坚持不下来，续费率、转介绍率低。 a09 一些瑜伽馆很少考虑会员的接受能力，只要市场上出现流行的课程就跟风而上。 a16 很多瑜伽教练在教学时想到什么就教什么，教学内容随性发挥。有一部分瑜伽馆看到钢管舞热就增加钢管舞的课程，而不考虑是否适合本瑜伽馆，其效果自然也不好。	A14 教学模式随意化
a13 看到别的瑜伽馆开始降价了，也跟着降价，导致市场一片混乱。 a10 最根本的原因还是经营不规范、恶性竞争。 a07 一些小的瑜伽会所只知道大打价格心理战，试图一味以降价来争抢客源，却不重视整体服务质量的提高。 a16 你的培训费用是五千，我就打培训费用四千，你的培训周期是三个月，我就打瑜伽教练一个月速成培训班，你今天零基础培训，我就有包就业的承诺等着，这似乎是瑜伽教练培训行业司空见惯、不足为奇的现象，造成瑜伽教练员的水平参差不齐。	A15 行业内恶性竞争

续表

原始访谈语句（初始概念）	范畴化
a13 如今的中国瑜伽市场，到处都是收费低廉的瑜伽馆，参加瑜伽锻炼的人虽然很多，但是专业化程度较高的教练员人数却不多。 a04 国内瑜伽市场的发展潜力确实巨大，但目前瑜伽师资缺乏的现象，将随着市场的扩大而更加明显。 a02 不少瑜伽馆的老板都跟我提起过瑜伽教练的招聘是个难题，他们曾经碰到过很多拿着某部门颁发的瑜伽教练员资格证书来应聘的人，但是这些人的上课能力实在一般。瑜伽市场并不迷信这些证书，更看重的是教学经验和实践能力。	A16 专业人才数量短缺

注：a**指第**位采访对象说的原话，A*为范畴化编码。

3. 主轴译码

通过开放性译码，获得由16个范畴构成的"主题词族"，但由于这些词族都是独立的范畴，因此需要进入主轴译码阶段过程，进一步挖掘各范畴之间的关系，形成主范畴及子范畴。根据不同范畴之间的相互联系，归纳出4个主范畴。各主范畴与其对应的子范畴见表9-3。

表9-3 我国瑜伽健身市场发展影响因素的范畴化

主范畴	子范畴	子范畴内涵
组织管理	管理归属部门职权模糊	瑜伽内涵丰富，归属初步明确
	行业标准定位缺失	行业没有统一的法律法规约束
	收费混乱	会员、教练培训收费价格差异大
	非法营业	瑜伽馆没有办理相应的营业执照
师资队伍建设	专业化程度不高	教练培训质量参差不齐
	师资认证缺乏权威性	各种各样的教练证书
	专业人才数量短缺	教练员多，但专业化的教练人数不足
	伤害事故预防能力差	练习瑜伽引起的"瑜伽病"
市场化运营	宣传误导	瑜伽属于女性，高难度的杂技表演
	场地设施欠完善	瑜伽馆选址不当，环境过于嘈杂
	过度商业化开发	瑜伽完全成了销售的商品
	营销水平不强	对瑜伽馆无清晰定位和预测
	行业内恶性竞争	不良的价格战
课程体系建设	教学模式陈旧	课程开设不以会员能力和需求为基础
	简单移植	简单照搬印度、西方国家瑜伽教学内容
	流派定位科学依据不足	与我国一些项目简单结合，即产生一个新的瑜伽流派

4. 选择性译码

主轴译码的结果表明,以上 4 个主范畴共同影响着我国瑜伽健身市场的发展,即这 4 个主范畴能够概括出我国瑜伽健身市场的影响因素。因此,在主轴译码的过程中,将核心范畴定为"我国瑜伽健身市场的发展"。从制度供给和制度需求角度分析,组织管理和市场化运营是外部因素,决定了瑜伽在我国的发展方向和行业定位;师资队伍建设和课程体系建设是瑜伽发展的内部条件,直接影响瑜伽在我国传播的效果。主范畴与核心范畴之间的关系如表9-4所示:

表9-4 主范畴与核心范畴的关系结构

主范畴	核心范畴	关系结构	关系结构的内涵
组织管理 市场化运营	我国瑜伽健身市场的发展	因果关系	管理与经营因素是影响我国瑜伽健身市场发展的外部因素
师资队伍建设 课程体系建设	我国瑜伽健身市场的发展	因果关系	师资队伍与课程建设因素是影响我国瑜伽健身市场发展的内部因素

5. 理论饱和度检验

理论构建完成后,对构建的理论进行检验时,理论饱和点是检验的关键。如未达饱和,则需要返回资料收集阶段,重新循环前文所述的分析过程。本研究将深度访谈得到的 16 个范畴随机抽取,用以检验理论饱和度。结果显示,没有形成新的范畴,说明本研究前述的理论模型是饱和的。

(二)我国瑜伽健身市场发展制约因素的质性分析结果

综上所述,我们依靠质性分析方法,得出了我国瑜伽健身市场发展的制约因素具体表现为组织管理体系不健全、市场化运营秩序较混乱、专业人才师资队伍建设质量有待提高、课程内容体系建设较薄弱 4 个主范畴,并细分为 16 个子范畴。

三、瑜伽中国化发展的阻力因素理论模型建构

根据上述对瑜伽健身市场质性分析得出的 4 个主范畴、16 个子范畴，并综合前文对高校瑜伽普及推广存在主要问题的调研和问卷调查结果，发现我国校园瑜伽发展的制约因素主要体现在瑜伽课程结构内容体系建设比较薄弱、尚未形成完善的校园瑜伽组织管理体系、瑜伽专业教师队伍建设匮乏等 3 个主范畴方面，彼此之间高度吻合，并且我国校园瑜伽课程结构设置还表现出很大的随意性。以上可以合并为 4 个主范畴、17 个子范畴。因此，基于对瑜伽健身市场和校园瑜伽两个维度的深入调查分析，本研究得到瑜伽中国化发展的阻力因素理论模型，如图 9-1 所示。

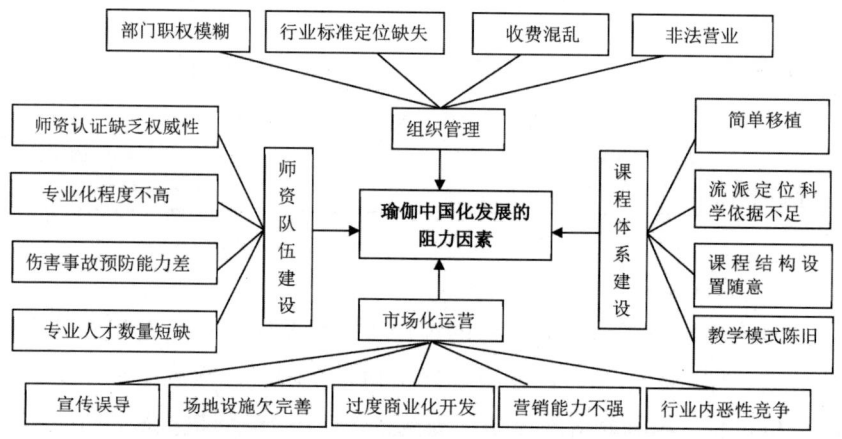

图 9-1　瑜伽中国化发展的阻力因素理论模型

四、瑜伽中国化发展的主要阻力因素分析

图 9-1 显示，21 世纪至今，瑜伽中国化发展的影响因素可以归纳为组织管理、师资队伍建设、市场化运营、课程体系建设 4 个主范畴。它们彼此作用、相互统一，共同组合为制约瑜伽中国化发展的主要阻力因素。

（一）组织管理体系不健全

组织管理体系不健全是影响瑜伽在中国发展的重要外在因素之一，主要指政府和行业的非规范化管理对瑜伽发展的负面影响，包括部门职能和标准定位缺失、收费混乱、非法营业4个方面。其中管理归属部门职权是对瑜伽在我国发展的一个基准定位，这直接影响瑜伽在我国体育运动项目中的承认度。

一个行业要发展必须要有一个执行主体发挥监管调控的作用。在瑜伽发源地印度，瑜伽是宗教和哲学的重要修行工具和手段，瑜伽与宗教和哲学紧密结合，包含浓重的哲学、宗教色彩，内涵极其丰富。虽然20世纪80年代中期传入我国的瑜伽已经是一种以体位法为主的健身方式，但是由于其内涵具有多元性，瑜伽在我国传播发展的三十多年都处于无政府归属部门管理的"真空"状态。直到2016年1月，国家体育总局成立全国瑜伽运动推广委员会，意图将其纳入体育运动项目管理范畴，瑜伽才首次有了明确的官方归属管理部门。但在国家体育总局的直接领导下，全国瑜伽运动推广委员会还处于初期建设期，至今仍未明确出台健身瑜伽管理的法律法规，"健身瑜伽发展12项管理法规"也尚未对外公布并具体实施。由于前期瑜伽市场监管的空白期较长，引发的一系列诸如缺乏行业标准、收费混乱等市场乱象较多。本研究在对瑜伽资深从业人员的深度访谈中，大家对这一阻力因素的认识具有高度的一致性。例如："a02 瑜伽行业管理的归属不清，出现大量的'山寨'协会，到境外注册社团之后却在国内广泛开展瑜伽活动，这种曲线牟利的现象在国内比比皆是"；"a03 号称总部设在香港的'国际瑜伽协会''亚洲瑜伽协会'并未在中国香港登记注册，根据地址也查不到任何有效信息。类似这种声称获得了中国香港或国外瑜伽协会授权，却在国内开展师资培训的机构数量不在少数"；"a11 由于没有统一的行业标准，瑜伽市场收费混乱，以瑜伽教练培训市场为例，初、中、高三级连读的培训费用有从2000多元到万元以上不等"。由于我国的瑜伽市场缺乏相应的管理行业标准，加剧了瑜伽在我国发展的混乱局面，管理难度加大。也正是因为体育系统对瑜伽的监管职权力度不足，势必影响到校园瑜伽的普及开展。部分高校管理者和体育教师对瑜伽是否归属于国家正式的体育运动项目尚不太明晰，对大力推广瑜伽作为学校体育课程项目仍存在一些顾虑。

我们在实地调研中还发现，由于国家政府部门对瑜伽监管职权的模糊概念，对瑜伽馆的建设没有明确具体的审批部门，很多想开瑜伽馆的人根本就不清楚要经过哪些审批程序。也有一部分人钻政策的空子，未办理瑜伽场馆建设的合法审批就开始营业，一旦经营不善就停止营业，瑜伽消费者的利益得不到应有的保障。近年来在消费者购买健身卡后却遭遇瑜伽馆歇业、退费无门的情况屡有发生，有时还可能引起法律纠纷，这些现象严重影响瑜伽的大众口碑，阻碍了瑜伽在我国可持续发展。

（二）市场化运营秩序较混乱

市场化运营作为瑜伽发展的有力手段，亦是影响瑜伽在我国发展的主要外部因素之一，主要体现在场地设备、商业化开发、营销能力、防止宣传误导和恶性竞争5个方面。由于宣传误导及媒体过分渲染，瑜伽在引入我国之后很长一段时期内，社会对其的认识普遍存在一种错误倾向，即瑜伽是专属于女性的运动，练习瑜伽需要具备良好的身体素质，因为瑜伽都是一些高难体式的表演，主要功能是纤体瘦身。以上这些对瑜伽的误识观点，尽管在某种程度上让更多的女性加入了瑜伽健身队伍，但是从整个运动项目长远发展来看，必将带来公众和社会对于瑜伽认识偏差的进一步扩大。更多的男士会认为瑜伽是女性的专利而与己无关，有的甚至予以反对，瑜伽的普及范围肯定会受到极大限制。例如，访谈中很多专家表述，"a09不少男性羞于到瑜伽馆练习瑜伽，理由是这项运动太女性化和偏重精神方面"；"a13 一开始大家接触瑜伽，觉得这是一个形体运动，所以追求美的女性成为了瑜伽学习和推广的主力军"。但实际上这是一个认识误区。前文已述，很多瑜伽大师基本上都是男性，印度如此，欧美也是如此。由此可见，正确的发展理念定位和对瑜伽的市场营销宣传方式，为瑜伽在我国的发展创造良好的舆论环境，确实非常重要。

此外，现代瑜伽都是经由西方国家改良过的，这些被改良的瑜伽有强大的适应力，也有较好的商业驱动力和运作机制。在20世纪末中国人还未真正理解瑜伽的本质时，我国就过早地进入到瑜伽商业化运营模式，瑜伽健身市场运营的准入门槛极低，很多非专业人士混迹其中，这也是我国瑜伽市场化运营秩序混乱的原因之一。如专家们表述的："a07 瑜伽现在俨然成了众多活动商家宣传和吸引人关注的手段，性感美女摆造型，商业瑜伽表演，等等。过度的商业化包装正在让这项运动变味"；"a16 当前瑜伽已然被一些人包装成现代人推崇的、所谓的高品位健身形式和时尚生活方式"；"a02 有一些商家和活动主办方利用美女和瑜伽的结合来大肆宣传，许多的千人集体瑜伽活动其实都是为了给商业活动造势"；"a07 开瑜伽馆的很多，但是能长期生存下来的不多，目前最重要的是找到自己独有的模式"；"a15 同行业或同城的瑜伽馆之间大打价格战，一些经营者误以为是价格决定了销售成绩，价格战最终的结果是两败俱伤"。很多瑜伽会馆为了吸引会员将价格降低，其他的瑜伽馆也纷纷效仿，最后形成"多米诺骨牌"式的经济利益互损效应，一些较小规模的瑜伽馆不得不停业休整乃至最终倒闭。

　　经过前述的质性分析编码，本研究了解到许多瑜伽馆经营不善的一个重要原因，是这些瑜伽馆主大都属于瑜伽教练出身，很多人并没有掌握先进的市场经营管理经验，市场化营销管理意识淡薄。首先，这种冒进式的创业与当下全民创业、大众创新的激情感染有关。其次，一些瑜伽教练抱有换个城市或区域就可能会获得更大经济收益的幻想而转行成为瑜伽馆主。此外，其他行业的一些创业者开始进军瑜伽领域，也对瑜伽健身市场的良性发展造成了冲击。调研中发现，由于目前瑜伽市场是多主题分工合作的行业，销售由专门的销售团队运作并运用专业的瑜伽管理软件管理瑜伽馆各种事务，瑜伽广告公司承担市场宣传、建立网站、发布微信公众号，培训机构则负责输送教练。由此造成部分瑜伽专业领域之外的人士成为国内健身瑜伽市场化运营的成功人士。作为一名瑜伽馆的经营管理者，更多强调的是其对各种资源的整合能力，以打造瑜伽馆独有的品牌特色，而对该群体是否拥有瑜伽专业技能背景却不置可否。一些希望通过开设瑜伽健身馆实现自主创业的瑜伽专业教练员，已举步维艰。

（三）师资队伍建设质量有待提高

师资队伍建设是影响瑜伽在我国发展的内在因素之一，是瑜伽市场健康、平稳、可持续发展的有力保障，具体指师资认证、专业化程度、伤害事故预防能力、专业人才队伍数量4个方面，彼此之间环环相扣、相互联系。正是由于瑜伽导师资质认证机制缺失、培训没有统一的标准和高水平专业瑜伽教练缺乏，导致教师教学水平参差不齐，从而造成瑜伽伤害事故屡有发生。因此有专家认为瑜伽教练的实践经验、专业技能和理论教学能力，是衡量一个瑜伽健身馆层次高低的重要指标。

如前文所述，当前我国瑜伽师资绝大部分都是由各种各样官方或非官方瑜伽培训机构培养出来的，类型各异。很多培训机构出于利益驱使，对瑜伽教练培训没有设置相应的入学门槛，打着"零基础教练培训，包就业"的旗号大肆招生，进行"市场上瑜伽教练供不应求，工资待遇高，职业光鲜亮丽"等宣传引导，再加上培训过程短则1—2周、长则2—3个月的速成，致使许多人慕名而来。此外，我国健身市场对瑜伽教练师资的认证也是称谓不一，无章可循[①]。例如，有的来自协会、瑜伽学院、国外瑜伽联盟等，有的甚至是培训机构自己认证的证书。一些社会培训机构为了在市场竞争中占有一席之地，竞相吹嘘，宣称是"最正宗的培训机构"，而有的则以印度瑜伽教练为噱头，自称"拥有纯正印度教学保障的会馆"。各式各样的瑜伽教练培训活动比比皆是，门类繁多，鱼龙混杂，如此环境下培养出来的瑜伽师资队伍，质量难以保证。本研究通过市场调研和访谈，发现国内瑜伽领域的很多专家比较一致认为，要想成为一名合格的瑜伽教练（教师），至少要经历2年左右瑜伽专业技能和理论知识学习、1—3个月教学实习经验积累的系统培训。而目前国内瑜伽培训市场的速成式师资队伍培养模式，直接导致本行业教练专业技能的欠缺，这也是不时发生瑜伽伤害事故的主要诱因之一。比如专家指出，"a03 人们练习瑜伽受伤的重要

---

① 刘兰娟，刘成，司虎克. 我国瑜伽健身市场发展的制约因素与路径选择——基于质性研究[J]. 上海体育学院学报，2018，42(3)：50-54.

原因就在于教练的不专业;""a09 部分教练不会花很多时间去学习,急功近利,只图赚钱快";"a16 批量化生产已经成为瑜伽教练培训行业比较常见的现象,这是瑜伽培训的一个严重弊端";"a14 瑜伽教练犹如顾客的健康顾问,责任重大,如若教导出错,不但不能让学员达到预期的练习目的,还可能损害他的健康";等等。

在校园瑜伽建设方面,我国的高校体育课教师基本都是全国各大师范院校体育专业和体育院校毕业的学生。众所周知,目前要想成为一名新进高校体育教师,至少需要硕士甚至博士研究生学历。而瑜伽在高校开设的时间还不太长,部分体育类专业院校培养的瑜伽专业(专项)的大学生基本都只有本科学历,他们要想进入高校教师行列是难上加难。因此,这些有着瑜伽专业培养背景的大学生在毕业之后,基本上都在健身房或瑜伽俱乐部从事瑜伽教练工作,势必造成目前高校从事瑜伽体育课程教学的教师很少是科班出生,只能由健美操、体育舞蹈、武术等项目教师经过短期培训转项来执教。甚至一些高校体育教师仅仅只是通过瑜伽教学视频自学,没有经过正规的瑜伽技能培训就承担了高校瑜伽教学任务。这些教师在瑜伽教学方面缺乏经验,教学中难免存在技术动作不规范、教学内容不合理等问题。有的学校为了弥补体育师资不足,只能从社会上聘请瑜伽馆的专业教练来校授课。因此,高校瑜伽教师队伍业务水平不太高的现象,也是不争的事实。此外,在我国现有的瑜伽培训机构中,瑜伽教育与瑜伽职业培训之间没有根本性的区别,导致把两个本来在教学方向、教学目标、教学设计、教学方式等方面完全不同的模式等同一谈。我国的瑜伽教练员(教师)培训基本都属于职业培训模式,教学目标大多是为期望进入商业化的瑜伽馆成为瑜伽教练而设计。因此,参加过瑜伽专业培训的高校体育教师自身的学习体验,都是来自市场化瑜伽教学模式下的职业培训,造成他们在今后的瑜伽教学过程中,自己能承担的也是这个模式下的教学内容、教学手段或方法,由此形成了一个巨大的教育循环系统。从这个意义上说,要想在短期内改善或建立全新的校园瑜伽教育模式,的确比较困难。

（四）课程体系建设较薄弱

无论是校园瑜伽还是瑜伽健身市场，课程建设既是瑜伽教学的基石，也是瑜伽在国内健康发展的重要内容。当前，我国瑜伽课程体系建设还比较薄弱，主要包括简单移植、定位不足、课程结构和教学模式陈旧4个方面。一家成功的瑜伽馆不仅要拥有资金、瑜伽师资和营销策划能力，还要对场馆有清晰的定位，具备因人而异、因材施教的瑜伽课程设计能力。因为，最契合的满足瑜伽练习者健身需求，是瑜伽馆的核心竞争力。

目前，中国的校园瑜伽和健身瑜伽课程大多是移植于欧美等国外瑜伽机构或印度瑜伽大师的研究成果。这些成果传入中国后，基本被奉为经典范例，成为考量一名瑜伽教练专业度和课程质量是否属于传统或正宗的重要指标，造成相当一部分教练（教师）不敢自行更改课程内容，都是对国外课程的简单复制。一些瑜伽经营者在安排健身课程时，很少考虑到这些传统或正宗的舶来品是否能满足中国瑜伽习练者的需求①。当然，在国内一些有识之士的倡导下，我国的健身瑜伽课程体系近年来正在由传统型瑜伽课程向生活实用化瑜伽课程转变②。那种简单的以拿来主义为基调，只知道生搬硬套地划分技术流派，却缺乏"以人为本"特征、实用价值和针对性较差的瑜伽课程已经难以受到大众的欢迎。例如，专家们表述，"a12 国内很多瑜伽场馆的经营方式都存在问题，他们不知道依据市场经济的规律要求对市场客户进行清晰定位，通过品牌建设来积极开拓市场，只知道随大流"；"a08 有一部分瑜伽馆邀请了外籍人士前来授课，也有些教练员会到国外参加瑜伽课程培训。有些人以创新为名头，随意的在课程中加点内容就把这包装为新的瑜伽形式，一些伪瑜伽产品也的确吸引了很多瑜伽练习者的关注"；"a15 当你设计的课程真正的让所练习的人们受益时，你的瑜伽馆就会有好的口碑，也不用花费大量的金钱做宣传，而且可能还会带来其他方面的正面影响。所以当健康增值时，你的瑜伽馆也开

---

① Nino. 瑜伽馆经营中的"中国特色"[J]. 瑜伽. 2015，（8）：21-22.
② 宁一浓. 三年形而上，三年形而下[J]. 瑜伽. 2016，（8）：18-19.

始走向正规了";等等。

另外,在我国现有的瑜伽培训机构中,瑜伽教育与瑜伽职业培训没有根本性区别,而是将2个本来在教学目标、教学设计、教学方式等方面完全不同的模式混为一谈。我国瑜伽教练员(教师)培训基本上属于职业培训模式,教学目标大多是为期望进入商业化瑜伽馆成为瑜伽教练员而设计的。因此,参加过瑜伽专业培训的高校体育教师的学习体验基本上来自于市场化瑜伽教学模式下的职业培训,课程设置的随意性较大。

第三节 全民健身视域下瑜伽中国化发展的动力机制结构

根据以上对全民健身视域下瑜伽中国化发展的主要动力因素、我国校园瑜伽和瑜伽健身市场存在主要问题的综合分析,借鉴企业和体育领域情报信息发展的动力机制模型①,本研究初步构建出瑜伽中国化发展的动力机制结构系统模型,如图9-2所示。

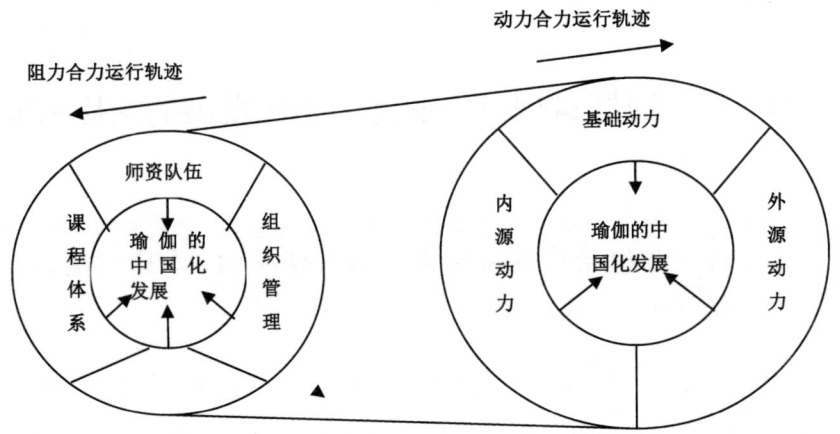

图9-2 瑜伽中国化发展的动力机制结构系统示意图

---

① 刘成,司虎克.以运动队为基础的体育竞争情报发展动力机制研究[J].中国体育科技,2011,47(3):12-18.

图 9-2 表明，瑜伽中国化发展的动力机制主要由一些内外部环境中的动力因素和阻力因素相互作用而构成。其中，主要的动力因素包括基础动力、内源动力和外源动力 3 种类型，主要的阻力因素包括组织管理体系不健全、市场运营秩序较混乱、专业人才师资队伍建设质量有待提高、课程内容体系建设较薄弱 4 种类型。这些动力因素与阻力因素在不同的空间下协同作用，凝集成强度不等的动力合力与阻力合力两个"力场"，两者运行轨迹的方向恰恰相反，共同循环作用于以校园瑜伽和瑜伽健身市场为基本内容的我国瑜伽运动。全民健身视域下瑜伽的中国化发展方向，取决于这一动力机制中上述动力合力与阻力合力两个"力场"的力量大小对抗。在常态下，当动力合力大于阻力合力，动力机制空间结构能够克服阻力的影响，并在比较长的一段时间内牵引系统持续向前稳步发展，动态平衡得以维持。然而，如果动力合力小于阻力合力，将造成动力效能不足，原有的动态平衡结构势必发生质的变化，瑜伽的中国化发展会因阻力过大而出现停滞不前，甚至可能倒退的反方向运行现象，动力机制失灵。因此，从上述动力机制结构系统可知，瑜伽的中国化发展方向，在一定程度上可以用系统克服了多少阻力因素来衡量判断。

第四节　全民健身视域下瑜伽中国化发展的实施策略

一、透彻理解全民健身国家战略价值取向，加强对瑜伽的政府组织管理体系建设

作为体育产业发展和扩大体育消费的基础，《意见》对全民健身上升为国家战略后其发展目标的具体衡量指标给予了明确界定（例如，至 2025 年我国体育产业总规模超过 5 万亿元、人均体育场地面积达到 $2m^2$、经常参加体育锻炼的人数达到 5 亿，等等）。基于国家层面要实现这些主要目标，我们必须清醒认识到，政府的行为策略选择对推

进全民健身国家战略的贯彻实施将发挥决定性的作用。

第一,2015年10月召开的党的十八届五中全会,提出"创新、协调、绿色、开放、共享"五大发展理念。2016年5月国家体育总局发布《体育发展"十三五"规划》,这五大发展理念不但成为我国"十三五"时期体育发展的基本理念,而且规划还明确提出"实施全民健身国家战略,推进健康中国建设"是2016—2020年中国体育发展的指导思想。政府在我国体育事业发展中的政策调控与引导作用可见一斑。要实现全民健身国家战略的既定目标,在国家层面的政府行为策略中必须首先考虑对体育事业发展绩效评价体系进行改革,既高度重视高水平运动竞技成绩、体育场馆设施、体育产业规模等显性指标的数量增加,也必须追求大众体质健康水平(特别是青少年)、体育文化需求、体育医疗保障等隐性指标的全面提高。通过制定全民健身国家战略长、中、短期发展规划,从群众体育、竞技体育、学校体育、体育产业和体育文化等方面综合评价各级政府体育工作,力争体育事业发展中的公平与效益协同增长,确保政策的稳定性与连续性。

第二,科学发展观的核心是"以人为本",五大发展理念的核心是"坚持人民主体地位",后者既与前者在核心立场上保持高度一致,又在思想内涵上对其进行了丰富延伸。五大发展理念中的"共享发展",是对怎样以"人"为本的更直接、更现实回答,充分揭示了当代中国体育事业发展的价值取向。马克思认为:"意识一开始就是社会的产物,而且只要人们存在着,它就仍然是这种产物。"[①]体现出人民实践主体的意识来自人民实践主体的社会存在。作为实践主体,人民拥有对实践成果的享有权利。"体育强国梦"既是"中国梦"的重要构成要素,又是每一个中国人的梦。人民群众作为建设"体育强国梦"的实践主体,他们理所应当要成为我国体育事业发展成果的享有者。然而,当前部分地方政府或职能部门作为执行者,对全民健身政策价值取向

---

① 原魁社. 人民主体性:"中国梦"的现实基础与价值指向[J]. 中国特色社会主义研究,2013,(3):19-22.

的认识并不完全统一①。因此,在国家层面上需要尽快建立全民健身领导协调机制,通过加快促进中国特色体育法治体系建设和体育市场化改革,完善体育发展治理结构与体育产业空间布局,依法治体,督促体育、其他相关部委及各级政府与时俱进,深刻领会全民健身的国家战略价值,构建"政府主导—部门协同—社会合作"的管理布局,统筹推进全民健身的国家战略部署。

第三,科学发展观和五大发展理念是当代中国体育事业发展的重要价值导向。为了实现全民健身国家战略的既定发展目标,基于国家层面的政府行为策略选择必将在其中起着决定性的引领作用。立足于我国国情和不同地区经济社会发展水平,大力发展与强化政府提供基本体育公共服务的能力,培育与鼓励社会多元投资主体进入体育产业领域,把政府和社会都能做或者需要社会来做的一些体育公共服务事项,下放给符合条件的社会组织和企事业单位承担。健全政府购买体育公共服务机制,优化制度供给与服务环境,推进体育公共服务、体育产业和体育消费等领域的供给侧结构性改革,分地域、分阶段、分步骤地渐进式有序推动全民健身国家战略实施进程。

第四,面对21世纪国内校园瑜伽和健身瑜伽市场化推广普及的良好发展态势,我国政府(特别是教育和体育管理职能部门)应该首先确认瑜伽作为国内一个正式体育运动项目的官方认可地位,以校园瑜伽和瑜伽健身市场开发为基础,从教育系统和体育系统两个层次,持续加强和完善对瑜伽的官方组织管理体系建设,以推广瑜伽运动技能、惠及大众健康为指导,促进瑜伽的中国化发展。

二、客观认识大众瑜伽健身需求的迫切性,科学规范瑜伽健身市场

前文调研可知,我国大众人群对强身健体的渴望和意识正日趋高涨,瑜伽健身市场已朝着具有较大发展空间和市场潜力的规模化发展

---

① 杨运涛."碎片化"的破解:全民健身政策执行的"整体性"范式构建研究[J]. 南京体育学院学报(社会科学版),2015,29(6):53-57.

方向前行。然而,目前国内瑜伽健身市场仍处于初级阶段,市场并未饱和。因此,正确认识与客观对待大众瑜伽健身不同需求,从开馆资质、开馆条件、收费标准、质量评估、社会效能等方面规范瑜伽健身市场,营造良好的市场运营秩序,避免让健身瑜伽成为政府无法监管的市场,值得我们深入思考。

首先,政府应该在已经成立了全国瑜伽运动推广委员会的基础上,由国家体育总局和教育部等官方多部门联合牵头,尽早成立一个具有官方资质认可、覆盖瑜伽健身市场和校园瑜伽的行业组织。通过制定操作性较强、科学可行的行业规范,建立与完善瑜伽健身市场的制度、法规监管体系,倡导对健身瑜伽进行分类别、分层次市场开发指导,消除人们的"入籍专业瑜伽健身会所是有钱人贵族化活动"观念,推动瑜伽健身市场持续、健康、有序发展。其次,低价竞争营销的恶性循环必将摧毁整个行业的健康发展。为了防止瑜伽健身服务内容过于同质化,政府或行业协会要引导不同地域的瑜伽健身场所实现差异化经营,瑜伽健身市场的发展应该普及不同阶层人群,兼顾惠及平民。针对不同阶层健身人群,加大对消费者群体的宣传力度,以行业规范为保障,有效扩大瑜伽健身市场辐射范围。要鼓励各种瑜伽健身会所找准定位,细分市场,提供的体育服务应该有一定的差异性,对经济承受能力各异的健身消费群体进行分流,切实提高健身服务水平,改进硬件设施,保障服务质量,避免恶性竞争,维护瑜伽健身行业的长远利益及市场声誉。

三、扩大健身瑜伽师资队伍数量,切实提高专业人才培养质量

在 2021 年 9 月召开的中央人才工作会议上,习近平总书记明确指出,培养人才是国家和民族长远发展的大计,当今世界人才的竞争首先是人才培养的竞争。因此,拥有怎样数量和质量的人才资源,决定了瑜伽中国化发展的未来。随着瑜伽热在国内持续升温,行业发展对一大批高素质瑜伽专业人才的需求已迫在眉睫。大力提高国内健身

瑜伽教练员（教师）专业人才队伍整体质量，成为保障瑜伽中国化发展的又一关键。

然而，无论是我国校园瑜伽或瑜伽健身市场，本瑜伽师资队伍在数量和质量上都还有很大提升空间。我国瑜伽在吸引固定女性消费群体的同时，势必要扩大男性人群参与比重。我们要充分利用高校知识密集、人才汇聚的优势，从知识结构、价值观念、道德审美、行为习惯、运动技能、体育精神等多方面，按学习阶段的不同，分层次健全与完善瑜伽人才培养评价标准，鼓励更多的专业体育院校在体育教育学、休闲体育学、体育管理学等领域设置瑜伽专业（课程），进行本科、硕士、博士不同层次的体育专业师资人才培养，积极创建一支数量可观、技术过硬、素质优良的健身瑜伽专业教练员（教师）师资队伍。依托经过认证的高校或国内资深培训机构，开展必要的相关师资培训，培养一批既掌握瑜伽健身知识、瑜伽运动技能，又掌握先进体育市场营销管理理念和方法的高素质复合型人才，加快中国校园瑜伽和瑜伽健身市场的协同发展进程，更好服务于我国全民健身事业。

四、构建适合不同人群的多元课程内容结构体系，注重实践性与理论性有机结合

作为一个从实践中衍生出来的健身方式，瑜伽成为我国正式开展的体育运动项目已是大势所趋。从运动项目的角度评判，无论是校园瑜伽还是瑜伽健身市场，必须首先注重瑜伽技能的实践学习。然而，遵循任何体育项目运动技能形成的基本原理，注重实践的同时也必然要重视理论学习。因为，针对一些瑜伽知识尚浅、刚入门的初学者，瑜伽课程学习的内容势必要更偏向于运动技能实践而非理论学习，以起到启蒙教育的作用。但对于一些已经具备了瑜伽练习基础的学习者，就要让他们在对瑜伽运动技能实践进行巩固提高和融会贯通的前提下，适当加大瑜伽基础理论知识、瑜伽健康生活方式的灌输。因此，有必要将瑜伽课程学习分为初期的实践传授为主和后期的实践与理论相融合、理论教学比重适当加大两个阶段，充分运用体育课程自我评价的积极导向及促进作用，构建多层次、多类别、形式各异的瑜伽课

程评估体系，倡导学习者从自身实际出发，选择参与不同类型的瑜伽课程学习。

在此基础之上，面对大众体育锻炼和青少年学生群体，必须以不同人群健身发展需要为核心，以课程广域建设、特色发展为策略，紧密结合各类人群强身健体、个性化发展的实际需求，突出个体自主选择性和集体参与的主动性，按照课程内容体系设置的科学性、趣味性、严谨性等原则，运动技能学习以实践探究为重点，着力培养学习者的瑜伽基本技能。与此同时，通过设置包括课程教学目标定位、内容组合、适用范围、局限性、教学环节、延伸课程指导等在内的多元瑜伽课程内容结构体系，注重实践技能的延展，进一步培养学习者把瑜伽健身视为一种生活方式、生活理念的意识，以修身塑德为重点，以培养良好的体育锻炼习惯为突破口，融理论教学于实践教学之中，实践与理论有机结合，丰富学习内容，进一步激发不同健身人群的体育锻炼或健身学习欲望，促使他们深刻理解人与自然和谐相处的"天人合一"瑜伽健身人文素养，培育学习者的可持续发展能力。

五、拓宽瑜伽学术研究和专利研发视域，加强多边合作，提升科技创新综合实力

当前在全球范围内，基于专利研发的技术创新正在由以单件专利为特征的战术竞争，向以专利联盟与专利组合等专利群为特征的战略竞争转变[1]。我国瑜伽行业在全民健身国家战略引领的大好形势下，需要及时厘清自己的发展现状，准确判断学术研究和专利技术领域创新发展的未来国际趋势及重点领域。体育界对瑜伽的学术探索，应该高度重视本学科与医学（特别是临床医学和基础医学）、教育学（心理学）等跨学科交叉结合部的科研选题，积极开展瑜伽在大众健身和运动训练竞赛中的运用，拓宽瑜伽健身市场的有效路径，以瑜伽干预作为医学辅助治疗方法和消除疲劳、促进运动后恢复、调节运动心理的手段，

---

[1] 张雯、肖西祥、林卓玲. 专利视角下我国高校技术创新能力分析——以医药生物领域为例[J]. 中国新药杂志，2014, 23（11）：1230-1236.

进一步提高瑜伽校园化发展研究的深度和市场化开发研究的广度。瑜伽专利申请除了继续聚焦于发展态势稳定、研发风险较小的瑜伽运动（健身）器材设备、瑜伽服饰用品及其制作（使用）方法等方面外，还需要适当加强对瑜伽运动生理监控、瑜伽医学辅助疗法、瑜伽训练和健身方式等方面的科研实证和技术研发创新的关注度。

近年来，国内瑜伽行业专利申请数量快速增长的势头非常明显，在全球瑜伽专利申请总量中已占有领先位置，技术创新范围也在试图与国际接轨，但仍存在瑜伽授权发明专利的数量不太多、发明专利有效年龄较短、有效维持率较低、专利合作度不强、技术转让率不高、国家专利竞争指数有待提高等缺陷。我们应该清醒地认识到这些问题，而不能被专利申请数量全球第一的表象所迷惑。要将提高发明专利申请比重、提升专利申请质量、促进专利成果转化等作为瑜伽专利技术创新发展目标，充分利用已具有的技术创新规模国际比较优势，依靠政策支持，积极鼓励相关企业、高校、科研单位或机构之间的交流与合作，推动大众创新。以知识产权利益共享为纽带建立知识产权联盟或专利群，通过联合攻关、多边合作等方式开展共性关键技术研发，加强科技创新动力，加大对瑜伽技术领域的研发投入力度，扩大产学研技术合作范围，拓展技术创新空间。大力挖掘和保护有价值的瑜伽专利技术成果，促进高质量的瑜伽专利尽快实现成果转化，形成更多的中国瑜伽专利核心技术，进一步提升科技创新综合实力，力争在新一轮国际创新竞争中占据主动地位，早日跻身瑜伽行业全球技术创新第一集团。

六、论证各种瑜伽流派融入中国元素可行性，夯实我国瑜伽本土化发展实践基础

当今社会，瑜伽在中国本土化发展特征可以从传播形式和运动形式两个层面考察。从传播形式上看，我国已经产生出校园瑜伽和健身瑜伽两种类型。从运动形式上看，又衍生出太极瑜伽、中医养生瑜伽、道瑜伽等包含了很多中国元素的多种练习方式。因此，我们既不可妄自菲薄般，自我否认中国传统文化海纳百川的包容性和吸纳性能力，

也不能唯我独尊般有意忽视瑜伽在国内正普及推广的客观现实。在形体、呼吸、身心修养等习练方法上，我国的太极、养生术与瑜伽有着很多的相似之处已是毋庸置疑。作为一种新型的健身运动，太极瑜伽采用我国传统武术太极拳动作的同时，又融入瑜伽对柔韧度及注意力的要求，通过有力度、有节奏的身体运动，更好地将体内能量引出体外，让练习者疏松筋骨，充满活力。由于其锻炼效果可以超过单一的太极或瑜伽练习，如今甚至风靡美国、韩国、泰国等海外市场，颇受国外健身爱好者追捧[①]。太极体系中的太极拳架、平衡对称练习及无过无不及原则（即追求动作要做到位却也不能太过，不可强求一致），与瑜伽体式练习一样都具有"炼形"的健身功效，更是得到众多专家学者的论证[②]。

当然，现在国内也有一些人为了吸引人们的关注度，肆意将中国传统养生术的某些内容和瑜伽嫁接，并冠以"××瑜伽"的称号，却并没有具备国外很多学者通过双盲、随机或对照试验，从而对一件新生事物健身原理进行科学论证的学术严谨态度，这也是造成当前国内瑜伽技术流派繁杂众多、健身市场乱象丛生的一个重要原因。为此，在前述建立健全国内瑜伽组织管理体系建设的基础上，瑜伽技术流派的定名应该向专利申请或商标注册制度学习借鉴，由专门的官方机构对其进行评估审核，科学论证各种瑜伽技术流派融入中国元素的可行性，有效杜绝擅自冠名或肆意撰名现象，让具有中国元素的瑜伽更具科学性，夯实瑜伽在我国本土化发展的运动实践基础。

本章小结

本章首先重点讨论了全民健身视域下瑜伽中国化发展的主要动力因素，具体包括基础动力、内源动力、外源动力。继而综合运用问卷调查和质性分析等研究方法，探寻瑜伽中国化发展的主要阻力因素，分别体现为组织管理体系不健全、市场化运营秩序较混乱、专业人才

---

① 宋佳妮. 泰国刮起"太极瑜伽"风[N]. 中国文化报, 2010-11-20.
② 何方, 陈蕙. 太极拳拳理在瑜伽体式练习中的运用[J]. 中华养生保健, 2008, (11): 49-50.

师资队伍建设质量有待提高、课程内容体系建设较薄弱。研究结果认为，全民健身视域下瑜伽中国化发展的动力机制决不是由单一因素构成，而是内外部多种动力和阻力因素相互影响、约束和冲突而形成。据此，构建出瑜伽中国化发展的动力机制结构系统模型，继而提炼出全民健身视域下瑜伽中国化发展的 6 个具体实施策略。

第十章 研究结论与未来展望

第一节 研究结论

第一，瑜伽虽然起源于印度，然而中印两国自古毗邻而居的地缘优势，历史上长期存在的经贸、科技和文化交流活动，以及悠久灿烂文明发展史同属大河文明的本质，造成两国在生活生产方式、思维方式、民族心理、人文理念及文化气质方面具有同质性、相通性乃至相似性等多种"类同"因素，中印人民极易形成互为钦佩敬仰的文化认同心理。再结合20世纪80年代以来，瑜伽在国内特有的社会性别文化建构过程，推动了瑜伽以一项运动的形式在我国大众健身人群（特别是女性群体）普及推广。

第二，全民健身国家战略的贯彻实施，实质就是把毛泽东同志提出的"发展体育运动、增强人民体质"与新形势下鲜明时代特征有机融合的再次重点诠释与解读。中华人民共和国成立至今，我国政府在思想和制度层面对全民健身事业的历史推进过程，是在一脉相承、一以贯之的基础上，对之进行继承、发展、补充和完善。我国新时期体育观中所提出的"体育强国梦"，让我国全民健身体育事业迎来空前发展机遇。积极推广瑜伽运动在中国的普及，无论与转变我国体育事业发展方式理念、促进体育产业快速发展，还是与提高全民身体素质及扩大参加体育锻炼人数、缓解我国体育事业发展主要矛盾，以及体育作为公共外交主要载体等全民健身上升为国家战略的现实动因，均具有非常高的契合度。

第三，1985年至今，传播者、传播内容、传播渠道、传播受众、传播效果等诸多变量对瑜伽在中国的传播产生了积极影响。具体表现为以政府、企业、社会组织和个人为传播主体的多元性；瑜伽的传播内容逐渐由最初单纯模仿西方国家的体位法练习，初步呈现出与我国本土传统文化相互渗透的趋势；传播媒介形成了多媒体、多渠道、多方位的立体化传播结构；通过细化瑜伽受众，瑜伽传播受众的普遍性更加广泛；传播效果可以分为认知、情感态度和行为三个层面等主要特征。

第四，进入21世纪，瑜伽主要是以体育教育和运动健身的传播形式在国内流行，衍生出校园瑜伽和健身瑜伽两种类型，以及以太极瑜伽为典型代表的一些包含很多中国传统体育元素的多种练习方式。按照我国体育事业已被人们广为认同的竞技体育、学校体育、社会体育（或称大众体育、群众体育）的分类标准进行区分，校园瑜伽隶属于学校体育范畴，健身瑜伽则隶属于大众体育范畴，两者目前均处于发展上升期阶段。瑜伽已经具备成为我国正式开展体育项目的发展潜质与群众基础。

第五，从组织化程度、普及规模和开发深广度审视，高校是我国校园瑜伽推广的主阵地，瑜伽的教育价值受到广大参与师生一致的认可。中青年人群是国内瑜伽健身市场的主要消费群体，并逐步渗透到社会其他各阶层不同年龄段人群。随着我国"瑜伽热"辐射范围的持续延伸，瑜伽修身养性、减压静心、强身健体等积极功效得到进一步挖掘，部分男性人群已有兴趣加入瑜伽健身行列，国内多年以来瑜伽运动参与的男女性别比例严重失衡特征，正呈现出初步改观的迹象。

第六，尽管美国仍然是目前世界上瑜伽健身领域技术创新实力最强国家，但中国已处于正在追赶的第二集团领头地位。其他欧美国家以及日本、印度等亚洲国家基于专利信息分析的瑜伽行业技术创新实力，并没有比我国展现出明显的科技竞争综合优势。近年来，国内瑜伽专利申请活动日益活跃，中国瑜伽专利申请数量已排名全球首位。瑜伽专利申请人在技术领域的方向选择上能基本符合该行业的世界发展趋势，瑜伽健身行业已经具备一定的产品技术创新国际竞争力。

第七，在全民健身国家战略引导下，瑜伽在我国普及推广的主要动力因素可以分为基础动力、内源动力与外源动力三个方面。但国内校园瑜伽和瑜伽健身市场在多年的实践发展进程中,依然面临着组织管理体系不健全、市场运营秩序较混乱、专业人才师资队伍建设质量有待提高、课程内容体系建设较薄弱等一些阻力因素牵制。

第八,全民健身视域下瑜伽中国化发展的实施策略应该包括:透彻理解全民健身国家战略价值取向,加强对瑜伽的政府组织管理体系建设;客观认识大众瑜伽健身需求的迫切性,科学规范瑜伽健身市场;扩大健身瑜伽师资队伍数量,切实提高专业人才培养质量;构建适合不同人群的多元课程内容结构体系,注重实践性与理论性有机结合;拓宽瑜伽学术研究和专利研发视域,加强多边合作,提升科技创新综合实力;论证各种瑜伽技术流派融入中国元素的可行性,夯实瑜伽在我国本土化发展的运动实践基础。

第二节 未来展望

第一,早期印度传统瑜伽是一种只在男性中流传的修行方法,瑜伽习练者往往与社会脱离,他们在喜马拉雅的雪山上攀爬,在恒河岸边冥想,但不参与社会活动。受印度当时父系社会思想的影响,瑜伽只传给男性。进入20世纪之后,社会思想逐渐开放,人们对于新事物兴趣满满。在艾扬格等印度瑜伽大师的推广下,大众群体开始了解瑜伽这个神秘的锻炼方式,并意识到它对于人体的益处,瑜伽得以在民众普及,并传授给女性习练者。瑜伽走入女性生活也是印度当时性别平权思想的一种体现。在这种文化语境下,女性的生活方式和文化需求不断被关注和接受,促进了瑜伽在全球的大众化发展。20世纪80年代初至今,传入中国的现代瑜伽极大淡化了印度传统瑜伽中的宗教、玄学等内容,更多从体育视角阐释瑜伽,基于科学健身、医疗保健角度探讨以瑜伽体位练习为主的健身价值,以及瑜伽运动对人体生理、心理的积极作用。尽管如此,我国部分女性习练者仍专门前往印度的瑜伽学院拜师学习,她们将不同流派的印度瑜伽引入中国健身市场宣传营销,把自己包装成印度正统瑜伽,视其为真正的瑜伽,反而认为国内流行的所谓现代瑜伽属于既不像"健美操"或"健身操",又不像"柔术"或"体操"的"四不像"。然而,这一认识却并未得到国内更多学者的认同。大多数国人开始意识到,具有较高人文价值的跨文化传播影响结果应该是"融合化"和"本土化"。瑜伽在我国必须有别于印度传统瑜伽,要由简单模仿走向与中国传统体育文化融合之路,构建具有本土文化特色的中国现代瑜伽传播体系,促进瑜伽向运动项目本质化转变,以实现文化融合,推动瑜伽的中国化发展。

第二,当前,我国正在全面开启中国式现代化新征程。包括瑜伽、轮滑、攀岩、滑板等在内的众多新兴运动项目和健身形式已逐渐融入中国现代体育文化语境,成为我国普通民众喜爱的健身手段与方法,受到不同性别和不同年龄人群的高度青睐。今后,国内瑜伽科研领域须进一步扩大研究对象的范围,充分运用各种科学数据支持,依靠更多定性和定量相结合的综合研究,大力推进瑜伽在全民健身、运动训练和竞赛中的应用等方面的实证性探索,切实加强研究内容的系统性,积极拓宽研究视野,努力拓展研究的深广度,从而推动我国瑜伽科研整体水平持续提升。

主要参考文献

一、中文文献
（一）中文著作

[1]陈景圆. 沙吉难陀大师讲述的巴坦加里的瑜伽经[M]. 北京：商务印书馆国际有限公司，2013：3.

[2]戴元光. 传播学通论[M]. 上海：上海交通大学出版社，2006：17.

[3]郭玉霞. 质性研究资料分析：NVivo8 活用宝典[M]. 台北：高等教育文化事业有限公司，2009.

[4]国家统计局. 中国统计年鉴（2006－2015）[M]. 北京：中国统计出版社，2007－2016.

[5]国家卫计委.2014 中国卫生统计年鉴[M]. 北京：中国协和医科大学出版社，2014.

[6]季羡林. 中印文化关系史论丛[M]. 北京：人民出版社，1957：1-2.

[7]姜守明，贾雯. 世界大河文明[M]. 济南：山东画报出版社，2011.

[8]教育部发展规划司. 中国教育统计年鉴（2014）[M]. 北京：人民教育出版社：2014.

[9]林敏. 生活瑜伽[M]. 北京：化学工业出版社，2011：1-5.

[10]林之达. 传播学基础理论研究[M]. 成都：西南交通大学出版社，1995：182.

[11]刘成. 体育竞争情报[M]. 上海：上海人民出版社，2015：69-70.

[12]罗丹. 罗丹艺术论[M]. 北京：人民美术出版社，1978：90.

[13]彭信威. 中国货币史[M]. 上海：上海人民出版社，1988：28.

[14]山曼. 流动的传统：一条大河的文化印迹[M]. 杭州：浙江人民

出版社，1999.

[15]汤建民. 基于中文数据库的知识图谱绘制方法及应用[M]. 杭州：浙江大学出版社，2010：112.

[16]王志成. 瑜伽的力量[M]. 成都：四川人民出版社，2013：20-41.

[17]夏征农. 辞海（1999年缩印本）[M]. 上海：上海辞书出版社，1999：519.

[18]向柏松. 中国水崇拜[M]. 上海：上海三联书店，1999.

[19]徐冰. 人之动力论[M]. 沈阳：辽宁人民出版社，1999.

[20]张国良. 现代大众传播学[M]. 成都：四川人民出版社，1998：24-28.

[21]张国良. 20世纪传播学经典文本[M]. 上海：复旦大学出版社，2006：435-436.

[22]宗白华. 美学散步[M]. 上海：上海人民出版社，1981：81-82.

（二）中文期刊和学位论文

[1]Nino. 瑜伽馆经营中的"中国特色"[J]. 瑜伽.2015，（8）：21-22.

[2]安海林，安亚军，毛太平. 贵州省战略性新兴产业技术创新能力研究——基于专利数据的分析[J]. 技术与创新管理，2015，36（3）：243-247.

[3]安作璋，王克奇. 黄河文化与中华文明[J]. 文史哲，1992，（4）：3-13.

[4]白微，纪英雷，李岩. 论瑜伽的健身作用[J]. 沈阳体育学院学报，2007，（4）：72-74.

[5]班武奇. 印度河文明兴衰和地理环境变迁[J]. 地理研究,1998，17（3）：249-256.

[6]包心鉴. 当代发展理论新走向与我国社会文明新发展[J]. 探索，1995，（3）：4-9.

[7]鲍静. 应把社会性别理论纳入我国公共管理的研究与实践[J]. 探索与争鸣，2006，254（8）：33-39.

[8] 鲍志彦. 高校技术创新能力评价实证研究——基于专利信息的测度分析[J]. 农业图书情报学刊, 2016, 28（8）：5-10.

[9] 蔡美花. 东北亚区域合作路径与文化认同[J]. 东疆学刊, 2015, 32（1）：1-7.

[10] 曹守诼. 我国古代以动健身的体育思想[J]. 体育文史, 1986, （2）：30-31.

[11] 曾智华. 论当代西方发展理论的危机[J]. 世界经济与政治, 1993, （7）：5-11.

[12] 常任侠. 气功和瑜伽——中印文化交流之一[J]. 南亚研究, 1983, （3）：75-77.

[13] 陈朝阳. 从权利要求数量看中外申请人的专利策略[J]. 发明与创新（综合科技）, 2013, （6）：34-36.

[14] 陈国明. "跨文化传播"术语和学科的生成发展[J]. 学术研究, 2010, （11）：141-148.

[15] 陈国新. 发展中国家社会发展理论的演变趋势[J]. 思想战线, 1998, （2）：10-13.

[16] 陈丽霞, 史兵. 瑜伽的中国化进程研究[J]. 体育科学, 2009, 29（7）：84-91.

[17] 陈丽霞. 瑜伽运动处方治疗痛经的疗效评定[J]. 中国临床康复, 2005, 9（4）：164-165.

[18] 陈良兴, 赵晓庆, 郑林英. 基于专利信息分析的企业技术创新能力评价——以通信企业为例[J]. 科技与经济, 2012, 145（1）：37-41.

[19] 陈士强. 瑜伽的生理心理功效研究进展[J]. 中国运动医学杂志, 2012, 31（8）：740-745.

[20] 陈世阳, 刘佳, 刘洋. 体育与人文外交[J]. 北京体育大学学报, 2016, 39（2）：6-10.

[21] 陈万睿. 太极拳和瑜伽养生原理的对比[J]. 中外企业家, 2009, （7）：195-196.

[22] 陈晓律. 社会主义实践对发展理论的贡献[J]. 史学集刊, 2015, （5）：4-20.

[23] 陈晓平. 驱动经济的女性消费力[J]. 21世纪商业评论, 2012, (3): 58-61.

[24] 陈友义. 民族文化差异对近代中印两国不同历史结局的影响[J]. 广西社会科学, 2003, 96 (6): 137-140.

[25] 陈玉青. 瑜伽网CEO陈玉青: 让瑜伽发展多元化与专业化各行其道[J]. 健与美, 2007, (3): 45-47.

[26] 陈振权. 技术创新动力机制的理论发展及启示[J]. 现代经济探讨, 2002, (8): 14-16.

[27] 陈志广. 熊彼特的竞争理论及其启示[J]. 中南财经政法大学学报, 2008, 167 (2): 16-20.

[28] 陈志生, 蔡文菊. 国际关系建构背景下中国体育参与公共外交的发展战略研究[J]. 北京体育大学学报, 2014, 37 (3): 6-13.

[29] 达照. "梵我一如"的演绎及其意义[J]. 南亚研究, 2001, (1): 67-74.

[30] 单滨新. 蔡元培与泰戈尔: 筑建中印文化的"鸟巢"[J]. 北京观察, 2014, (11): 75-79.

[31] 单波, 薛晓峰. 西方跨文化传播研究中的和谐理念[J]. 国外社会科学, 2008, (6): 75-80.

[32] 单波. 跨文化传播的基本理论命题[J]. 华中师范大学学报(人文社会科学版), 2011, 50 (3): 103-113.

[33] 单清华, 刘莹, 王振涛、鲍勇. 瑜伽文化足迹及现代健身价值研究[J]. 体育与科学, 2009, 05: 46-48.

[34] 道立. 印度的瑜伽[J]. 佛教文化, 2005, (4): 74-76.

[35] 邓兵. 浅论印度文化的多样性[J]. 解放军外语学院学报, 1996, 81 (3): 87-91.

[36] 邓凤莲. 毛泽东全民健身体育思想[J]. 南都学刊(人文社会科学学报), 2004, 24 (4): 103-105.

[37] 邓龙奎. 试论当代西方社会发展理论的价值[J]. 中共天津市委党校学报, 2015, (5): 90-94.

[38] 邓迁良. 从强身、养生到健身——体育思想史初探[J]. 四川体

育科学学报，1984，(3)：6-11.

[39] 丁传伟. 北京市健身俱乐部太极拳与瑜伽课程现状对比研究[J]. 运动，2012，38（3）：148-150.

[40] 丁海德，綦晓卿. 青岛产业行业专利技术创新能力分析与评价——基于 IPC 分类的视角[J]. 青岛科技大学学报（社会科学版），2012，28（4）：79-83.

[41] 董敏辉，刘洪春，乔明. 瑜伽与健身[J]. 沈阳体育学院学报，2006，(5)：64-66.

[42] 董涛. 论专利权利要求的法律属性[J]. 同济大学学报（社会科学版），2008，19（5）：78-85.

[43] 杜高山. 休闲时代下的体育审美初探[J]. 体育学刊，2015，22（2）：23-27.

[44] 杜熙茹. 瑜伽健身术对大学生身体机能素质和心理健康水平影响的实验研究[J]. 首都体育学院学报，2005，17（1）：100-101.

[45] 方广锠. 试论印度河文明衰落的原因[J]. 南亚研究，1986，(3)：21-27.

[46] 方蔚琼. 关注"她经济"时代的女性消费影响力研究[J]. 商丘师范学院学报，2010，26（10）：79-82.

[47] 付红梅. 社会性别理论在中国的运用和发展[J]. 中华女子学院学报，2006，18（4）：24-27.

[48] 高慧. 印度教与水崇拜[J]. 青春岁月，2015，(13)：266-267.

[49] 郜志雄，朱占峰，严迎丹. 中国专利技术转让：状况与模式[J]. 特区经济，2013，(1)：145-147.

[50] 公卉. 广州市开展瑜伽运动的现状调查与分析[D]. 广州大学，2010：23-24.

[51] 谷世权. 试论周恩来与中国体育[J]. 北京体育大学学报，1989，48（4）：8-14.

[52] 顾红亮. 论胡适的跨文化传播观及其启示[J]. 求是学刊，1998，(4)：26-28.

[53] 郭洪纪. 中印交流中被忽略的地缘文化及其作用[J]. 兰州大

学学报（社会科学版），2010，38（1）：113-119.

[54] 郭洪纪. 中印两国文化的同一性与互补性分析[J]. 青海社会科学，2010，(5)：145-152.

[55] 韩丽. 休闲运动普拉提与瑜伽之比较研究[J]. 边疆经济与文化，2011，96（12）：141-142.

[56] 韩玉. 北京市"瑜伽现象"的社会调查与研究——兼论对健身气功发展的启示[D]. 北京体育大学硕士学位论文，2008：27-28.

[57] 郝英奇，刘金兰. 动力机制研究的理论基础与发展趋势[J]. 暨南学报（哲学社会科学版），2006，125（6）：50-56.

[58] 何方，陈蕙. 太极拳拳理在瑜伽体式练习中的运用[J]. 中华养生保健，2008，(11)：49-50.

[59] 何萍. 性别理论与社会发展[J]. 探索，2001，(6)：73-75.

[60] 侯传文. 中印文化哲学：泰戈尔与道家[J]. 东方丛刊，2009，(2)：32-45.

[61] 胡晓风. 深入研究，深化改革——1987年8月28日在全国体育发展战略讨论会上的讲话[J]. 成都体育学院学报，1988，(1)：12-17.

[62] 胡正荣，姬德强. 跨学科视野中的中国跨文化传播研究：进程与问题[J]. 现代传播，2011，176（3）：11-17.

[63] 华夏. 体育是第三产业，体育自身要产业化——国家体委计划司司长张发强一席谈[J]. 体育博览，1993，(4)：6-7.

[64] 黄洁萍，尹秋菊. 社会经济地位对女性健康的风险影响[J]. 北京理工大学学报（社会科学版），2013，15（5）：81-86.

[65] 黄敏，王恩东. 健美操锻炼结合瑜伽练习的初步尝试[J]. 湖南商学院学报，2002，9（6）：77-78.

[66] 黄玮. 揭秘美国体育产业[J]. 时事报告，2012，(6)：82-83.

[67] 黄心川. 印度瑜伽与少林武术[J]. 中国佛教，1995：136-141.

[68] 季慕林. Cini问题——中印文化交流的一个例证[J]. 社会科学战线，1987，(4)：217-222.

[69] 季羡林. "天人合一"新解[J]. 传统文化与现代化，1993，(1)：

9-16.

[70] 贾秉恒. 瑜伽·气功和人体特异功能[J]. 当代体育，1987，(12)：44-45.

[71] 贾文彤. 共生理念下体育发展方式转变研究[J]. 山东体育科技，2014，36（1）：6-9.

[72] 江山. 当下我国流行健身项目的体育文化透视——以瑜伽为例[J]. 南京体育学院学报（社会科学版），2015，29（6）：64-68.

[73] 姜飞. 美国跨文化传播研究形成发展的理论脉络[J]. 新闻传播与研究，2010，(3)：17-27.

[74] 姜飞. 中国跨文化传播研究三十年探讨（1978-2008）[J]. 新闻传播与研究，2008，(5)：16-21.

[75] 姜汝祥. 西方社会发展理论与中国社会发展[J]. 学习与探索，1997，113（6）：77-82.

[76] 姜玉洪. 中印比较视野中的印度文化[J]. 学术交流，2007，157（4）：15-20.

[77] 解静，郭楚如，林以环. 瑜伽练习和书画治疗对精神分裂患者生活质量影响的研究[J]. 齐鲁护理杂志，2011，17（1）：11-13.

[78] 金晓刚，陈立东. 浅论专利权利要求范围对我国科研成果保护的影响[J]. 科学管理研究，2011，(6)：173-178.

[79] 孔许友. 关于古代中印精神文化传播逆差的反思[J]. 江汉大学学报（社会科学版），2014，31（2）：69-73.

[80] 旷文楠. 印度瑜伽与中华气功比较研究[J]. 成都体育学院学报，1993，19（2）：1-4.

[81] 李德芳. 体育外交：公共外交的"草根战略"[J]. 国际论坛，2008，10（6）：11-15.

[82] 李国栋，刘雨潇. 麦作文明与稻作文明——释读《大河文明的诞生》[J]. 贵州师范学院学报，2014，30（1）：34-38.

[83] 李慧英. 论社会性别理论的核心观点[J]. 山东女子学院，2015，120（4）：1-5.

[84] 李建欣. 论印度古典瑜伽行法[J]. 宗教学研究，1999，(4)：

75-85.

[85] 李建欣. 论印度古典瑜伽哲学中"神"的概念——兼论瑜伽与数论的关系[J]. 世界宗教研究, 1999, (1): 29-40+161.

[86] 李景强. 论跨文化传播的性质[J]. 新闻界, 2010, (4): 51-53.

[87] 李莉, 吕红平. 河北省女性经济地位分析[J]. 河北师范大学学报（哲学社会科学版）, 2014, 37 (3): 144-151.

[88] 李梦华. 发展战略研究, 为在本世纪末把我国建设成为世界体育强国而努力[J]. 体育教学, 1985, (4): 2-3.

[89] 李娜, 李建华, 王静敏. 基于专利信息的技术创新能力研究[J]. 情报科学, 2010, 28 (4): 611-615.

[90] 李南. 印度河流域文明与吠陀时期的女神[J]. 南亚研究, 2006, (2): 56-51.

[91] 李鹏飞. 恒河-印度文明的发祥地[J]. 中国三峡, 2005, (6): 92-93.

[92] 李青山, 王新平. 中国养生术与印度瑜伽健身术比较研究[J]. 军事体育进修学院学报, 2006, 25 (4): 8-10.

[93] 李圣鑫. 论经济发展方式转型中我国体育事业的转型发展[J]. 沈阳体育学院学报, 2012, 31 (1): 15-19.

[94] 李万来. 毛泽东体育思想初探[J]. 成都体育学院学报, 1985, (1): 1-7.

[95] 李旺华, 高河永. 太极拳与瑜伽的比较——兼论太极拳的国际化发展战略[J]. 广州体育学院学报, 2007, 27 (5): 43-46.

[96] 李旺华. 印度释达瑜伽的调查与分析[J]. 广州体育学院学报, 1992, 12 (22): 84-89.

[97] 李卫, 胡澎. 中印文化的包容性比较[J]. 文教资料, 2006, (20): 96-97.

[98] 李文辉, 贺浪萍, 林卓玲. 从国内专利角度分析华南师范大学的技术创新能力[J]. 华南师范大学学报（自然科学版）, 2011, (2): 138-142.

[99] 李相如. "经常参加体育锻炼的人数"取代"体育人口"的科

学意义[J]. 体育文化导刊, 2009, (9): 18-19.

[100] 李秀娟. 论太极拳和瑜伽的相通性[J]. 搏击·武术科学, 2013, 10 (12): 40-41.

[101] 李云霞, 史纪合. 印度文化多样性初探[J]. 亚洲研究, 2015, (4): 87-95.

[102] 林以环. 瑜伽放松训练对抑郁患者睡眠的影响[J]. 护理学杂志, 2011, 26 (9): 63-65.

[103] 刘成, 刘兰娟, 郑春清, 徐思敏, 邓小飞. 我国运动休闲特色小镇新业态发展的体育竞争情报研究[J]. 河南师范大学学报（自然科学版）, 2023, 51 (1): 149-156.

[104] 刘成, 刘兰娟, 潘怡雯, 司虎克. 我国高校课内外运动诱发大学生死亡事件实态分析研究[J]. 西南师范大学学报（自然科学版）, 2017, 42 (12): 131-139.

[105] 刘成, 刘兰娟, 司虎克. 我国高校学生体育意外伤亡事件研究[J]. 体育学刊, 2015, (3): 106-111.

[106] 刘成, 司虎克. 我国竞技体育优势项目与核心竞争力关系研究[J]. 北京体育大学学报, 2010, 33 (6): 104-109.

[107] 刘成, 司虎克. 以运动队为基础的体育竞争情报发展动力机制研究[J]. 中国体育科技, 2011, 47 (3): 12-18.

[108] 刘成, 徐思敏, 刘兰娟. 我国体育社会组织的微博营销模式构建研究[J]. 体育科技文献通报, 2019, 27 (8): 1-2+9.

[109] 刘国永. 机遇和挑战: 全民健身上升为国家战略的思考[J]. 体育文化导刊, 2015, (3): 1-6.

[110] 刘兰娟, 刘成, 蔡皓. 瑜伽在当代中国的传播特征研究[J]. 体育文化导刊, 2017, (11): 54-58.

[111] 刘兰娟, 刘成, 蔡皓. 瑜伽在当代中国流行的社会动因研究[J]. 体育科研, 2020, 41 (2): 73-79.

[112] 刘兰娟, 刘成, 司虎克. 我国瑜伽健身市场发展的制约因素与路径选择——基于质性研究[J]. 上海体育学院学报, 2018, 42 (3): 50-54.

[113] 刘兰娟,司虎克,刘成. 国际瑜伽研究演进脉络与前沿动态的体育竞争情报分析[J]. 中国体育科技, 2015, (2): 105-113.

[114] 刘兰娟,司虎克,刘成. 全民健身上升为国家战略的历史演进与现实动因分析[J]. 南京体育学院学报(社会科学版), 2016, 30(3): 17-25.

[115] 刘敏. 广东省高校瑜伽课程开展的影响因素研究[J]. 广州体育学院学报, 2013, 33 (6): 119-123.

[116] 刘敏. 社会发展理论的演变走向及其特征[J]. 甘肃社会科学, 1999, (3): 53-57.

[117] 刘霓. 社会性别——西方女性主义理论的中心概念[J]. 国外社会科学, 2001, (6): 52-57.

[118] 刘盼盼,刘纯献,冉祥华. 习近平主席索契冬奥会之行看体育与外交的相互融合[J]. 北京体育大学学报, 2014, 37 (12): 1-6.

[119] 刘双. 文化身份与跨文化传播[J]. 外语学刊, 2000, 99 (1): 87-91.

[120] 刘晓亭,张玲玲,等. 论瑜伽的保健及对疾病的防治作用[J]. 沈阳体育学院学报, 2013, 32 (2): 96-98.

[121] 刘燕南. 跨文化传播的差异分析与因应探讨[J]. 现代传播, 1995 (3): 12-18.

[122] 刘莹,李军,张传新. 高校开设瑜伽课的实践性研究[J]. 首都体育学院学报, 2008, (3): 82-85.

[123] 刘玉萍,杨柳欣. 我国健身气功站点与瑜伽俱乐部的比较研究[J]. 北京体育大学学报, 2008, (11): 1452-1454.

[124] 栾春娟,郑保章. 全球专利强度计量分析与中国知识产权保护[J]. 科技与经济, 2009 (2): 55-58.

[125] 罗莹,刘冰. 网络信息传播效果研究[J]. 情报科学, 2009, 27 (10): 1487-1491.

[126] 马东亮,麦麦提. 发展理论的适用性与中国民族发展研究: 以现代化理论为例[J]. 黑龙江民族丛刊, 2016, 154 (5): 30-37.

[127] 马兰. 基于专利产出的京津冀技术创新能力比较分析[J].

情报探索，2015，217（11）：74-78.

[128] 马衍森. 说"梵"、"道"、"空"——兼谈比较视野中的中印古代文化[J]. 中国文化研究，1994，(4)：123-125.

[129] 毛娟. 论瑜伽教育的健身育人价值[J]. 体育学刊. 2005，12（6）：84-86.

[130] 毛娟. 全析瑜伽演变历程——创建瑜伽教育的思想基础[J]. 北京体育大学学报. 2008，31（3）：387-389.

[131] 毛世昌. 恒河——象征印度文化的圣河[J]. 科学经济社会，2010，28（4）：177-183.

[132] 孟建平. 瑜伽锻炼对老年人情绪及睡眠质量的影响[J]. 中国老年学杂志，2013，33（18）：4568-4569.

[133] 孟锦. 全球本土化－跨文化传播的两重维度[J]. 现代传播，2004，131（6）：136.

[134] 孟宪忠，李今朝. 面向二十一世纪的社会发展理论与社会发展战略[J]. 社会科学战线，1995，(4)：9-21.

[135] 莫文斌. 中国女性人力资本存量与经济增长关系的实证研究[J]. 中小企业管理与科技，2011，（2）：109-110.

[136] 倪腊贵. 论瑜伽运动规律及其在高校体育教学中的推广[J]. 贵州体育科技，2005，（4）：53-56.

[137] 倪思贵. 健身瑜伽与普拉提的比较分析[J]. 遵义师范学院学报，2011，13（1）：114-116.

[138] 宁一浓. 三年形而上，三年形而下[J]. 瑜伽. 2016，（8）：18-19.

[139] 潘怡雯，刘成，刘兰娟，袁浩. 我国高校大学生校内非创伤性运动意外死亡事件诱因识别研究[J]. 首都体育学院学报，2019，31（3）：281-288.

[140] 钱穆. 中国文化对人类未来可有的贡献[J]. 中国文化，1991，（1）：93-96.

[141] 乔永忠，肖冰. 基于权利要求数的专利维持时间影响因素研究[J]. 情报科学，2016，34（5）：678-681.

[142] 邱服冰. 论瑜伽及其心理生理功能[J]. 山东体育学院学报, 2004, 20 (5): 60-62.

[143] 任园春, 赵琳琳, 程嘉. 瑜伽与儿童青少年身心健康研究进展[J]. 中国运动医学杂志, 2011, 30 (12): 1145-1148.

[144] 阮小娟, 朱洪竹. 规律性瑜伽运动对老年女性生活质量及健康体能的影响[J]. 中国老年学杂志, 2015, 35 (10): 2764-2765.

[145] 沙振江, 张蓉, 刘桂锋. 国内专利地图研究进展与展望[J]. 情报理论与实践, 2014, 37 (8): 139-144.

[146] 邵彤, 隋鑫. 跨文化传播视域下的文化冲突与融合[J]. 社会科学辑刊, 2013, 206 (3): 51-55.

[147] 沈华嵩. 现代化——发展理论与东亚模式[J]. 世界经济, 1992, (8): 1-7.

[148] 苏胜强, 黄祖辉. 可持续发展理论及其基本模式[J]. 农业现代化研究, 1999, 20 (1): 8-12.

[149] 孙乃纪. 制度创新是生产关系的渐进变革方式——中国改革开放对社会发展理论的贡献[J]. 吉林大学社会科学学报, 1993, (4): 13-17.

[150] 孙琴. 北京市瑜伽馆会员练习行为研究[D]. 北京体育大学, 2007: 19-20.

[151] 孙玮, 陈燕, 孙全亮. 中国制造业专利密度的行业分布特征及影响因素分析[J]. 科学学与科学技术管理, 2015, 36 (4): 95-104.

[152] 孙宜学, 郭洪涛. 中印文化交流史上的一次误会——泰戈尔来华引起的风波[J]. 同济大学学报（社会科学版）, 1999, 10 (3): 72-77.

[153] 孙英春, 孙春霞. 跨文化传播研究的全球场域与本土追问[J]. 浙江学刊, 2010, (4): 36-43.

[154] 谭琳, 田雨普. 对瑜伽热的冷思考[J]. 体育文化导刊, 2008, (2): 46-47+50.

[155] 汤静. 瑜伽对老年人身心健康的影响[J]. 中国老年学杂志, 2012, 32 (14): 3127-3128.

[156] 唐超. 百度大数据颠覆未来"她经济"[J]. 中国广告, 2014, (8): 132-133.

[157] 唐嘉弘. 黄河文明与中国传统文化导论[J]. 中原文物, 1990, (2): 13-18.

[158] 田丽萍. 瑜伽作为舞蹈辅助训练手段的理论与实践的实验研究[J]. 北京舞蹈学院学报, 2007, (1): 110-114.

[159] 田雅娟, 杨志萍, 方曙等. 从专利量化角度分析西部地区技术创新能力[J]. 情报杂志, 2008, (11): 91-93.

[160] 田雨普. 新中国 60 年体育发展战略重点的转移的回眸与思索[J]. 体育科学, 2010, 30 (1): 3-9.

[161] 童兵. 试析跨文化传播中的认识误区[J]. 新闻大学, 2004, (3): 20-24.

[162] 涂厚善. 试论古代印度河流域文化的特点及其产生的原因[J]. 华中师范学院学报, 1979, (4): 37-46.

[163] 万丽芳. 武汉市城区瑜伽馆会员锻炼行为研究[D]. 华中师范大学, 2013: 11-13.

[164] 万小丽. 专利质量指标中"被引次数"的深度剖析[J]. 情报科学, 2014, 32 (1): 68-73.

[165] 万欣. 红山文化三环石坛析疑与中印盖天宇宙观源流试探[J]. 北方文物, 2003, 76 (4): 1-8.

[166] 汪守霞, 汪张林. 基于专利信息的新能源汽车及驱动电机发展现状分析[J]. 中国科技论坛, 2016, (4): 63-69.

[167] 汪新生. 全球化、地缘优势与中越关系[J]. 东南亚研究, 2001, (3): 33-35.

[168] 王邦维. "西天"之名: 古代中国人怎么称呼印度[J]. 文史知识, 2016, (1): 113-116.

[169] 王邦维. 学问在中西之间——季羡林先生对中印文化的研究[J]. 东方论坛, 1994, (2): 7-12.

[170] 王鸿雁, 赵泉. 性别平等与经济增长理论综述[J]. 经济师, 2006, (11): 67-69.

[171] 王金福. 哲学层次的社会发展理论[J]. 江海学刊, 1998, (1): 93-96.

[172] 王进. 长江文化与黄河文化之比较[J]. 企业导报, 1997, (11): 22-26.

[173] 王开文. 印度武技综论[J]. 成都体育学院学报, 2003, 29 (5): 32-35.

[174] 王葵. 从"瑜伽热"反思我国太极拳发展道路[J]. 体育科技文献通报, 2010, 18 (7): 70-71.

[175] 王清华. 西南丝绸之路与中印文化交流[J]. 云南社会科学, 2002, (2): 81-85.

[176] 王嵘. 我国普通高校开设瑜伽课程的现状调查与分析[J]. 嘉应学院学报(自然科学). 2014, 32 (11): 97-100.

[177] 王树英. 季羡林与中印文化交流[J]. 对外传播, 2007, (2): 17-21.

[178] 王旭. 印度佛教中的"非暴力"思想与儒家"和"文化[J]. 青海师范大学学报(哲学社会科学版), 2010, 32 (5): 31-36.

[179] 王毅平. 社会性别理论：男女平等新视角[J]. 东岳论丛, 2001, 22 (4): 59-61.

[180] 王英芝. 印度佛教中的龙文化[J]. 吉林工程技术师范学院学报, 2015, 31 (5): 62-63.

[181] 吴灿新. 论"天人合一"的生态和谐观[J]. 广州行政学院学报, 2016, 3: 1-5.

[182] 吴旻悦. 瑜伽与健康研究进展[J]. 南京体育学院学报(自然科学版), 2010, 9 (3): 153-156.

[183] 吴予敏. 跨文化传播的研究领域与现实关切[J]. 深圳大学学报(人文社会科学版), 2010, 17 (1): 4-11.

[184] 伍绍祖. 学习邓小平同志理论, 做好我国体育工作[J]. 体育文史, 1997, (2): 4-9.

[185] 霞飞. 贺龙与新中国人民体育事业[J]. 党史博采, 2008, (9): 24-25.

[186] 谢光亚,李明哲. 基于专利信息的中国风电产业技术创新能力评价[J]. 工业技术经济, 2013, 238（8）: 3-10.

[187] 谢琼桓. 《全民健身计划纲要》颁布10周年回顾与展望专家论坛[J]. 天津体育学院学报, 2005, 20（4）: 90-91.

[188] 邢立香. 武汉普通高校瑜伽课程的开展现状调查及对策研究[D]. 华中师范大学硕士学位论文, 2008: 20.

[189] 熊筱燕,敬少丽. 女性经济参与和教育投入——社会性别理论视角[J]. 社会科学家, 2015, 222（10）: 55-59.

[190] 徐必珍,刘怀玉. 从毛泽东的"矛盾动力论"到邓小平的"改革动力论"[J]. 社会科学战线, 1993,（6）: 1-6.

[191] 徐明. R&D投入强度与区域专利申请密度相关性研究[J]. 情报杂志, 2015, 34（7）: 100-104.

[192] 徐文慧. 依据教学目标,选择教学模式[J]. 教育科学. 1993,（3）: 27-30.

[193] 许杭生. 南朝佛教论中印文化之同异——析宋齐之际佛道两教的夷夏之辩[J]. 世界宗教研究, 1996,（1）: 10-13.

[194] 许仲槐. 新形势下再识毛泽东体育思想[J]. 广州体育学院学报, 1992, 25（4）: 6-10.

[195] 闫素芹,郭峥. 高海拔地区产前瑜伽训练对胎儿宫内窘迫的影响[J]. 护士进修杂志, 2013,（11）: 1027-1028.

[196] 颜信. 南方丝绸之路与古蜀对外关系探研——以古蜀和古印度间经贸关系为例[J]. 中华文化论坛, 2012,（1）: 64-69.

[197] 杨浩明,樊凌雯,张保彦,张佰鹏. 全球和中国橡胶机械产业专利情报分析[J]. 情报杂志, 2014, 33（6）: 53-58.

[198] 杨桦. 转变体育发展方式,由"赶超型"走向"可持续发展型"[J]. 北京体育大学学报, 2013, 36（1）: 1-9.

[199] 杨兴林. 当代中国的社会发展理论[J]. 内蒙古社会科学, 1999, 115（3）: 1-5.

[200] 杨兴林. 当代中国的社会发展理论述要[J]. 理论前沿, 1999,（5）: 30-31.

[201] 杨运涛. "碎片化"的破解：全民健身政策执行的"整体性"范式构建研究[J]. 南京体育学院学报（社会科学版），2015，29（6）：53-57.

[202] 姚大为，卜建华. 我国瑜伽文化产业开发的思路探索[J]. 沈阳体育学院学报，2013，32（6）：74-76.

[203] 姚卫群. 帕坦加利与《瑜伽经》[J]. 南亚研究，1994，（4）：38-46.

[204] 叶书宗. 长江文化的内涵与定位[J]. 上海师范大学学报，1996，（2）：45-48.

[205] 叶险明. 从现代西方历史学的演变看现代西方社会发展理论[J]. 马克思主义研究，2000，(3)：61-69.

[206] 凭海听风休闲瑜伽文化传播有限公司. 中国瑜伽五年路-冥想之父矫林江[J]. 现代保健，2008，(4)：46-51.

[207] 易红梅. 瑜伽与中医学探究[J]. 中国实用医药，2009，4(1)：226-228.

[208] 易红梅. 瑜伽与中医养生[J]. 福建中医学院学报，2008，18(4)：41-42.

[209] 应璇，孙济庆. 基于专利数据分析的高校技术创新能力研究[J]. 现代情报，2011，31（9）：165-168.

[210] 于希贤，陈梧桐. 黄河文化——一个自强不息的伟大生命[J]. 北京大学学报（哲学社会科学版），1994，（6）：31-43.

[211] 于雁洁. 女性人力资本对地区经济增长的贡献——基于河南省时序模型的实证研究[J]. 社会科学家，2012，187（11）：79-82.

[212] 余秋雨. 中华永不衰败的大河文明[J]. 中国三峡，2007，(4)：19-23.

[213] 余育德. 长江文化初探[J]. 长江论坛，1994，（3）：26-28.

[214] 俞大伟，张晓义，罗琳. 挑战与机遇：18年一个节点的中国体育外交"三部曲"[J]. 南京体育学院学报（社会科学版），2016，30（2）：18-21.

[215] 瑜果. 瑜伽网CEO陈玉青：让瑜伽发展多元化与专业化各

行其道[J]. 健与美，2016，(5)：127.

[216] 郁晶晶. 高校瑜伽教学若干问题探析[J]. 上海体育学院学报，2011，(3)：85-87.

[217] 袁庆丰. 印度电影在中国的世俗传播和文化影响——以 20 世纪 70 年代末重新公映的《流浪者》为例[J]. 电影文学，2014，7（4）：116-124.

[218] 袁艳. 跨文化传播研究的新拓展[J]. 江汉论坛，2004，(12)：134-135.

[219] 原魁社. 人民主体性："中国梦"的现实基础与价值指向[J]. 中国特色社会主义研究，2013，(3)：19-22.

[220] 翟振武. 关于可持续发展理论的若干思考[J]. 中国人口科学，1998，68（5）：28-35.

[221] 张敬秀. 东亚大河文明系统论略[J]. 内蒙古大学学报（哲学社会科学版），1995，(1)：47-58.

[222] 张矛矛. 基于建构主义的高校体育团队教学模式的构建与实践研究——以瑜伽教学为例[J]. 南京体育学院学报（社会科学版），2014，28（1）：76-80.

[223] 张明旺. 可持续发展理论的哲学界定[J]. 中南民族学院学报（哲学社会科学版），1997，88（4）：19-23.

[224] 张雯，肖西祥，林卓玲. 专利视角下我国高校技术创新能力分析——以医药生物领域为例[J]. 中国新药杂志，2014，23（11）：1230-1236.

[225] 张兴泉，张宏家，赵厚华. 瑜伽的文化足迹[J]. 沈阳体育学院学报，2007，(5)：126-128.

[226] 张艳芳. 从瑜伽的流行看一种新兴运动式样的形成条件[J]. 体育与科学，2009，(3)：57-58+41.

[227] 张艳艳. 中印文化中的"天人合一"与"梵我同一"要义辨析[J]. 青海师范大学学报（哲学社会科学版），2009，136（5）：42-45.

[228] 张燕红. 参与瑜伽锻炼女性人群的特征研究[D]. 苏州大学，2008：11-12.

[229] 张颖, 黄卫来, 周泉. 一种新的专利信息分析方法——基于XMLSchema 的专利地图[J]. 情报杂志, 2010, 29（9）：59-63.

[230] 张占顺. 印度"象"眼中的中国"龙"——《印度时报》对中国文化软实力的认知[J]. 南亚研究季刊, 2014, 17（2）：41-47.

[231] 赵爱萍. "她经济"等"她X"族词溯源、特点及社会语用认知探析[J]. 牡丹江大学学报, 2011, 20（1）：18-19.

[232] 赵伯乐. 文化交流在中印关系中的作用[J]. 当代亚太, 2003,（11）：55-59.

[233] 赵伯乐. 印度河流域文明消亡的现代启示[J]. 思想战线, 2000, 26（1）：117-121.

[234] 赵国华. 论中国的献人供妖与义士除害型故事——《西游记》与印度文学比较研究之二[J]. 南亚研究, 1984,（4）：60-74.

[235] 赵建军. 可持续发展理论形成的背景透视[J]. 自然辩证法研究, 1999, 15（1）：31-34.

[236] 郑学檬. 印度佛教向东而非向西传播的原因——东西方文化差异的一个案例[J]. 文史哲, 2014, 345（6）：50-52.

[237] 钟金凤. 太极拳和瑜伽俱乐部现状对比研究——以上海部分俱乐部为例[J]. 搏击·武术科学, 2009, 6（4）：31-33.

[238] 周贵华. 印度瑜伽行派唯识学缘起思想之特质[J]. 上海大学学报（社会科学版）, 2006, 13（1）：111-11.

[239] 周长城. 发展理论的演变（上）[J]. 国外社会科学, 1997,（4）：2-7.

[240] 周长城. 发展理论的演变（下）[J]. 国外社会科学, 1997,（5）：7-10.

[241] 周智生. 中国云南与印度古代交流史述略（上）[J]. 南亚研究, 2002,（1）：55-64.

[242] 周智生. 中国云南与印度古代交流史述略（下）[J]. 南亚研究, 2002,（2）：53-55.

[243] 朱荣, 傅姗. 瑜伽治疗女大学生原发性痛经的疗效及其机理[J]. 体育学刊, 2013, 20（6）：115-119.

[244] 朱瑛, 马艳. 瑜伽形体练习对女大学生生理指标影响的研究[J]. 广州体育学院学报, 2004, (2): 61-64.

[245] 朱洲, 周冀英. 瑜伽治疗疼痛的相关研究[J]. 中国运动医学杂志, 2012, 31 (10): 931-934.

[246] 祝瑞开. 宋代哲学的卓越"创新"——中、印文化的碰撞、融合之果[J]. 上海大学学报（社科版）, 1993, (5): 4-12.

[247] 宗和. "女性经济"正红火[J]. 管理与财富, 2003, (10): 70-71.

[248] 邹一清. 印度河文明与古蜀文明若干问题比较研究[J]. 中华文化论坛, 2015, (12): 43-49.

（三）中文报纸和电子文献

[1] 北京日报. 改革开放是当代中国最鲜明的特色——论学习贯彻党的十八届三中全会精神. 北京日报, 2013-11-15.

[2] 曹元龙. 从太极和瑜伽看"龙象共舞"[N]. 光明日报, 2015-05-15.

[3] 陈春艳. 练瑜伽, 戒毒瘾君[N]. 内蒙古日报, 2013-07-17.

[4] 陈建. 世界知识产权组织：中国是国际专利申请增长主要推动力[N]经济日报, 2016-03-22.

[5] 储信艳. 习近平李克强都是"体育迷"[N]. 新京报, 2013-05-27.

[6] 崔鹏, 蒋波. 看了里约奥运会, 才明白中国人彻底变了[N]. 人民日报, 2016-08-09.

[7] 杜晓菲. 印媒：莫迪此次访华将尝试推行瑜伽"软外交"[N]. 环球时报, 2015-05-14.

[8] 付聪. 李克强与莫迪在天坛：观太极瑜伽, 玩自拍[N]. 新京报, 2015-05-15.

[9] 龚亚麟. 国家知识产权局 2015 年发明专利申请授权及其他有关情况新闻发布会[EB/OL]. http://www.sipo.gov.cn.2016-01-14.

[10] 国家体育总局.2014 年 6-69 岁人群体育健身活动和体质状况抽测调查结果[EB/OL]. http://www.sport.gov.cn.2014-08-06.

[11] 国家体育总局. 我国正式开展的体育运动项目[EB/OL]. http://www.sport.gov.cn/2007-11-14.

[12] 国家体育总局. 国家体育总局2014年政府信息公开年度报告[EB/OL]. http://www.sport.gov.cn，2015-12-31.

[13] 国家知识产权局规划发展司. 2012年我国规模以上工业企业专利活动与经济效益状况报告[EO/OL]. http://www.sipo.gov.cn.2013-12-30.

[14] 国家知识产权局规划发展司. 专利文献引证统计分析报告[EB/OL]. http://www.sipo.gov.cn.2014-12-30.

[15] 黄翱. 习近平索契创"点穴式"外交[N]. 东方早报，2014-02-15.

[16] 黄银凤. 女性综合体质好于男性[N]. 东南商报，2015-04-01.

[17] 贾妙静. 温家宝访印度：我的孩子也练习瑜伽[EB/OL]. 新华网. 2010-12-17.

[18] 颉月娇. 浙江高校新生测试体质健康：男生明显不如女生[EB/OL]. http://www.sport.qq.ccom.2015-12-24.

[19] 冷溶. 习近平关于毛泽东历史功绩等论述是亮点[N]. 人民日报，2014-01-07.

[20] 李斌. 习近平强调：发展体育运动，增强人民体质，促进群众体育和竞技体育全面发展[N]. 人民日报，2013-09-01.

[21] 李洪兴. 比赛不在，体育仍在[N]. 人民日报，2016-08-11.

[22] 李凌. 《中国居民健康白皮书》[N]. 天津日报，2013-06-18.

[23] 林亚茗. 发明专利申请量72%来自企业[N]. 南方日报，2013-04-24.

[24] 刘鹏. 在2006年全国体育局长会议上的讲话[EB/OL]. http://www.sport.gov.cn.2006-09-19.

[25] 刘素云. 《2012全球性别差距报告》发布 中国列69位[EB/OL]. 中国新闻网，2012-10-24.

[26] 卢元镇. 全民健身再上新台阶[N]. 中国体育报，2016-06-28.

[27] 马彬. 当代西方社会发展理论简析[N]. 山西日报，2015-10-

27.

[28] 奈奇. 习近平为何崇敬毛泽东？[EB/OL]. 人民网，2013-07-15.

[29] 曲恒. 莫迪呼吁建立"国际瑜伽日"，称能对抗气候变化[N]. 环球时报，2014-09-29.

[30] 三泰虎. 印度瑜伽大师：不吃惊中国在瑜伽上超过印度[EB/OL]. http://www.indiancn.com/indiaatt/.2013-07-08.

[31] 盛卉. 习近平的体育观：常将体育运动智慧运用到工作中[EB/OL]. 人民网，2014-07-14.

[32] 宋佳烜. 泰国刮起"太极瑜伽"风[N]. 中国文化报，2010-11-20.

[33] 王垚懿 还记得那些年跟蕙兰学的瑜伽吗？[N]. 城市快报，2012-07-02.

[34] 王悠然. 中印韩科研力量快速增长[N]. 中国社会科学报，2014-10-13.

[35] 王志成. 走向全球时代的瑜伽[EB/OL]. http://www.yinduabc.com/yoga/2527.htm，2011-08-06.

[36] 王志远. 德国：政府扶持体育产业[N]. 经济日报，2014-10-28.

[37] 吴晓琪. 中国人均体育场地远低日美，全民健身任重道远[EB/OL]. http://www.data.163.com，2013-10-15.

[38] 吴艳. 《2015年中国专利运营状况研究报告》[N]. 中国知识产权报，2016-05-03.

[39] 习近平. 在北京2022年冬奥会和冬残奥会筹办工作汇报会上的讲话[EB/OL]. 新华网，http://www.xinhuanet.com/politics/leaders/2021-01/20/c_1127014950.htm.2021-01-20.

[40] 习近平. 在杭州第19届亚洲运动会开幕式欢迎宴会上的讲话[EB/OL]. 新华网，http://www.xinhuanet.com/politics/leaders/2023-09/23/ c_1129876543.htm.2023-09-23.

[41] 习近平. 携手追寻民族复兴之梦——在印度世界事务委员会

的演讲[N]. 人民日报. 2014-09-19.

[42] 习近平. 习近平接见全国体育先进代表时的讲话[EB/OL]. 新华网，2017-08-31.

[43] 习近平. 在全国教育文化卫生体育领域专家代表座谈会上的讲话[EB/OL]. 新华网，http://www.xinhuanet.com/politics/leaders/2020-09/23/c_1126534890.htm.2020-09-23.

[44] 宿亮. 中国外交流行体育元素[N]. 参考消息，2014-02-17.

[45] 许晓玲. 舒经减压，"空中瑜伽"悄然走红[EB/OL]. 莆田新闻网. 2016-08-11.

[46] 杨明. 韩国：体育产业创造增长动力[N]. 经济日报，2014-10-28.

[47] 中国网. 外媒：印度12亿人36年获1枚奥运金牌，举国无所谓[N]参考消息，2016-08-23.

[48] 百拇医药. 美国：养生火爆欺诈少[EB/OL]. http://www.100md.com. 2010-06-10.

[49] 尹丽萍. 小平同志体育工作指示录[N]. 中国体育报，1997-03-05.

[50] 张庆宁. 5万亿体育产业化梦想如何照进现实？[N]. 经济观察报，2014-10-24.

[51] 张伟. 美国体育产业：经营模式成熟，规模庞大[N]. 经济日报，2014-10-28.

[52] 赵琪. 团队合作更能激发人的内在动力[N]. 中国社会科学报，2014-09-24.

[53] 郑雪. 一个瑜伽团体的普及全民健身之路[N]. 闽东日报，2015-11-23.

[54] 中国广播网. 习近平出席全国宣传思想工作会议并发表重要讲话[EB/OL]. http://china.cnr.cn/news/2013-08-21.

[55] 中华人民共和国国务院. 全民健身计划（2011-2015)[EB/OL]. www.gov.cn.2011-02-24.

[56] 中华人民共和国国务院. 全民健身计划（2016-2020）

[EB/OL]. www.gov.cn.2016-06-23.

[57] 中华人民共和国国务院. 全民健身计划纲要（1995-2010）[EB/OL]. www.sport.gov.cn.2008-05-08.

[58] 中华人民共和国国务院. 全民健身条例[EB/OL]. www.gov.cn.2009-09-06.

[59] 中央电视台. 李克强与印度总理共同出席"太极瑜伽相会"中印文化交流活动[EB/OL]. 央视网. 2015-05-16.

[60] 中央电视台. 习近平的体育强国梦[EB/OL]. 人民网，2014-08-15.

二、外文文献

[1] Bower, JE. Yoga reduces inflammatory signaling in fatigued breast cancer survivors: A randomized controlled trial[J]. PSYCHONEUROENDOCRINOLOGY, 2014, 43: 20-29.

[2] Bower, JE; Garet, D; Sternlieb B; etc. Yoga for persistent fatigue in breast cancer survivors A randomized controlled trial [J]. CANCER, 2011, 118(15): 3766-3775.

[3] Bower, JE; Greendale, G; Crosswell, A. D; etc. Yoga reduces inflammatory signaling in fatigued breast cancer survivors: A randomized controlled trial [J]. PSYCHONEUROENDOCRINOLOGY, 2014, 43: 20-29.

[4] Bussing, A; Michalsen, A; Khalsa, S. B. S; etc. Effects of Yoga on Mental and Physical Health: A Short Summary of Review [J]. EVIDENCE-BASED COMPLEMENTARY AND ALTERNATIVE MEDICINE, 2012.

[5] Chen, Kuei-min. Development and evaluation of a yoga exercise program for older adults[J]. JOURNAL OF ADVANCED NURSING, 2007, 57(4): 432-441.

[6] CL Benson, CL Magee. Quantitative Determination of Technological Improvement from Patent Data[J]. Plos One, 2015, 10(4): 1-23.

[7] Cramer, H; Lanche, R; Haller, H; etc. A Systematic Review and Meta-analysis of Yoga for Low Back Pain [J]. CLINICAL JOURNAL OF

PAIN, 2013, 29 (5): 450-460.

[8] Cramer, H; Lauche, R; Langhorst, J; etc. YOGA FOR DEPRESSION: A SYSTEMATIC REVIEW AND META-ANALYSIS [J]. DEPRESSION AND ANXIETY, 2013, 30(11): 1068-1083.

[9] Eisenberg, DM; Davis, RB; Ettner, SL; etc. Trends in alternative medicine use in the United States, 1990-1997-Results of a follow-up national survey [J]. JAMA-JOURNAL OF THE AMERICAN MEDICAL ASSOCIATION. 1998, 280(18): 1569-1575.

[10] Fagerberg J. Why Growth Rates Differ[M]. Technical Change and Economic Theory,1988: 432-457.

[11] Hagedoorn, Cloodt. Measuring Innovative Performance: is there an Advantage in Using Multiple Indicators? [J]. Research Policy, 2003, 32(8): 1365-1379.

[12] Inners, KE; Selfe, TK; Taylor, AG; etc. Menopause, the metabolic syndrome, and mind-body therapies [J]. MENOPAUSE-THE JOURNAL OF THE NORTH AMERICAN MENOPAUSE SOCIETY, 2008.

[13] JE Hirsch. An Index to Quantify an Individual's Scientific Research Output. [J]. Proceedings of the National Academy of Science,2015,102(46): 16569-16572.

[14] Juliet C, Anselm S. Grounded Theory Research: Procedures, Canons, and Evaluative Criteriav[J]. Qualitative Sociology, 1990(1): 12-15.

[15] Kaley-Isley L C, Peterson J, Fischer C, et al. Yoga as a complementary therapy for children and adolescents. A Guide for Clinicians. Psychiatry (Edgmont), 2010, 7(8): 20-32.

[16] Long, L. Which complementary and alternative therapies benefit which conditions? A survey of the opinions of 223 professional organizations [J]. COMPLEMENTARY THERAPIES IN MEDICINE. 2001, 9(3): 178-185.

[17] Nagaoka S. Assessing the R&D Management of a Firm in Terms

of Speed and Science Linkage: Evidence from the US Patents[J]. Journal of Economics & Management Strategy, 2007, 16(1): 129-156.

[18] Pandit N. R. The Creation of Theory: A Recent Application of the Grounded Theory Method[J]. The Qualitative Report, 1996, 2(4): 1-13.

[19] S. N. Dasgupta. Yoga Philosophy in Relation to Other Systems of India Thought [M]. Motilal Banarsidass, Delhhi, First Edition: Calcutta, 1930. Reprint: Delhi, 2005: 23-24.

[20] Saper, RB; Eisenberg, DM. Prevalence and patterns of adult yoga use in the United States: Results of a national survey[J]. ALTERNATIVE THERAPIES IN HEALTH AND MEDICINE, 2004, 10(2): 44-49.

[21] Telles, S; Gaur, V; Balkrishna, A; etc. EFFECT OF A YOGA PRACTICE SESSION AND A YOGA THEORY SESSION ON STATE ANXIETY [J]. PERCEPTUAL AND MOTOR SKILLS, 2009, 109(3): 924-930.

[22] Walker Atkinson. The Science of Breath [M]. Copyright, 1903, By the Yogi Publication Society

[23] William Walker Atkinson. Yogi Philosophy [M]. Copyright, 1903, By the Yogi Publication Society William.

三、外文译著

[1]〔美〕F. N. 苏札. 关于印度河流域古文字译释[J]. 征程, 译. 世界民族, 1980,〔5〕: 80-81.

[2] Larry A. Samovar, Richard E. Porter. 跨文化传播[M]. 闵惠泉, 等译. 北京: 中国人民大学出版社, 2004: 47.

[3]〔印度〕S. R. 伯哈特. 印度同一性和文化延续性[J]. 刘玉梅, 译. 华中科技大学学报（社会科学版）, 2004,（6）: 10-14.

[4]〔印度〕S. R. 拉奥. 印度河流域古文字译释[J]. 明甫, 译. 世界民族, 1980,（3）: 34-40.

[5]〔美〕Thomas W. Pew. 瑜伽与生物反馈疗法[J]. 程怀潞, 译. 世界科学, 1981,（1）: 32-35.

[6]〔日〕贝塚茂树. 黄河文明与长江文明[J]. 彭适凡, 译. 江西社

会科学，1981，(Z1)：144-146.

[7]〔英〕韩德. 瑜伽之路[M]. 王志成、杨柳、段力萍，译. 杭州：浙江大学出版社，2006.

[8]〔美〕拉斯韦尔. 社会传播的结构与功能[M]. 何道宽，译. 北京：中国传媒大学出版社，2013：24.

[9]〔日〕米仓二郎. 印度河流域与黄河流域城市——方格网城市道路网的起源[J]. 赵中枢，译. 日本地理评论，1984，(2)：58-61.

[10]〔印度〕室利·阿罗频多. 薄伽梵歌论[M]. 徐梵澄，译. 北京：商务印书馆，2003：432.

[11]〔印度〕斯瓦米·帕拉瓦南达，〔英〕克里斯多夫·伊舍伍德. 现在开始讲解瑜伽－瑜伽经权威阐释[M]. 王志成，杨柳，译. 成都：四川人民出版社，2006：135.

[12]〔日〕松井三雄. 体育心理学[M]. 杨宗义、张春，译. 北京：人民体育出版社，1985：15-16.

[13]〔美〕约翰·维维安. 大众传播媒介[M]. 顾宜凡，译. 北京：北京大学出版社，2010：24-50.

[14]〔美〕朱丽叶·M. 科宾. 质性研究的基础：形成扎根理论的程序与方法[M]. 朱光明，译. 重庆：重庆大学出版社，2015：12-21.